Gerd Ganser

Hundegestützte Psychotherapie

Gerd Ganser

Hundegestützte Psychotherapie

Einbindung eines Hundes in die psychotherapeutische Praxis

Schattauer

Gerd Ganser
Institut für Hundegestützte Psychotherapie (IHPt)
E-Mail: info@ihpt.de
Web: www.ihpt.de

MIX
Papier | Fördert gute Waldnutzung
FSC® C014889
FSC www.fsc.org

Bibliografische Information der Deutschen Nationalbibliothek
Die Deutsche Nationalbibliothek verzeichnet diese Publikation in der Deutschen Nationalbibliografie; detaillierte bibliografische Daten sind im Internet über http://dnb.d-nb.de abrufbar.

Besonderer Hinweis:
Die Medizin unterliegt einem fortwährenden Entwicklungsprozess, sodass alle Angaben, insbesondere zu diagnostischen und therapeutischen Verfahren, immer nur dem Wissensstand zum Zeitpunkt der Drucklegung des Buches entsprechen können. Hinsichtlich der angegebenen Empfehlungen zur Therapie und der Auswahl sowie Dosierung von Medikamenten wurde die größtmögliche Sorgfalt beachtet. Gleichwohl werden die Benutzer aufgefordert, die Beipackzettel und Fachinformationen der Hersteller zur Kontrolle heranzuziehen und im Zweifelsfall einen Spezialisten zu konsultieren. Fragliche Unstimmigkeiten sollten bitte im allgemeinen Interesse dem Verlag mitgeteilt werden. Der Benutzer selbst bleibt verantwortlich für jede diagnostische oder therapeutische Applikation, Medikation und Dosierung.
In diesem Buch sind eingetragene Warenzeichen (geschützte Warennamen) nicht besonders kenntlich gemacht. Es kann also aus dem Fehlen eines entsprechenden Hinweises nicht geschlossen werden, dass es sich um einen freien Warennamen handelt.
Namen und Eigenschaften der Patienten in den aufgeführten Fallbeispielen wurden durch den Autor geändert.

Schattauer
www.schattauer.de
J. G. Cotta'sche Buchhandlung Nachfolger GmbH
Rotebühlstraße 77, 70178 Stuttgart
Fragen zur Produktsicherheit: produktsicherheit@klett-cotta.de

Umschlagabbildung: Golden Retriever © highwaystarz – Fotolia.com
Gesetzt von abavo GmbH, Buchloe
Gedruckt und gebunden von Friedrich Pustet GmbH & Co. KG, Regensburg
Lektorat: Marion Lemnitz, Berlin
Projektleitung: Dr. Sandra Schmidt
ISBN 978-3-608-43185-8

3. Nachdruck, 2025

Auch als E-Book erhältlich

Vorwort

Schon als Kind wollte ich immer einen Hund haben. Wie bei vielen Kindern blieb es auch bei mir beim unerfüllbar erscheinenden Wunsch. Im Studium und während meiner ersten angestellten Tätigkeiten in zwei Kliniken, einer Beratungsstelle und einer psychiatrisch/psychotherapeutischen Praxis, erschien es mir unrealistisch, einen Hund zu haben, denn wo sollte der Hund während der Arbeitszeit bleiben? Einen Hund zu halten, der tagsüber zu Hause ist und nur in der knapp bemessenen Freizeit Beschäftigung und Aufmerksamkeit bekommt, empfand ich für den Hund als nicht attraktiv bzw. nicht zumutbar. Mittlerweile in einer eigenen psychotherapeutischen Praxis arbeitend, traf ich eher zufällig beim Surfen im Internet auf die *tiergestützte Therapie und Pädagogik*. Nun überlegte ich, wie es wäre, wenn der Hund in die Psychotherapie einbezogen würde und damit auch während der Arbeitszeit Ansprache und Kontakt hätte? Wäre dies gut für den Hund, für die Patienten? Und wie würde sich dadurch die Psychotherapie verändern?

Zunächst studierte ich die Literatur zu diesem Thema. Es gibt zahlreiche Forschungen und Veröffentlichungen zur tiergestützten Therapie und Pädagogik, wobei hier – von Pferden, Lamas, Katzen bis hin zu Fischen und Insekten – die verschiedensten Tiere eingesetzt werden. Hunde sind eine Untergruppe dieser inzwischen doch ansehnlichen Bewegung. Die Einsatzbereiche von Hunden sind dabei breit gestreut, finden in unterschiedlichsten Settings mit den jeweiligen spezifischen Rahmenbedingungen statt und verfolgen verschiedene Ziele. Für die Pädagogik gibt es umfassende Konzepte; auch Ergotherapeuten, Sprachtherapeuten oder Physiotherapeuten[1] setzen Hunde in der Praxis ein und berichten darüber. Dabei geht es meist um die allgemein anerkannten positiven Auswirkungen, welche die *Anwesenheit* eines Hundes per se mit sich bringt und die als allgemeine Wirkfaktoren beschrieben werden.

Wenig gab und gibt es allerdings zum Einsatz eines Hundes in der Psychotherapie zu lesen. Auch meine Fragen zum ganz konkreten Arbeiten mit dem Hund im psychotherapeutischen Setting blieben zunächst unbeantwortet. Wie genau kann ein Hund aktiv in das therapeutische Gespräch und Geschehen einbezogen werden – über das Streicheln, Kunststücke machen und mit Leckerlis belohnen hinaus? Was macht den Unterschied aus zwischen dem Kontakt mit Tieren im *normalen Leben* und den Begegnungen mit Tieren im therapeutischen und pädagogischen Kontext?

Bei meinen Recherchen stieß ich dann auf www.wikkegaard.de, die Homepage von Margarete Weiler, einer analytischen Kinder- und Jugendlichenpsychotherapeutin, die schon vor Jahrzehnten ihren Hund in ihrer analytischen Praxis einsetzte.

---

1 Ich versuchte zunächst, eine Schreibweise umzusetzen, in der die männliche und die weibliche Form gleichberechtigt oder abwechselnd genutzt wird, habe mich letztlich aber wegen der besseren Lesbarkeit dafür entschieden, durchgängig die männliche Form zu nutzen, wenn kein bestimmtes Geschlecht gemeint ist.

Nachdem sie ihre Praxistätigkeit altersbedingt beendet hatte, zog sie nach Dänemark, um dort über ihre Erfahrungen mit ihren Hunden in der psychotherapeutischen Praxis zu schreiben. Doch einmal in der Natur Dänemarks angekommen, reizte es sie zunächst, noch mehr über Hunde zu erfahren. So begann sie 2003 Golden und Labrador Retriever zu züchten und deren Verhalten im Rudel zu studieren.

Mit dem Gelesenen im Kopf fuhr ich dann zum ersten Mal nach Dänemark, um Margarete Weiler zu treffen und vielleicht einen ihrer Hunde zu erwerben. Als ich dann Frau Weiler auf ihrem Hof begegnete, wurde mir schnell klar, dass ich mein erworbenes Bücherwissen zum großen Teil vergessen konnte. Da lebte eine erfahrene Psychoanalytikerin und Hundekennerin mit ihren vielen Hunden auf eine Art und Weise zusammen, welche die mitgebrachten Konzepte und Vorstellungen auf einmal völlig irrelevant und teilweise auch falsch erscheinen ließen. Sie praktizierte ein Zusammenleben mit den Hunden, das auf beeindruckende Weise auf gegenseitigem Respekt, Bindung und Beziehung aufgebaut war. Fragen von Dominanz, Dressur und Funktionalität, die in der Hundeliteratur hauptsächlich behandelt wurden, spielten hier einfach keine Rolle oder waren nicht von vordringlicher Bedeutung.

Ich erlebte Margarete Weiler und ihren Umgang mit den Hunden so, dass die je arteigene Natur der Spezies Mensch und der Spezies Hund Raum bekam und berücksichtigt wurde. Die Beziehungsqualität war geprägt von gegenseitiger Freude und Vertrauen. Nicht nur in den Trainingsstunden, sondern auch in den Gesprächen über die Einbeziehung eines Hundes in die psychotherapeutische Arbeit konnte ich das Anliegen von Margarete Weiler erkennen, ein lebendiges *ebenbürtiges Miteinander von Mensch und Hund* entstehen oder besser gesagt geschehen zu lassen. Es herrschte eine Atmosphäre, in der ein Hund ein Hund sein darf und ein Mensch ein Mensch ist, in der sich *beide* verstehen und miteinander leben und arbeiten *wollen*. Die Welt war getragen von einem Sich-aufeinander-Einstellen, Sich-Verstehen und einem Sich-miteinander-Abstimmen, immer verbunden mit der interessierten analytischen Grundfrage: Wie können wir das, was vor sich geht, begreifen?

Natürlich war meine Entscheidung schnell gefallen. Diese gespürte Lebendigkeit übte eine große Anziehungskraft auf mich aus und ich war fasziniert von der Vorstellung, diese Vitalität in meine tägliche Arbeit, in die therapeutischen Prozesse einzubringen.

In Vorahnung einer aufregenden Zeit verließ ich Dänemark gemeinsam mit der Golden-Retriever-Hündin Danka und der Zusage von Frau Weiler, meine Ausbildung zu übernehmen.

Zurück in meiner Praxis änderte sich einiges sofort und unmittelbar spürbar, anderes musste erst noch entwickelt werden. Es gab die mündlich übermittelten Erfahrungen von Margarete Weiler, aber noch kein schriftlich formuliertes Konzept, was ich tun kann bzw. muss, um Danka in die Therapie zu integrieren. Für Frau Weiler war es immer wichtig, dass ein Konzept für hundegestützte Psychotherapie mit ihrer psychoanalytischen Heimat kompatibel ist. Dies war allerdings schwierig, solange wir versuchten, die älteren analytischen Konzepte anzuwenden. Um das

Geschehen in der Praxis besser zu verstehen, begann ich, die Stunden auf Video aufzunehmen und in zahllosen Gesprächen mit Frau Weiler zu reflektieren. Bevor ich „auf den Hund gekommen" war, hatte ich mich eingehend mit den neueren Ansätzen der Säuglingsforschung und der Bindungstheorie beschäftigt. Als ich in den Videos sah, wie sich Hund und Mensch auf der nonverbalen Ebene auf das Feinste abstimmen, begann ich, diese Konzepte auf die Begegnungssituationen zwischen Patient, Therapeut und Hund zu übertragen. Das war ein guter Ansatzpunkt, um die Interaktionen zwischen Danka und den Patienten besser zu verstehen, denn die Säuglings- und Bindungsforscher beschäftigten sich mit den Begegnungen eines sprachbegabten, reflexiven Subjekts (der Mutter) mit einem noch nicht reflexiven Subjekt (dem Baby). Analog begegnet ein reflektierender Mensch dem nicht sprachbegabten Hund. Diese Sichtweise öffnete dann auch die Tür zu den modernen analytisch/tiefenpsychologischen und humanistischen Konzepten, die in diesem Buch beschrieben werden und die Theorie hinter der Praxis bilden.

Mit den Jahren erhielt Frau Weiler immer mehr Anfragen von pädagogischen und psychotherapeutischen Kollegen, sodass sie sich entschloss, nicht mehr jeden Therapeuten bzw. Pädagogen einzeln auszubilden, wie das bei mir noch der Fall war, sondern eine strukturierte Weiterbildung anzubieten. Gemeinsam mit anderen hundeerfahrenen Dozenten führen wir seitdem in Dänemark Weiterbildungen in tiergestützter Therapie und Pädagogik mit dem Schwerpunkt Hund durch, einschließlich der Ausbildung des eigenen Hundes. Besonderen Wert legen wir dabei auf eine respektvolle Haltung angesichts der *Individualität* von Hund, Mensch und Situation, auf achtsames Beobachten, Wahrnehmen und Reflektieren, auf die Verbindung zwischen konzeptuellem Wissen und erfahrendem Wahrnehmen. Demzufolge nehmen Supervisionen, Fallbesprechungen und Überlegungen zur optimalen Gestaltung der individuellen Rahmenbedingungen in unserer Weiterbildung einen großen Raum ein.

Insbesondere durch die Veröffentlichung meines Artikels im Psychotherapeutenjournal (Ganser, 2014) wandten sich immer mehr Psychotherapeutinnen und Psychotherapeuten an uns. Es zeigte sich, dass der Einsatz eines Hundes in der Psychotherapie andere Möglichkeiten eröffnet, aber auch unterschiedliche Bedingungen erfordert als in pädagogischen Einsatzfeldern. Gemeinsam mit meiner Frau Kerstin Geppert gründete ich das Institut für Hundegestützte Psychotherapie (IHPt), um ein spezifisch psychotherapeutisches Konzept zu erarbeiten und als Weiterbildung in Deutschland anzubieten. In den Kursen sind sowohl junge als auch erfahrene Psychotherapeutinnen und Psychotherapeuten, die ihre fachliche Kompetenz einbringen und so meine individuellen Erfahrungen erweitern. In den Fallbesprechungen, den Supervisionen, den Diskussionen und Reflexionen konnte ich überprüfen, ob meine Ideen nur für mich funktionieren, oder ob sie allgemeingültig sind und auch für die Kolleginnen und Kollegen nachvollziehbar und hilfreich sind.

In zwei weiteren Fachartikeln (Ganser 2021, 2023) und in öffentlichen Vorträgen konnte ich das Konzept weiter bekannt machen. Die Resonanz war und ist sehr positiv, so dass wir die Weiterbildung weiter ausbauen konnten. Der modulare Aufbau ermöglicht es, den Umfang der Weiterbildung selbst zu bestimmen.

Dieses Buch wäre nicht möglich gewesen ohne die unermüdliche persönliche und fachliche Hilfe meiner Frau Kerstin, die als Focusing-Therapeutin in eigener Praxis ebenfalls hungegestützt arbeitet und im IHPt die Selbsterfahrungs- und Supervisionsprozesse leitet. In zahllosen Gesprächen reflektierten wir gemeinsam jeden neuen Gedanken, jeden sich öffnenden Zusammenhang und die Erfahrungen mit unseren Hündinnen. Danke!

Ich danke dem Schattauer Verlag für die Aufnahme des Buches und besonders Frau Dr. Sandra Schmidt für die immer freundliche und kompetente Begleitung bei dessen Entstehung und Gestaltung. Frau Marion Lemnitz danke ich für das hervorragende Lektorieren des Manuskriptes. Ihr feines Gefühl für Sprache, verbunden mit einer exakten wissenschaftlichen Arbeitsweise, hat die Lesbarkeit des Textes erheblich verbessert und den Inhalt verständlicher gemacht.

Ein tiefes Gefühl der Dankbarkeit empfinde ich Danka gegenüber, aber es macht wenig Sinn, ihr hier schriftlich zu danken – besser, wir gehen eine Runde raus …

Zum dritten Nachdruck
Hattstedtermarsch im Dezember 2024 **Gerd Ganser**

Inhalt

1	**Einleitung**	1
2	**Tiergestützte Intervention**	6
2.1	Forschungsergebnisse	8
2.2	Wissenschaftliche Konzepte zur tiergestützten Intervention	10
2.2.1	Bindungsforschung	10
2.2.2	Biophilie	12
2.2.3	Schichtenmodelle	13
2.2.4	Humanistische Psychologie	15
2.2.5	Konzept »freundlicher Hund«	16
3	**Mensch und Hund – Eine besondere Beziehung**	19
3.1	Gemeinsame Entwicklung und Kooperation	19
3.2	Die Spürnase	22
4	**Veränderungsprozesse**	25
4.1	Die lokale Ebene	27
4.1.1	Abstimmungsprozesse	29
4.1.2	Innere Arbeitsmodelle	30
4.1.3	Innere Arbeitsmodelle in der Therapie	32
4.2	Perspektivenwechsel	33
4.3	Vitalitätsformen	35
5	**Embodiment und Focusing**	40
5.1	Embodiment	40
5.2	Focusing: Dialog mit dem Körper	43
6	**Erste Begegnungen**	49
7	**Die Szene, das Berühren und das Wollen**	56
7.1	Die Szene	56
7.2	Das Berühren und das Wollen	61
8	**Dialog mit dem Tier**	67
8.1	Kulturelle Prägung	74

8.2 Individuelle Erfahrungen . . . 75
8.3 Tiefenpsychologische Aspekte . . . 75
8.4 Fazit . . . 76

9 Triade Patient-Therapeut-Hund . . . 77
9.1 Triangulierung . . . 83
9.2 Triangulierungsstörungen . . . 86
9.3 Triadische Szenen in der Praxis . . . 90
9.3.1 Ist der Hund ein Dritter? . . . 90
9.3.2 Triadische Kompetenzen . . . 92
9.3.3 Triangulierungsstörungen . . . 95
9.4 Triadische Szene . . . 100

10 Therapeutische Grundhaltung . . . 105
10.1 Intentionale Kommunikation . . . 105
10.2 Bedeutung finden und schaffen . . . 110
10.3 Achtsamkeit und Respekt . . . 112
10.4 Neues Erleben . . . 115
10.5 Fokus: Beziehungsmuster . . . 119
10.6 Interaktion, Begegnung und Beziehung . . . 122
10.7 Risiko Intersubjektivität . . . 125

11 Mentalisieren . . . 128
11.1 Entwicklung der Mentalisierungsfähigkeit . . . 129
11.2 Mentalisierungsfähigkeit . . . 132
11.3 Mentalisieren in der Psychotherapie . . . 133
11.4 Mentalisierungsbasierte Haltung und Interventionen . . . 136

12 Mentalisieren in der hundegestützten Psychotherapie . . . 141
12.1 Position: Therapeut als Dritter . . . 142
12.1.1 Den Patienten mentalisieren . . . 143
12.1.2 Den Hund mentalisieren . . . 144
12.1.3 Die Beziehung/Interaktion mentalisieren . . . 146
12.1.4 Den Therapeuten (als Beobachter) mentalisieren . . . 147
12.2 Position: Patient als Dritter . . . 148
12.2.1 Den Therapeuten mentalisieren . . . 150

12.2.2 Den Hund mentalisieren 151
12.2.3 Die Beziehung/Interaktion mentalisieren 153
12.2.4 Den Patienten (als Beobachter) mentalisieren 154

12.3 Position: Hund als Dritter 155
12.3.1 Den Patienten mentalisieren 157
12.3.2 Den Therapeuten mentalisieren 157
12.3.3 Die Beziehung/Interaktion mentalisieren 158
12.3.4 Den Hund (als Beobachter) mentalisieren 159

12.4 Position: Triadisches Spiel 160
12.4.1 Den Patienten mentalisieren 162
12.4.2 Den Therapeuten mentalisieren 163
12.4.3 Den Hund mentalisieren 164
12.4.4 Die Beziehung/Interaktion mentalisieren 165

13 Der Therapiehund 167

13.1 Das Setting 167

13.2 Die Begrüßungsszene 169

13.3 Der Therapiehund 170

13.4 Die Ausbildung 171

14 Ausblick 173

Literatur 174

Sachverzeichnis 183

1 Einleitung

Ist eine Psychotherapie nicht ein hochkomplexes und oft schwieriges Unterfangen? Warum sollte man versuchen, zusätzlich noch einen Hund in die Therapie zu integrieren? Erschwert dies nicht die Arbeit zusätzlich? Meine Antwort darauf lautet: Ja und Nein! Ja – die Psychotherapie wird durch die Einbindung eines Hundes sogar noch komplexer, als sie ohnehin schon ist. Nein – die Integration des Hundes macht die Therapie nicht mühsamer, sondern gleichzeitig leichter und tiefer.

Wenn der Therapiehund beispielsweise mit seiner feuchten Nase die Hand des Patienten anstupst, um ein Leckerli oder eine Streicheleinheit einzufordern, wenn er engagiert dem geworfenen Ball hinterherjagt, wenn sich der Hund durch Bellen gegen hektische Bewegungen wehrt, wenn er ängstlich schüchtern zum neuen Patienten schleicht oder freudig schwanzwedelnd den geliebten und bekannten Patienten begrüßt, wenn er einmal brav das apportierte Kuscheltier hergibt, um es aber ein anderes Mal frech oder selbstbewusst nicht mehr herzugeben – dann ist mit dem Hund eine natürliche Lebendigkeit in das therapeutische Setting eingezogen, die vieles leichter macht und zusätzliche Möglichkeiten eröffnet. Insbesondere fällt es leichter, in die Tiefe zu gehen.

Für den Hund spielt es keine Rolle, wie viel Geld ein Patient besitzt oder ob er studiert hat. In der Mensch-Hund-Begegnung sind andere, wesentlichere, tiefere Themen wichtig, die oftmals *unter* dem sozial-angepassten und *nach außen* präsentierten Selbst liegen. Wenn Psychotherapie das Anliegen hat, mit dem Patienten gemeinsam hinter die äußere Fassade zu gehen, weil dort die Probleme und Ressourcen liegen, dann ermöglicht die Integration eines Hundes, diese tiefen Schichten leicht und natürlich anzusprechen. Wesentliche und wichtige persönliche Themen werden durch die Begegnung mit dem Hund nicht nur angesprochen und aktiviert, sondern auch live im Therapieraum in Szene gesetzt. Sie sind da, greifbar und spürbar. Sie sind offensichtlicher, weil sie im ganz konkreten Tun sichtbar werden, wodurch sie besser zu verstehen sind als im rein verbalen psychotherapeutischen Gespräch.

Wenn ich hier vom Therapiehund spreche, der in eine Psychotherapie integriert wird, dann meine ich zunächst einen ganz normalen sozialisierten Hund, wie er tausendfach in Familien lebt und vielleicht auch schon von einem Psychotherapeuten gehalten wird, ohne in der Praxis gezielt eingesetzt zu werden. Er darf gern Ecken und Kanten, Vorlieben und Abneigungen, Fähigkeiten und Schwächen haben. Mit Winnicott könnte man sagen, dass er lediglich *hinreichend gut* (*»good enough mother«*; Winnicott 1953) erzogen sein sollte, so wie eine Mutter sich auch nur *hinreichend gut* mit ihrem Kind abstimmen können muss, denn gerade aus Missabstimmungen erwachsen häufig Impulse für Entwicklungen, die über das Gewohnte und Bekannte hinausgehen.

Die hundegestützte Psychotherapie ist mit Patienten fast jeden Alters und so gut wie jeder Symptomatik durchführbar; auch die Patienten brauchen nur *hinreichend gut* in eine Begegnung mit dem Therapiehund eintreten zu können. Lediglich in speziellen Fällen, also z. B. bei einer Hundephobie oder bei Hundehassern, müssen der Sinn der Intervention und die Durchführung einer Hund-Mensch-Begegnung besonders reguliert werden. Allgemein gesehen sollten Hund und Patient lediglich in der Lage sein, frei miteinander zu kommunizieren, ohne die Grenzen des anderen zu verletzen. Diese Fähigkeit bringen fast alle Patienten und die meisten Hunde mit, womit die Voraussetzungen für den Beginn der Arbeit gegeben sind. Andere therapeutische und pädagogische Ansätze verlangen mehr Fähigkeiten und eine besondere Anpassung des Therapiehundes. Beim hier vertretenen Konzept ist es nicht wichtig, ob der Hund z. B. einen apportierten Ball sofort wieder hergibt oder nicht. *Braves* Verhalten des Hundes ist genauso gut therapeutisch nutzbar wie *widerständiges* Verhalten – in der Psychotherapie kann das widerständige Verhalten sogar äußerst fruchtbar sein.

Trifft ein Mensch, also in unserem Fall ein Patient, auf ein Tier, so begegnet er in gewisser Weise seinen eigenen tierischen Anteilen, denn mit einem Tier kann er nur auf der animalischen Ebene kommunizieren, sozusagen von Säugetier zu Säugetier. Dieser Kontakt mit der Natur bzw. die Konfrontation mit seiner eigenen natürlichen und tierischen Herkunft scheint an sich schon heilsam zu sein, wie im nachfolgenden Kapitel 2 näher ausgeführt werden wird. Wir teilen mit dem Hund und anderen Säugetieren unser Bindungs- und Stresssystem und damit grundlegende Funktionen und Fähigkeiten des Lebens in Beziehungen bzw. sozialen Systemen. Unsere Verbundenheit mit der Natur, unsere *Biophilie*, scheint zu bewirken, dass die Anwesenheit eines Hundes im Therapieraum, insbesondere wenn der Hund vom Patienten gestreichelt wird, positive Effekte auslösen kann. Dies konnte inzwischen auch experimentell gut belegt werden.

Aus meiner Sicht ist die Anwesenheit eines Hundes aber nur der Ausgangspunkt einer hundegestützten Psychotherapie und das Streicheln lediglich eine der vielen Möglichkeiten, mit dem Tier zu interagieren. In den Begegnungen zwischen Patient und Hund kommt so viel *mehr* zum Tragen, kann so viel *mehr* entstehen und gefunden werden als nur eine entspannende Bindungsreaktion. Ich muss gestehen, dass ich an dieser Stelle die bisher anerkannten Konzepte und wissenschaftlichen Untersuchungen verlasse und versuche, dieses »*Mehr*« theoretisch zu erfassen und praktisch zu nutzen. Dabei sind nicht die von mir verwendeten Konzepte neu, sondern die Übertragung dieser Konzepte auf die Psychotherapie mit einem Hund. Immer wieder werde ich Beispiele aus der Praxis anführen, um zu zeigen, dass deren Übertragung Sinn macht. In der Auswahl der theoretischen Konzepte wird der Leser unschwer meine humanistisch-tiefenpsychologische Ausrichtung erkennen. Wie die Erfahrung mit Kursteilnehmern zeigt, kann dieser Ansatz aber unabhängig von der therapeutischen Ausrichtung gewinnbringend in die Psychotherapie eingebracht werden.

Es ist zwar nicht falsch zu sagen, dass ein Mensch mit einem Menschen spricht oder ein Patient mit einem Hund interagiert, aber aus dieser Betrachtungsweise lassen sich nur sehr allgemeine Aussagen ableiten.

Wenn ich schreibe, dass ein Patient dem Therapiehund begegnet, dann ist dies allgemein gesprochen zwar richtig, aber in der Realität trifft ein Individuum (der Gattung Mensch) auf ein Individuum einer anderen Spezies (Hund). In meiner psychotherapeutischen Praxis zeigte sich, dass jeder Patient eine einmalige spezifische Art hat, mit meiner Therapiehündin Danka zu interagieren, und auch Danka agiert und reagiert je nach Patient sehr unterschiedlich. Genau hier liegt die große Chance der Einbindung eines Hundes in die Psychotherapie: nicht in allgemeinen Wirkfaktoren oder dem Erleben von Natur, sondern in der Wertschätzung und Berücksichtigung einer spezifischen, einmaligen Beziehung zwischen zwei Subjekten mit jeweils eigenen Gefühlen, Intentionen, Bindungs- und Beziehungserfahrungen.

Jeder Mensch erwirbt schon früh in und durch die Kommunikation mit seinen wichtigsten Bezugspersonen ein implizites Beziehungswissen, das teilweise noch vor dem Erwerb der Sprache entsteht, sprachlich nicht kodiert ist und meist unbewusst bestimmt, wie wir Beziehungen leben und erleben. Die aus den frühen Erfahrungen gebildeten inneren Erlebensmuster sind auch körperlich gespeichert und drücken sich unmittelbar körperlich aus: in der Körperspannung, der Mimik, der Gestik, der Vitalität, der Beweglichkeit usw. Der sich so ausdrückende Mensch trifft nun auf einen Hund, der wiederum ein Spezialist und Könner im Lesen von menschlichem Ausdruck ist (s. Kap. 3) und darauf auf seine Art und Weise reagiert. Dem Psychotherapeuten eröffnet sich die Chance, zu verstehen, wie der Patient Beziehungen eingeht und lebt. Beziehungsmuster, auch möglicherweise problematische oder pathologische, werden sichtbar und können in den Fokus der therapeutischen Aufmerksamkeit genommen werden. Dies entspricht einem *Perspektivenwechsel*, den die Arbeitsgruppe um Daniel Stern (s. Kap. 4) fordert, denn die Art und Weise, wie der Patient die Beziehung mit dem Therapeuten, dem Hund oder anderen Menschen gestaltet, entscheidet wesentlich über die psychische Gesundheit eines Menschen und auch darüber, ob und wie eine gute therapeutische Beziehung herzustellen ist. Letzteres ist für eine wirksame Psychotherapie unerlässlich, weshalb die vorwiegend körperlich agierten Abstimmungsprozesse zwischen Patient und Therapeut beachtet werden sollen. Ist eine zweite Beziehung im Raum, namentlich die zwischen Patient und Hund, so kann der Perspektivenwechsel leichter erfolgen, insbesondere weil die Kommunikation zwischen Hund und Patient vorwiegend körperlich erfolgt und sie dem Therapeuten erlaubt, von außen zu sehen, wie sich der Patient mit dem Hund abstimmt.

In einem Ausbildungsseminar, in dem gerade das Thema »Szenisches Verstehen« behandelt wurde, rief ein teilnehmender Kollege überrascht aus: »Aber das ändert dann ja alles!«, womit er in gewisser Hinsicht völlig recht hatte. Tatsächlich entsteht eine ganz andere Szene im Therapieraum, wenn Patient, Therapeut und Hund gemeinsam interagieren, als wenn lediglich der Therapeut mit dem Patienten die therapeutische Bühne besetzt. In der hundegestützten Psychotherapie laden wir den Patienten ein, sich handelnd mit dem Therapiehund auseinanderzusetzen, wodurch seine Beziehungsmuster in Szene gesetzt werden. Den Patienten zum Agieren aufzufordern ist zunächst ungewöhnlich. Meist wird ein Agieren des Patienten als Problem konzeptionalisiert, als ein Widerstand, ein Vermeiden des bewusst Werdens, eine mangelnde Compliance oder fehlende Bereitschaft. In der hundegestützten Psychotherapie ist das Agieren und In-Szene-Setzen gerade der Weg, um den Patienten mit seinem impliziten Beziehungswissen besser zu verstehen. Agieren wird nicht vermieden, sondern angeregt, verstanden und genutzt. Diesem Vorgehen würden einige therapeutische Ansätze durchaus folgen. Bei der Therapie mit einem

Hund kommt jedoch noch hinzu, dass der Patient ggf. zärtliches Streicheln und ein auf ihn gerichtetes (möglicherweise gieriges) Wollen im Therapieraum erleben kann – Erfahrungen, die er mit dem Therapeuten nicht machen kann, die aber gleichzeitig in der menschlichen Entwicklung eine große Rolle spielen (s. Kap. 7.2). Durch die Integration des Hundes können diese Themen nicht mehr nur mithilfe der Erinnerung in die Therapie eingebracht werden, sondern sie sind ganz konkret in der gegenwärtigen Situation spürbar und erlebbar.

Ist der Hund als handelndes Subjekt an der therapeutischen Szene beteiligt, so wird aus der therapeutischen Dyade eine Triade, wodurch nicht nur dyadische Beziehungsmuster in der Therapie erlebt werden, sondern auch triadische Muster. Dies eröffnet ganz neue therapeutische Möglichkeiten. Wie im Kapitel 9 näher ausgeführt werden wird, ist der Mensch im Grunde auf triadische bzw. polyadische Beziehungen ausgerichtet. Weil Psychotherapie und Kleinkindforschung klassischerweise in Zweiersettings erfolgte, wurden triadische Prozesse oft nicht wahrgenommen. In der letzten Zeit geraten triadische und systemische Sichtweisen ins Zentrum der Aufmerksamkeit und erweitern die Sicht auf den Menschen und die Entstehung von psychischen Krankheiten erheblich. Oft ist ein Verstehen und Behandeln der Symptome durch die Einbeziehung der triadischen Sicht leichter oder überhaupt erst möglich.

Thea Bauriedl, die Begründerin der analytischen Familientherapie, meint, dass alle *»Erscheinungsformen der Psychopathologie, von der Schulleistungsstörung bis zu psychotischen Zuständen, als Symptome von Beziehungsstörungen in Triaden verstanden werden können«* (Bauriedl 1998, S. 131). Und weiter: *»Ich kann in dieser Sichtweise nicht annehmen, daß es Störungen gibt, die ausschließlich aus der Mutter-Kind-Beziehung hinreichend verstanden werden können. Spätestens vom Zeitpunkt der Zeugung an ist für jeden Menschen das Dreieck zwischen ihm und seinen Eltern von zentraler Bedeutung.«* (Bauriedl 2004, S. 301).

Es wäre allerdings ein Fehlschluss, zu glauben, der Therapeut brauche nur einen Hund in der Praxis zu präsentieren und der Rest laufe dann von alleine: Es gibt nicht wenige Psychotherapeuten, die ihren Hund mit in die Praxis nehmen, ohne dass die hier beschriebenen Prozesse wirksam werden. Neben dem konkreten Erleben der Hund-Mensch-Interaktion muss diese auch eine Bedeutung haben und Sinn für die Therapie und den Patienten machen. Dies anzustoßen ist die Aufgabe des Therapeuten! Übernimmt der Therapeut diese Aufgabe nicht, bleibt der Hundekontakt eine vielleicht angenehme, aber alltägliche Erfahrung. In der hundegestützten Psychotherapie nimmt der Therapeut eine spezifische intentionale, Bedeutung herstellende Haltung gegenüber dem Geschehen ein (s. Kap. 10), die eine therapeutische Wirksamkeit initiiert und ermöglicht.

Das triadische, bedeutungsvolle Geschehen soll nun nicht nur agiert, sondern auch verstanden und ins Mentale gebracht werden, denn eine Psychotherapie zielt auf ein verändertes Erleben *und* ein verändertes Bewusstsein. In Kapitel 11 wird das aus der modernen Psychoanalyse stammende Mentalisierungskonzept vorgestellt, welches weniger eine neue Therapierichtung begründet, sondern auf einen Vorgang fokussiert, der in jeder wirksamen Therapie geschieht: das Verstehen von sich selbst und den anderen. Dieses Konzept dient dann als Grundlage für die Ausführungen in Kapitel 12, in dem das Mentalisieren in der hundegestützten Psychotherapie anhand von Falldarstellungen ausführlich beschrieben wird.

Und schließlich wird im Kapitel 13 kurz angesprochen, wie der Raum, der Hund und der Mensch ausgestattet bzw. ausgebildet sein sollten, um den Hund in die Therapie integrieren zu können. Zum Schluss bleibt noch ein Blick auf den Nutzen für den Psychotherapeuten. Mit seinem geliebten Hund in der Praxis zu sein und gemeinsam arbeiten zu können macht einfach viel Spaß, ist gut für die Psychohygiene und Ausgeglichenheit des Therapeuten und ein gut gelaunter Therapeut erfreut wiederum den Patienten und nutzt der Wirksamkeit der Therapie.

2 Tiergestützte Intervention

Von Sigmund Freud wird berichtet, dass seine Chow-Chow-Hündin Jofie regelmäßig bei den Therapien dabei war, weil ihre Anwesenheit die Patienten, seiner Meinung nach, beruhige. Freud hat die Gegenwart eines Hundes während der Therapie wohl nicht gezielt eingesetzt, aber eine Anekdote berichtet, wie er dessen Verhalten, wenigstens in diesem Fall, in die Therapie eingebracht hat:

Es muss in den letzten Jahren von Freuds Praxis in Wien gewesen sein, als der amerikanische junge Arzt eine kürzere Analyse bei Freud aufnahm. Wegen der Kürze der Zeit sollte die analytische Arbeit zügig vorangehen. Allein, in der hier berichteten Stunde wollten dem Analysanden keine Assoziationen einfallen. Die Abwehr war wohl deutlich im Raum in Form eines langen Schweigens. Schließlich stand der anwesende Hund Rex (vermutlich der Schäferhund von Anna Freud) auf, ging zur Türe und wollte offensichtlich herausgelassen werden. Freud sei aufgestanden, habe dem Hund aufgemacht und wiederkehrend zu seinem Analysanden gesagt: ›Schauen's, selbst dem Hund ist es heute zu langweilig!‹ Das Schweigen ging weiter, sodass das Scharren an der Türe nach einer Weile deutlich zu hören war. Freud stand wieder auf, öffnete dem Hund, schloss die Türe und sagte seinem Analysanden: ›Nun gibt Rex ihnen noch mal eine weitere Chance, lassen sie uns weitermachen!‹

(Janko u. Milch 2009, S. 401)

Freud geht in diesem Fall über das Vertrauen auf die beruhigende Wirkung des Hundes hinaus und unterstellt dem Tier, dass dessen Verhalten eine Reaktion auf das Geschehen im Raum ist. Wir werden später sehen, dass diese Vermutung nicht abwegig ist. Und weiterhin nutzt Freud das Verhalten des Hundes, um eine spürbare, aber noch nicht symbolisierte Atmosphäre im Raum in Worte zu fassen (im weiteren Verlauf werden wir diesem Vorgang immer wieder begegnen): Durch die Integration des Hundes in die Psychotherapie und das Aufgreifen dessen Verhaltens können nicht mentalisierte Vorgänge und unbewusste Affekte ins Bewusstsein und in Sprache gebracht werden.

Die entstressende, beruhigende Wirkung eines in der Therapie *anwesenden, freundlichen* Hundes ist inzwischen gut belegt, während die Frage, *wie* man das Verhalten des Hundes nutzen kann, weitgehend noch ein konzeptionell unbestelltes Feld ist. Freuds wahrscheinlich rein intuitive und spontane Reaktion geht dabei schon in die hier noch weiter aufzuzeigende Richtung: neben der Anwesenheit auch das konkrete Verhalten des Hundes zu nutzen, ihm eine Intention zu unterstellen und das Geschehen in Worte zu fassen. Ob es Rex tatsächlich langweilig war und er dem Patienten »noch eine Chance geben« wollte, kann völlig offenbleiben. Das Wissen um das Nicht-Wissen der Motive des Hundes ist sogar eine besondere Stärke in der hundegestützten Psychotherapie.

1969 veröffentlichte der amerikanische Kinderpsychologe Boris Levinson sein Buch »Pet-oriented child psychotherapy«. Diese Publikation wird als Beginn einer systematischen Beschäftigung mit dem Thema, wie ein Hund in der Psychotherapie eingesetzt werden kann, gesehen. Levinson beschreibt, wie insbesondere verschlossene Kinder durch den Kontakt mit seinem Hund offener und vertrauensvoller wurden und sich dieses Vertrauen dann auf die Beziehung zu ihm, dem Therapeuten, übertrug.

In der Literatur finden sich zahlreiche Anekdoten und Fallbeschreibungen, in denen Tiere, insbesondere Hunde, den Therapieprozess gefördert haben, z. B. die bewegende Erzählung von Liam Creed (2012), dessen ADHS mithilfe einer hundegestützten Intervention behandelt wurde. Ein weiteres Beispiel ist das Folgende:

Fallbeispiel

Tim, 7 Jahre

»Tim, ein siebenjähriger Junge, verlor seine beiden Eltern, weil sie eine Überdosis Heroin genommen hatten. Nach dem Tod der Eltern wurde Tim in einem Heim untergebracht. Zeitgleich begann er aufgrund des schweren Traumas eine spieltherapeutische Behandlung. Während der ersten beiden Monate der Therapie zog sich Tim vollkommen zurück. Obwohl er in der Lage war, über das Geschehene zu sprechen, zeigte Tim keinerlei Emotionen. Das änderte sich dramatisch, als Toto, der Hund des Therapeuten, in einer Sitzung anwesend war. Als Tim den Therapieraum betrat, wurde er freudig von Toto begrüßt. Tim streichelte den Hund zunächst, dann umarmte er ihn. Tim, der nie in den Therapiesitzungen um etwas gebeten hatte, überredete den Therapeuten, Toto zur nächsten Sitzung wieder mitzubringen. Da war Tim dann damit beschäftigt, den Hund zu streicheln und ihn immer wieder in den Arm zu nehmen. In einer dieser Sitzungen leckte Toto Tims Wangen, woraufhin der Junge anfing zu weinen. Tim nahm den Hund in den Arm und weinte eine halbe Stunde lang, während er Toto von dem Tod seiner Eltern erzählte. In den nachfolgenden Sitzungen gelang es dem Therapeuten, eine vertrauensvolle Beziehung zu dem Jungen aufzubauen. Diese Beziehung gab dem Jungen so viel Sicherheit, dass er die Trauer um den Verlust seiner Eltern wahrnehmen und verarbeiten konnte.« (Julius et al. 2014, S. 13)

Hier wird leider nicht weiter berichtet, ob der Therapeut die Szene mit Toto aufgreift und zur Sprache bringt. Zunächst einmal scheinen die reine Anwesenheit von Toto und die zufällige Begegnung von Patient und Hund zu dieser positiven Wirkungen geführt zu haben.

Natürlich haben nicht nur Psychotherapeuten die Chancen und den Nutzen der Einbindung eines Hundes erfahren, sondern auch andere pädagogische und therapeutische Fachleute. Heute werden Hunde, aber auch Katzen, Mäuse, Fische, Pferde, Lamas usw., in Schulen und Kindergärten, in Gefängnissen, Altenheimen, Behinderteneinrichtungen oder in ergotherapeutischen und logopädischen Praxen eingesetzt. Dies erfolgt unter dem Dach der sogenannten *Tiergestützten Intervention* und der entsprechenden nationalen und internationalen Verbände. Für den europäischen Raum sind besonders die ISAAT (International Society for Animal Assisted Therapy) und die ESAAT (European Society for Animal Assisted Therapy) relevant. So gesehen ist die Psychotherapie mit Hund ein Spezialfall innerhalb einer sehr viel größeren Bewegung.

2.1 Forschungsergebnisse

Tierkontakt hat positive Effekte auf die körperliche und psychische Gesundheit von Kindern, Jugendlichen, Erwachsenen und Alten. Dies ist das Ergebnis einer Zusammenschau von zahlreichen Untersuchungen und einigen Metastudien, die Julius et al. (2014, S. 53ff.) ausgewertet haben. Eine Studie von Headey (1999) mit mehr als 1000 australischen Teilnehmern zeige, dass Hunde- und Katzenbesitzer seltener einen Arzt aufsuchten und weniger Medikamente gegen Schlafstörungen nahmen als vergleichbare Nicht-Heimtierbesitzer. In einer weiteren Befragung (Headey et al. 2008) von 3000 chinesischen Frauen zwischen 25 und 40 Jahren fanden diese Autoren heraus, dass Hundebesitzerinnen häufiger Sport trieben, besser schliefen, ihre Gesundheit und Fitness höher einschätzten, weniger Tage bei der Arbeit fehlten und seltener zum Arzt gingen als die Vergleichsgruppe der Frauen ohne Hund.

Heimtierbesitzer haben naturgemäß einen engen, zeitlich umfangreichen und oft auch emotional intensiven Kontakt zu ihren Tieren. Außerdem könnte man annehmen, dass bei den Hundebesitzern der tägliche Gassigang einen nicht unerheblichen Einfluss auf die Gesundheit hat. In der hundegestützten Psychotherapie hat der Patient aber lediglich kurzen Kontakt zum Hund und ist zudem nicht so intensiv an das Tier gebunden wie ein Hundebesitzer. Kann also auch ein zeitlich nur kurzer Kontakt zum Therapiehund ebenfalls solch positive Effekte auslösen? Mehrere Untersuchungen von Julius et al. (2014, S. 66) zeigten, dass die Anwesenheit eines Hundes in der Psychotherapie bei Kindern mit psychiatrischen (auch autistischen) Störungen zu einem verbesserten Sozialverhalten führte, die Bereitschaft zu interagieren erhöhte, das Interesse an der sozialen Welt verstärkte und dass die Kinder spielerischer, mit mehr Freude interagierten. Ähnliche Effekte konnte man bei erwachsenen Psychiatrie- und Suchtpatienten finden.

Die Frage, ob ein Tierkontakt Angst und Furcht reduzieren kann, wurde auch experimentell untersucht, indem Angst und Stress induziert wurden. Shiloh et al. (2003) zeigten, dass das Streicheln eines Tieres den selbst eingeschätzten Stress mehr reduzierte, als wenn die Teilnehmer ein Stofftier streichelten. Den Teilnehmern wurde vorher gesagt, sie müssten nach der Wartezeit eine Vogelspinne in die Hand nehmen, was wohl erheblichen Stress verursacht haben dürfte.

Stress und Angst äußern sich physiologisch in kardiovaskulären Parametern wie Herzfrequenz, Blutdruck, Hauttemperatur und Hautwiderstand und auf der neuroendokrinen Ebene durch die Konzentration der Hormone Kortisol, Epinephrin und Norepinephrin, die in Blut oder Speichel gemessen werden können. Untersuchungen konnten die stressreduzierende Wirkung eines Hundekontaktes nachweisen und messen. Beispielhaft sei die Untersuchung von Beetz et al. (2011) erwähnt, die unsicher gebundene männliche Kinder einer stressauslösenden Situation aussetzte. Eine Gruppe wurde dabei von einem Hund begleitet, eine Gruppe von einer freundlichen Studentin und eine Gruppe erhielt einen Stoffhund. Die Kortisolkonzentration der Kinder, die von einem Hund begleitet wurden, war signifikant niedriger als bei den beiden Vergleichsgruppen.

Zusammenfassend lässt sich sagen, dass die aktuelle Forschung positive Auswirkungen eines Tierkontaktes, meist mit Einsatz eines Hundes, nachgewiesen hat, und zwar auch schon bei einzelnen oder wenigen Kontakten unter experimentellen und therapeutischen Bedingungen. Nicht eindeutig ist allerdings noch, wer (Mann-Frau, Kind-Erwachsener, Diagnosen, Bindungsstile) in welcher Art und Weise, unter welchen Bedingungen und wie genau profitiert. Hier ist weitere Forschung notwendig, die aber die zzt. übliche monokausale Sichtweise überwinden müsste.

Insbesondere bei den scheinbar objektiven stressinduzierenden Experimenten wird der Tierkontakt als Parameter genommen und dessen Wirkung erhoben. Aber was ist ein Tierkontakt?

Definiert wird Tierkontakt in der Regel als Möglichkeit des Probanden, mit dem Tier Kontakt aufzunehmen, zu spielen und das Tier zu streicheln.

Dies ist die Simplifizierung eines komplexen Beziehungsgeschehens, welches zwischen Proband und z. B. Hund ablaufen kann. Es macht nämlich einen Unterschied, ob sich der Hund wohlfühlt, sein Besitzer anwesend ist, ob der Hund überhaupt Lust auf Kontakt mit Fremden hat etc.

Stellen wir uns beispielsweise einen Hund vor, der selbst in der Untersuchungssituation unsicher ist, weil sich sein Besitzer in einem anderen Raum befindet, um die Untersuchungsergebnisse nicht zu beeinflussen. Dieser Tierkontakt wird völlig anders ablaufen und andere Ergebnisse zeigen als bei einem Hund, der Spaß am Kontakt hat und sich dabei auch sicher fühlt.

Wie im Verlauf des Buches noch deutlich wird, ist jeder Tierkontakt, wenigstens aber jeder Hundekontakt, eine Begegnung zweier Individuen mit hochkomplexen Vorgängen der gegenseitigen Beeinflussung. Eine Einflussnahme kann z. B. darin liegen, dass der Hund als Interaktionspartner versachlicht und auf ein zu streichelndes Fell reduziert wird. Um wissenschaftlich saubere Ergebnisse zu produzieren, müssen unkalkulierbare Störvariablen möglichst ausgeschlossen werden. So sinnvoll diese Forderung im Allgemeinen ist, so schwierig ist die Umsetzung bei unseren Fragestellungen. Der Besitzer des Hundes und seine An- oder Abwesenheit beim Test, seine Beziehung zum Hund, der Charakter und das Training des Hundes usw. sind nicht ausschließbar. Versucht man Störvariablen auszuschließen und einen immer gleichen, streichelbaren Hund, unabhängig von der Beziehung, einzusetzen, wird gerade dadurch die Wirksamkeit der Begegnung beschränkt oder verhindert, denn der Gegenspieler von Angst und Stress ist nicht Entspannung, sondern Bindung, wie im nächsten Kapitel gezeigt wird.

Besonders in experimentellen und klinischen Settings wird wohl eher ein Hund eingesetzt, der darauf trainiert wurde, sich widerstandslos streicheln zu lassen, was die Effekte einer echten artübergreifenden Begegnung beschränkt. Meine Hündin Danka wäre z. B. für solche Experimente überhaupt nicht einsetzbar, da sie selbst entscheidet, von wem und wann sie sich streicheln lässt. Wenn sie nicht will, drückt sie das auch eindeutig aus und entzieht sich dem Kontakt. Dies verstehe ich als Stärke, nicht als Fehler, der wegzutrainieren ist.

Ich gehe davon aus, dass die gemessenen Effekte aus diesem Grund eher noch unterschätzt werden und in der Praxis bei entsprechenden Mensch-Hund-Begegnungen die positiven Wirkungen noch stärker ausfallen.

2.2 Wissenschaftliche Konzepte zur tiergestützten Intervention

Die Erfahrungen von Hundehaltern und die Forschung beschreiben eine Vielfalt von Wirkungen, die Hundekontakte haben sollen: generell positive Gesundheitseffekte, Stimulation positiver sozialer Interaktion und Aufmerksamkeit, Verbesserung der Lernfähigkeit und Empathie, Reduktion von Angst, Schmerz, Aggression und Depression, Förderung von Ruhe, Vertrauen und positiver Stimmung (Olbrich 2003b). Wie kann man diese Effekte erklären?

2.2.1 Bindungsforschung

Der Bindungsforscher Prof. Dr. Henri Julius veröffentlichte 2014, gemeinsam mit bekannten Verhaltensbiologen, das Buch »Bindung zu Tieren. Psychologische und neurobiologische Grundlagen tiergestützter Interventionen«, in dem eine eingängige Erklärung für die Wirkungen der tiergestützten Therapie entworfen wird.

Die Grundthese des Ansatzes lautet, dass die verschiedenen positiven Effekte eines Tierkontaktes entstehen, weil dieser die Produktion des *Bindungshormons Oxytocin* anregt. Auch eine künstliche Gabe von Oxytocin erzeuge schließlich die gleichen Effekte wie die beschriebenen Effekte beim Tierkontakt.

Bei der Entwicklung zum Säugetier fand die Evolution einen Weg, die Mutter dazu zu bringen, den Säugling zu versorgen. Der zunächst alleine nicht lebensfähige Säugling muss von der Mutter versorgt, gestillt und beschützt werden, was nach der beschwerlichen Geburt und den oft knappen Ressourcen überhaupt nicht selbstverständlich ist. Die Motivation muss so stark sein, dass Säugetiermütter sogar das eigene Überleben riskieren, um den Nachwuchs zu schützen und zu versorgen.

Die zum Überleben einer Art notwendigen Verhaltenssysteme sind genetisch kodiert, stehen automatisch zur Verfügung und müssen nicht erst erlernt werden. Dies gilt für alle Tiere: Der Hecht weiß, wo er laichen muss, der Vogel weiß, wie er ein Nest baut, das Affenmännchen weiß, wie es ein Affenweibchen besteigt, und die Säugetiermutter weiß, wie sie ihre Säuglinge nährt und beschützt.

Das genetisch fixierte Verhaltenssystem für Bindung, das Bindungssystem, gewährleistet also das Überleben der Säugetierart. Die Säugetiermutter erfährt beim Stillen und Versorgen des Säuglings ein intensives Gefühl der Zufriedenheit, der Entspannung, des Wohlbefindens, der Nähe und Vertrautheit, was neurobiologisch mit der Produktion von Oxytocin verbunden ist. Man nennt Oxytocin deshalb auch das »Bindungshormon«.

Aber nicht nur die Mutter produziert beim Versorgen des Säuglings Oxytocin, sondern ebenso das Baby. Es verbinden sich die Erfahrungen von Nähe, Sattsein, Sicherheit, Körperkontakt, Wärme und Entspannung mit der Ausschüttung von Oxytocin und etablieren sich als Antagonist zum Stresssystem.

Das *Stresssystem* ist ebenso überlebensnotwendig. Bei Bedrohung wird die Flucht- oder Kampfreaktion aktiviert. Das Individuum erlebt Furcht, Erregung, Angst, die Muskeln werden stärker durchblutet, Glucose wird im Blut zur Verfügung gestellt, der gesamte Körpertonus wird erhöht, soziale Kompetenzen und

Fähigkeiten (Empathie) nehmen ab. Im Körper wird verstärkt Kortisol freigesetzt. Es ist ein Alarmzustand und der Körper ist auf Höchstleistungen eingestellt. Als Gegenspieler, als Antagonist, gilt die sogenannte *»Groth and Relaxation«*- oder *»Calm and Connecting«-Reaktion*. Sie wird ausgelöst durch Nähe zu einer Bindungsperson (ursprünglich die Mutter), durch sanfte Berührung und soziale Unterstützung. Sie erzeugt Ruhe, Wohlbefinden, Entspannung und fördert die Nahrungsverwertung, das Wachsen, die Sensitivität, die Fähigkeit zu Mitgefühl und die Kompetenz bei der sozialen Interaktion und ist mit der Freisetzung von Oxytocin verbunden.

Das Baby erfährt das Herabregulieren von Stress durch den innigen Kontakt mit der Mutter, es erfährt, wie Angst, Schmerz, Hunger oder Kälte in der Beziehung mit der Mutter verschwinden und ein Gefühl von Wohlbefinden, Sattsein und Entspannung einkehrt, das vom Oxytocin vermittelt wird. Später kann das Kind dann die Welt entdecken, Anspannung, Stress, Aufregung genießen, weil es zur Mutter zurückkehren kann, die dann wieder den Hafen der Sicherheit bietet und hilft, den Stress herunterzuregulieren. An dieser Stelle muss man natürlich berücksichtigen, dass keine noch so gute Mutter dies immer und optimal bewerkstelligen kann. Das Kind bildet ein Muster der Stressverarbeitung, und zwar innerhalb und durch die Bindung zur Mutter. Es entsteht hier auch das Bindungsmuster des Kindes. Erfährt das Kind die Mutter als genügend verlässlich, einfühlsam und präsent, um eine *sichere Bindung* aufzubauen, kann es Stress und Beruhigung flexibel und angemessen erleben.

Julius et al. (2014) führen nun aus, dass sowohl Versorgen als auch Versorgt werden die Oxytocinfreisetzung stimulieren. In experimentellen Untersuchungen konnte durch das Streicheln eines Hundes sowohl beim Hund als auch beim Menschen eine erhöhte Oxytocinkonzentration nachgewiesen werden. Das sich Kümmern um den Hund, das Streicheln und Spielen mit dem Hund lösen eine globale Bindungsreaktion aus. Der so mit Oxytocin angereicherte Patient ist dadurch automatisch offener, vertrauensvoller und dem Therapeuten gegenüber aufgeschlossener. Hinzu kommt, dass wir es im klinischen Bereich häufig mit Patienten zu tun haben, die einen unsicheren Bindungsstil aufweisen. Diese Patienten werden durch einen sozialen Kontakt mit einem Menschen nicht beruhigt, auch wenn dieser freundlich ist. So kommt es zu Abwehr und Misstrauen auch den Therapeuten gegenüber. Tiere haben diese Menschen oftmals aber nicht verletzt, sodass sie den wohltuenden Kontakt der Nähe und der Bindung zu Tieren zulassen können, nicht aber zu Menschen. Unsicher gebundene Menschen profitieren also wahrscheinlich in besonderer Weise vom Einsatz eines Tieres in der Psychotherapie.

Zunächst erscheint dieser Erklärungsansatz überzeugend, insbesondere weil er mit messbaren wissenschaftlichen Ergebnissen aufwarten kann. Eine tiergestützte Intervention muss dann lediglich einen Kontakt zum Tier ermöglichen, um positive Effekte zu erzeugen, was einfach umsetzbar erscheint.

Kritisch möchte ich zu diesem Konzept anmerken, dass die Autoren von einem *guten, harmonischen* Kontakt zu einem *freundlichen* Tier ausgehen. Es scheint hier keinen Platz für Angst vor dem Hund, für Konkurrenz, Machtfragen, Aggression oder für misslungene Interaktionen oder komplexe Abstimmungsprozesse (s. Kap. 4) zwischen Mensch und Hund zu geben.

Kann bzw. sollte eine Begegnung von Mensch und Hund auf die Produktion eines Hormons und eines automatisch ablaufenden Verhaltenssystems reduziert werden? Ist ein Hund tatsächlich für alle Menschen ein *sicherer Bindungshafen* oder nicht häufig auch ein Explorieren der zunächst unsicheren Umwelt?

2.2.2 Biophilie

Zur Erklärung der heilsamen Kraft der Natur wird häufig die Biophilie des Menschen angeführt.

Der Begriff *Biophilie* (altgriech. *bios* = Leben und *philia* = Liebe) wurde 1964 terminologisch von Erich Fromm in »Die Seele des Menschen« eingeführt und bedeutet *Liebe zum Leben* oder *Liebe zu Lebendigem* (Fromm 1979).

Biophilie meint die leidenschaftliche Hinwendung zum Leben, während *Nekrophilie* (altgriech. *nekrós* = Toter, Leiche) die Hinwendung zum Mechanischen, zum Toten, zur Zerstörung meint.

Unabhängig von Fromm entwickelte der Soziobiologe Edward O. Wilson in seinem Buch »Biophilia« (1984) die *Biophilie-Hypothese.* Wilson definiert die Biophilie weiter als Fromm – als die dem Menschen inhärente Affinität zum Leben und der Natur.

Nach Wilson (1984) besitzen wir nicht nur eine *Liebe* zur Natur, sondern eine grundlegende Verbundenheit, die sich auch in Beziehungsmustern zeigt, wie z. B. beim Jäger und Gejagten, bei der gegenseitigen Angewiesenheit von Mensch und Natur, beim neugierigen Erkunden und beim Nutzen der Natur. Affinität meint die Verwandtschaft, die Verbundenheit, die Beziehung und nicht nur die spezielle Beziehungsform der Liebe.

Wir Menschen waren und sind immer schon Teil der Natur, in ihr drin und mit ihr verbunden. Die Entwicklung des Menschen geschah in der Evolution stets in der Auseinandersetzung *»mit anderen Menschen, aber auch mit wilden und domestizierten Tieren, mit Pflanzen, mit Landschaften, mit den Kräften des Wassers, des Sturmes, der Sonne etc.«* (Olbrich 2003a, S. 75).

Der Mensch ist in seinem Erleben und Verhalten evolutionär auf die Natur ausgerichtet, was z. B. darin zum Ausdruck kommt, dass er sein Bindungssystem mit den Säugetieren teilt. Bindung funktioniert biologisch bei Tieren und Menschen gleich und ist eine Voraussetzung für das Überleben von Säugetieren wie den Menschen. Man sollte bedenken, dass sich der Mensch aus einer Millionen Jahre dauernden Evolution entwickelt hat, dass er erst vor gut 10 000 Jahren vom Jäger und Sammler zum Ackerbau überging und erst vor 200 Jahren ein Großteil der Menschen anfing, in Städten zu leben. Die technische, urbane und inzwischen digitale und virtuelle Welt ist also noch sehr jung.

Trennt sich der Mensch zu stark von der Natur, dann trennt er sich vom Wesen des Menschseins, was nicht nur für die Natur katastrophale Auswirkungen haben kann (Stichwort; Umweltverschmutzung), sondern auch für die Gesundheit des Menschen. Er verliert den Kontakt zu seinen Wurzeln, zu tiefen Strukturen und zum Erleben seines Selbst, er wird krank und unzufrieden.

Die heilsame Wirkung der tiergestützten Therapie erklärt sich nach diesem Konzept aus dem Wiederentdecken und Eintauchen in die Natur und in die menschheitsgeschichtlich frühen kulturellen und religiösen Phasen.

Patienten, die sich in einer allzu technisierten, rationalen, künstlichen Welt verloren haben, deren Kontakt zum Urgrund der menschlichen Natur und Kultur abgerissen ist, denen ihre Affekte und Instinkte fremd geworden sind – diese Patienten können durch das bewusste Erleben eines Tieres den Weg zu einem gesünderen, natürlichen Leben wiederfinden (Beck 2010; Otterstedt 2003a; Prothmann 2008).

Kritisch muss allerdings angemerkt werden, dass die Wirkungen der Verbundenheit mit der Natur eher für die Anschaffung eines Tieres oder ein Leben in der Natur sprechen würden als für die Therapie mit einem Tier. In einem heute üblichen Psychotherapiesetting ist der Kontakt mit dem Tier auf nur wenige Stunden begrenzt. Im Vergleich zu einem alltäglichen und dauerhaften Kontakt mit Natur und Tier dürfte die Wirkung der reinen Anwesenheit eines Tieres doch eher bescheiden sein, auch wenn man in der tiergestützten Intervention versucht, diesen Kontakt bewusst und intensiv zu erleben. Folgerichtig plädiert Petzold (2015) für eine Einbindung der Psychotherapie in ein Maßnahmenbündel von Naturaktivitäten und Naturerleben zur Behandlung und Prävention psychischer und körperlicher Erkrankungen.

Sowohl die Bindungstheorie als auch Vertreter der Biophiliethese berücksichtigen den Wert des fühlenden und denkenden Körpers. Auf der Körper-Ebene treffen sich Mensch und Tier. Die Biophiliehypothese betont dabei, dass es darauf ankommt, *wie* der Mensch der Natur begegnet, während die Bindungstheorie automatisch ablaufende hormonelle Prozesse und Verhaltensmuster untersucht.

2.2.3 Schichtenmodelle

Der Philosoph und Soziologe Erich Rothacker veröffentlichte 1938 sein Buch »Schichten der Persönlichkeit«. Es geht im Wesentlichen darum, dass die Persönlichkeit des Menschen aus unterschiedlich alten Schichten aufgebaut ist – von den tiefen archaischen bis zu den jüngeren bewusst-sprachlichen Schichten. Mit den tiefen Schichten sind die grundlegenden vitalen Funktionen des Körpers und die darauf aufbauenden *tierischen* emotionalen und autonom ablaufenden Verhaltensmuster gemeint. Darauf bauen sich die sogenannte Personenschicht, der Charakter des Menschen, und die höchste Schicht, die Ich-Schicht, auf. Letztere meint das bewusste, steuernde Ich des Menschen.

Die moderne Hirnforschung (Hüther 2015; Kandel et al. 1995; Sacks 1990; Thompson 2001) bestätigt das Vorhandensein von unterschiedlichen Bereichen im Gehirn, die der evolutionären Entwicklung des Menschen entsprechen. Laut dem Neuropsychologen Daniel Siegel (2006) geht es in jeder Therapie, aber auch in der Pädagogik, darum, ein integriertes Gehirn zu entwickeln.

Wir haben zum Beispiel eine linke Hirnhälfte, durch die wir logisch denken und Gedanken zu Sätzen organisieren können, und wir haben eine rechte Hirnhälfte, durch die wir Emotionen erleben und nonverbale Zeichen lesen können. Wir haben

auch ein ›Reptiliengehirn‹, durch das wir instinktiv handeln und sekundenschnelle Überlebensentscheidungen treffen können. Und wir haben ein ›Säugetiergehirn‹, das uns Verbindungen und Beziehungen aufbauen lässt. Ein weiterer Teil des Gehirns hat die Aufgabe, sich mit Erinnerungen zu beschäftigen, ein anderer Teil trifft ethisch-moralische Entscheidungen (…) Der Schlüssel zur Entfaltung besteht darin, diesen Teilen zu helfen, gut zusammenzuarbeiten – sie also zu integrieren.
(Siegel u. Bryson 2013, S. 20)

So wie die verschiedenen Organe des Körpers zusammenarbeiten müssen, so müssen auch die verschiedenen Teile des Gehirns zusammenarbeiten, integriert sein. Es geht um eine horizontale Integration, damit die Logik der linken Gehirnhälfte gut mit den Emotionen der rechten Gehirnhälfte zusammenarbeiten kann, und es geht um die vertikale Integration, damit die höheren, weiterentwickelten Teile des Gehirns, durch die man sein Handeln überdenken kann, mit den unteren Teilen zusammenarbeiten, bei denen es um Instinkt, Bauchgefühl und um das Überleben geht.

Ist ein Kind bei einem Trotzanfall z. B. in einem Überlebenskampf gefangen, ist es auf sein *Reptiliengehirn* beschränkt, so geht es darum, dem Kind zu helfen, wieder Zugang zu höheren Gehirnteilen zu bekommen, wieder denken zu können und so die Situation wieder im Ganzen zu verstehen und zu erleben. Ist ein Kind in seinem Denken gefangen, gilt es, seine Emotionen zu befreien und so wieder integrierter zu werden.

Die positive Nachricht aus der Neurowissenschaft ist, dass das Gehirn zeitlebens formbar bleibt und sich auch auf neuronaler Ebene verändern kann. Der Schlüssel hierfür ist die Erfahrung. Je öfter man erfährt, wie wohltuend eine Integration ist, umso stabiler bilden sich Nervenverbindungen zwischen den unterschiedlichen Hirnteilen (Bauer 2005; Damasio 2004).

Freud führte 1923 das sogenannte *Strukturmodell* in die Psychoanalyse ein, das drei psychische Instanzen unterscheidet: das Es, das Über-Ich und das Ich. Das Ich ist vor allem die Instanz des Bewusstseins und kann sich reflektierend sowohl mit seinen eigenen Inhalten als auch denen der beiden anderen psychischen Instanzen befassen und ggf., sollte ein Konflikt bestehen, zwischen ihnen vermitteln. Das Über-Ich ist Sitz der internalisierten Elternautorität, das Gewissen, die Moral und Ideale, aber auch eigene Erfahrungen. Das Es steht für die angeborenen Instinkte und Triebe, die in Konflikt mit dem Über-Ich geraten und so psychische und psychosomatische Symptome produzieren können. Das Ziel der frühen Psychoanalyse wurde schlagwortartig häufig so formuliert: »Wo Es war, soll Ich werden.«

Psychische Krankheit entsteht nach den Schichtenmodellen durch die Verdrängung oder auch Abtrennung der tiefen, vitalen, triebgesteuerten Schichten, der Es-Instanz, von den höheren, bewussten Schichten, der Ich-Instanz, bzw. entstehen psychische Krankheiten durch eine mangelnde Integration der verschiedenen Persönlichkeitsanteilen. Zu fragen wäre hier, wie eine hundegestützte Intervention die Integration der Schichten und Anteile fördern kann. Hunde sind zwar eine Verkörperung von naturnahen, ursprünglichen, bindungsfähigen, trieb- und affektgesteuerten Wesen, aber die reine Gegenwart von Hunden bewirkt noch keine

Konfrontation mit den *eigenen* tiefen Schichten der Persönlichkeit. Man kann mit Hunden und der Natur in Kontakt sein, ohne dass ein Integrationsprozess zwingend daraus folgt. In Kapitel 5 wird näher ausgeführt, dass sich die tiefen Schichten bei Mensch und Tier in der *embodied* (verkörperten) Person und seinem konkreten Handeln zeigen. Insbesondere das früh erworbene *implizite Beziehungswissen* wird unbewusst-automatisch agiert, handelnd in Szene gesetzt; es wird in der hundegestützten Therapie auf das Verhalten des Hundes treffen und dabei zum Ausdruck kommen. In dieser Begegnung kann der Patient seine unbewussten Beziehungsmuster und seine tiefen Schichten erleben, wenn der Therapeut die entstandene Szene entsprechend zu nutzen weiß. Dies ist aber kein automatischer Vorgang, sodass die reine Anwesenheit eines Hundes eben auch hier nicht ausreicht, um tiefe Schichten therapeutisch anzusprechen.

2.2.4 Humanistische Psychologie

Einen weiteren Erklärungsansatz, warum Tierkontakte für die Gesundheit förderlich sein können, bietet die Humanistische Psychologie (Eberwein u. Thielen 2014; Keil u. Stumm 2002; Stumm et al. 2003). Diese geht davon aus, dass jedes Lebewesen eine in ihm wirkende Kraft zu Wachstum und Entfaltung hat, die *Selbstaktualisierungstendenz.* Aufgabe der Therapie und des Therapeuten ist es, einen Raum und ein dialogisches Klima zu schaffen, in denen die Selbstaktualisierungstendenz wirken kann, damit die Person mehr die *»sein kann, die sie innerlich und eigentlich ist«* (Rogers 1973, S. 176; H. i. O.). Rogers beschreibt drei vom Therapeuten zu vermittelnde Grundbedingungen, die notwendig und hinreichend sind, um dem Klienten psychisches Wachstum zu ermöglichen:

- bedingungslose positive Wertschätzung vermitteln
- Empathie, der Therapeut soll sich in die Welt des Klienten einfühlen
- Kongruenz, der Therapeut soll eine Haltung der Echtheit, Wahrhaftigkeit und Offenheit gegenüber den eigenen Wahrnehmungen und denen des Klienten einnehmen

Übertragen auf den Kontakt mit einem freundlichen Hund könnte man sagen, dass der Hund diese drei Grundbedingungen eines guten Therapeuten ideal verkörpert: Der Hund kann dem Menschen in einer bedingungslosen positiven Wertschätzung begegnen, er ist immer kongruent im Sinne der Übereinstimmung von Handeln und Fühlen. Der Hund kommuniziert ausschließlich analog (nichtverbal, handelnd) und zeigt deshalb auch keine Inkongruenz mit der digitalen (sprachlich kodierten) Kommunikation. Er kann die Gefühle des Menschen wahrnehmen, sich einfühlen und auf diese reagieren und bleibt dabei authentisch und echt, ohne Täuschung oder untergründige Absichten.

So verstanden hat die Kommunikation mit einem Hund wesentliche Aspekte der wachstumsfördernden Atmosphäre, die auch ein klientenzentrierter Therapeut herzustellen versucht. In dem eingangs beschriebenen Fallbeispiel erzählt Tim dem Hund Toto vom Tod seiner Eltern, während er den Hund streichelt. So gesehen hat Toto eine Atmosphäre vermittelt, in der sich Tim aussprechen und sein Leid in

Worte fassen konnte. Für Tim war Toto in diesem Moment ein idealer Therapeut. Natürlich fehlen die spezifisch menschlichen Faktoren, weshalb der Kontakt mit einem Hund nicht mit einem therapeutischen Gespräch gleichgesetzt werden kann.

2.2.5 Konzept »freundlicher Hund«

Die bisher aufgezeigten Konzepte erklären die förderliche Wirkung eines Tierkontaktes mit dem Erleben der Natur, dem Ansprechen von tiefen Strukturen, der Synchronisierung verschiedener Hirnbereiche, einem Kontakt zum Es und dem wachstumsfördernden idealen Therapeuten. Allesamt implizieren sie, dass es zu einem positiven Natur- und Tierkontakt kommt, der den Patienten entspannt, evtl. Oxytocin freisetzt und den Patienten so für weitere therapeutische Kontakte und Interventionen öffnet. Ich nenne dies das Konzept des *freundlichen* Hundes.

Ich will die positiven Wirkungen von Tierkontakten überhaupt nicht infrage stellen, allerdings wird dadurch das Tier, der Hund, auf zwei Aspekte seines Seins beschränkt – sein Natur-Sein und sein Freundlich-Sein. Dementsprechend sollen Therapiehunde menschenbezogen, aggressionsarm, gut erzogen und führbar sein bzw. daraufhin trainiert werden.

Mehr Mut beweist der Sportlertrainer Harald Pernitsch, der in sein Training bewusst das Scheitern einbezieht (Pernitsch u. Pernitsch 2013). Seine Klienten sind Hochleistungssportler, die durch eine Auseinandersetzung mit einem Esel lernen sollen, wie man beharrlich ist, ohne Gewalt anzuwenden und durch diese Haltung sich selbst gegenüber seine sportlichen Ziele erreichen kann. Es wird eine Eigenschaft des Esels, seine Störrigkeit, gezielt eingesetzt, um eine Lernerfahrung zu vermitteln. Hier darf das Tier, der Esel, auch Eigenschaften haben, die nicht nur *freundlich* sind.

In gewisser Weise wird der Hund durch die Einschränkung auf das Freundlichsein reduziert und funktionalisiert und die reichhaltigen Möglichkeiten eines Mensch-Hund-Kontaktes werden eingeengt. Wenn wir genauer hinsehen, ist der Hund nicht einfach nur freundlich, denn er ist auch ein Subjekt mit der Fähigkeit, eine spezifische, individuelle und hochdifferenzierte Beziehung zum Menschen aufzunehmen. Und genau in dieser komplexen Begegnung zwischen Hund und Mensch liegt die Chance, eigenen tiefen Persönlichkeitsanteilen und impliziten Beziehungsmustern zu begegnen. Wie im Kapitel 3 gezeigt werden wird, ist diese Fähigkeit zur individuellen, spezifischen Mensch-Hund-Beziehung aus einer viele Tausende Jahre dauernden gemeinsamen Evolution und gegenseitigen Anpassung gewachsen. Den Hund auf sein Freundlichsein zu begrenzen hieße die Möglichkeiten einer Tier-Mensch-Begegnung zu beschneiden und therapeutisches Potenzial nicht zu nutzen.

Hintergrund des *Konzeptes vom freundlichen Hund* ist eine konkrete Erfahrung, die tiergestützt arbeitende Psychotherapeuten und Pädagogen häufig machen, nämlich die wohltuende und entspannende Wirkung des Tierkontaktes:

Fallbeispiel

Frau S., 41 Jahre

Frau S., eine stark depressive Patientin, begrüßt mich mit einem Gesichtsausdruck, der vermittelt, wie schlecht es ihr gerade geht. Es ist kaum eine Bewegung im Gesicht, keine lebendige Mimik erkennbar, nur hängende, schlaffe Gesichtsmuskeln, die ohne Vitalität und Resonanz gleichbleibend wie eine Maske wirken. Ihre Haltung und ihr Gang sind schleppend, kraftlos und ihr ganzer Körper drückt die Schwere ihrer Welt aus. Ich weiß von der Patientin, wie schwer es ihr manchmal fällt, aus dem Bett zu kommen, und dass es sie Anstrengung kostet, die Therapiestunde zu besuchen, obwohl sie dies wirklich will.
In der hier beschriebenen Therapiestunde lässt sie sich mit einem leisen Seufzen in den Sessel fallen und bleibt bewegungslos, in sich eingesunken sitzen, ohne Blickkontakt zu mir aufzunehmen. Nach einer halben Minute kommt Danka langsam und vorsichtig angeschlichen und setzt sich vor Frau S., die auf den Boden starrte, unmittelbar in ihr Blickfeld und schaut sie direkt an. Die Patientin nimmt ein Leckerli aus der bereitstehenden Dose. Sie kennt das übliche Begrüßungsspiel mit Danka und gibt ihr ein Futterstückchen, um dann wieder in Schweigen und Starren zu verfallen. Danka bleibt eine Weile sitzen und legt dann die Pfote auf das Bein von Frau S. Danka ist schon darin erfahren, dass es manchmal noch Leckerli von Patienten gibt, wenn sie »Pfote gibt«. Frau S. reagiert allerdings nicht, obwohl ich den Eindruck habe, dass ein klein wenig Spannung in ihre Mimik gekommen ist. Danka steht auf und geht zu ihrer Decke, wo ein Kuscheltier liegt, bringt es der Patientin und legt es ihr auf den Schoss. Frau S. muss nun doch etwas schmunzeln und gibt Danka noch ein Leckerli aus der Dose, was diese veranlasst, noch den großen Bären zu bringen, einen Teddybär, der fast so groß ist wie sie selbst. Frau S. schaut auf und sieht, wie Danka dieses Tier herbeischleppt und dabei fast über den Bären fällt. Das ist lustig. Frau S. belohnt dieses engagierte Verhalten von Danka wieder mit einem Leckerli und fängt an, sie zu streicheln. Inzwischen ist die Patientin deutlich sichtbar vitalisiert. Sie ist jetzt auch für mich spürbar, körperlich im Raum präsent. Sie meint zu mir, dass man ein Hund sein müsste, dem gehe es immer gut. Sie eröffnet den Dialog mit mir und spricht von sich aus ihr Befinden an. Das Eis ist gebrochen, Kommunikation ist jetzt möglich und gewollt.

Wir werden später sehen, dass in diesen Interaktionen ein komplexes Geschehen wirkt, das nicht auf eine Verbesserung der Atmosphäre reduziert werden kann, aber die sogenannte *Eisbrecherfunktion* kann eine Therapie durchaus positiv unterstützen. Schon diese Wirkung würde den Einsatz eines Hundes in der Psychotherapie rechtfertigen.

Ein Beispiel aus der Kinderpsychotherapie soll dies weiter verdeutlichen:

Fallbeispiel

Julius, 7 Jahre

Julius sitzt beim Erstgespräch mit finsterer, verschlossener Miene und gekreuzten Armen auf seinem Stuhl, während die Mutter das Gespräch beginnt, indem sie über die Probleme mit Julius berichtet. Er sei ein schwieriges Kind und die Lehrerin habe ihn zur Therapie geschickt, weil er im Unterricht störe, nicht auf seinem Platz sitzen bleibe und andere Kinder schlage. Ich unterbreche die Mutter und wende mich Julius zu. Ob er denn schon gesehen habe, dass ich eine »Assistentin« dabei hätte; ich deute auf Danka, die etwas entfernt auf ihrer Decke liegt und neugierig herüberschaut. Julius sieht zu Danka und sofort hellt sich sein Gesicht etwas auf. Er nickt. Ob er sich denn trauen würde, Danka ein Futterstückchen zu geben? Ich erkläre ihm unser Begrüßungsspiel. Das würde er sich trauen, meint er, er kenne sich aus mit Hunden, der Nachbar habe einen, der sei aber viel kleiner als mein Hund. Ich rufe Danka und diese nimmt das Leckerli von Julius, bleibt bei ihm stehen und schnüffelt interessiert. Danka möchte ihn kennenlernen und schnüffelt deshalb so interessiert, erkläre ich Julius. Das wisse er doch, meint dieser, inzwischen völlig aus seiner anfänglichen Starre befreit. Vorsichtig fängt er an, Danka zu streicheln, schaut ihr fasziniert in die Augen und fängt an zu lächeln. Ob ich denn wisse, dass Hunde eigentlich Wölfe seien und auch Menschen beißen könnten, fragt Julius mich. Oh, woher er das denn wisse, frage ich Julius. Wir kommen ins Gespräch, während Julius Danka weiter streichelt.

Auch bei Julius hat die Kontaktaufnahme mit Danka die schwierige erste Situation wesentlich erleichtert. Es wäre ungleich komplizierter gewesen, mit Julius ins Gespräch zu kommen, nachdem er sich schon auf eine trotzige Position eingerichtet hatte. Einem fremden Mann gegenüber von der Mutter als Problemfall und schwieriges Kind bezeichnet zu werden, das ist nun wirklich kein Startpunkt für eine lockere offene Kommunikation. Über den Kontakt mit Danka aber entspannte sich die Situation wesentlich, wobei zunächst durchaus offenbleiben kann, ob das Streicheln Oxytocin freigesetzt hat, tiefe Schichten angesprochen wurden, der Patient einfach abgelenkt wurde oder was auch immer.

Die Erfahrung, dass ein Hundekontakt eine Brücke zwischen dem Patienten und dem Therapeuten schlagen kann und die Stimmung entspannt, mache ich beständig und immer wieder. Diese entspannende Wirkung ist allerdings nur der Anfang und nicht das Ende der therapeutischen Möglichkeiten.

3 Mensch und Hund – Eine besondere Beziehung

Ein Hund kann auf eine spezielle Art und Weise in die tiergestützte Psychotherapie eingebunden werden, weil er Voraussetzungen und Fähigkeiten mitbringt, die kein anderes Tier aufweist. Mensch und Hund sind, als Spezies gesehen, äußerst erfolgreich, sozial und familienbezogen und teilen eine Tausende Jahre lange gemeinsame Geschichte und Entwicklung. Dies ermöglicht eine besonders enge Beziehung und gegenseitiges Verstehen, wodurch der Hund leichter als *Du*, als Subjekt, erlebt werden kann. Wird der Hund vom Patienten als *Du* gesehen, eröffnen sich therapeutische Möglichkeiten jenseits der wohltuenden Wirkung der puren Anwesenheit eines Tieres. Zunächst sollen aber die evolutionäre Entwicklung und spezifischen Eigenschaften des Hundes näher betrachtet werden, bevor danach ausgearbeitet wird, wie diese hundespezifischen Eigenschaften in eine Psychotherapie integriert werden können.

3.1 Gemeinsame Entwicklung und Kooperation

Menschen und Wölfe eroberten parallel nach und nach die gesamte nördliche Hemisphäre und waren dabei äußerst erfolgreich. Beide Spezies lernten unter den verschiedensten Bedingungen zu überleben, sodass sie sich von der afrikanischen Wüste bis zum ewigen Eis in der Arktis ausbreiten konnten. Beide waren erfolgreiche Beutegreifer, die sich sehr flexibel ernähren konnten – von einer fast reinen Fleischverwertung bis zu einer fast ausschließlich vegetarischen Ernährung. Sowohl die Menschen als auch die Wölfe waren langfristig den größeren und stärkeren Tieren überlegen, sie konnten sich überall durchsetzen. Wahrscheinlich gab es zunächst ein Nebeneinander von Mensch und Wolf, man arrangierte sich, man fürchtete sich, man fing an, den anderen zu lesen, und der Wolf wurde auch Projektionsfläche für spirituelle Mythen. Dann begann die Entwicklung von den Menschen begleitenden Wölfen zu Wölfen, die beim Menschen lebten und durch Auslese der akzeptierten Individuen zum Hund wurden. Wahrscheinlich war die Aggressivität gegenüber dem Menschen ein ausschlaggebendes Kriterium dafür, welche Wölfe beim Menschen geduldet wurden. Es gibt unterschiedliche Angaben darüber, wann diese Entwicklung vom Wolf zum Hund stattfand. Meist geht man von 30 000 Jahren aus, es gibt aber auch Forscher, die den Beginn der Entwicklung vor 15 000 Jahren sehen, und andere, die 60 000 Jahre angeben. Jedenfalls lebt der Mensch seit vielen Tausend Jahren mit Hunden zusammen und die Hunde übernahmen wichtige Aufgaben in der menschlichen Gemeinschaft. Sie verwerteten die Abfälle, sie warnten vor Fremden, sie beschützten und halfen bei der Jagd und manchmal waren sie wohl auch so etwas wie ein Fleischvorrat in Notzeiten (Bloch u. Dettling 2008; Bloch u. Radinger 2010; Feddersen-Petersen 2004; Gansloßer 2010; Zimen 2003).

Warum konnten sich Menschen und Wölfe so eng einander anschließen und eine gemeinsame Entwicklung, über die Artengrenze hinweg, eingehen? Laut Kurt Kotrschal (2014a, b), einem Wolfsforscher, liegt es daran, dass sich Menschen und Wölfe wesensmäßig ähnlich sind, und zwar ähnlicher als den genetisch jeweils engeren Verwandten, bei den Menschen also den Schimpansen. Die alte anthropologische Frage, ob der Mensch im Grunde, vom Wesen her egoistisch oder altruistisch ist, ob der Stärkste oder der Sozialste überlebt, wird oft beantwortet, indem man den genetisch engsten Verwandten, den Schimpansen, als Referenz nimmt. Schimpansenrudel sind tatsächlich streng hierarchisch aufgebaut. Der Schimpansen Alpha bestimmt und entscheidet, was passiert, und duldet keinen Widerspruch, wenn dies seine Position gefährden würde. Wenn sich Schimpansen egoistisch verhalten und ihr Rudel auf eine strenge Hierarchie aufgebaut ist, dann müsse dies das *Wesen* des Menschen sein. Jedoch ist gerade die Überwindung der Schimpansenhaftigkeit die Geburt der menschlichen Entwicklung.

Es wurde lange Zeit angenommen, dass Wolfsrudel hierarchisch organisiert sind, neuere Beobachtungen widersprechen dem. Entscheidungen innerhalb der Gruppe werden vermutlich durch eine Art Stimmungsübertragung gefällt:

Wenn etwa Hunger aufkommt oder sich die Rudelmitglieder auf einem bestimmten Platz nicht mehr wohlfühlen, so teilt sich dies über ihr Verhalten und über den Ausdruck von Emotionen den anderen mit. Nach und nach überträgt sich die Stimmung, etwa aufzubrechen, und sorgt so für synchrones Handeln. Wahrscheinlich sind Systeme von Spiegelneuronen im Gehirn dafür verantwortlich, die das an anderen wahrgenommene Ausdrucksverhalten in eigene affektive Gestimmtheit übersetzen.

(Kotrschal 2014b, S. 58)

Dabei wird den Alphas ein *Weisheitsvorurteil* zugerechnet, d. h., sie haben mehr Einfluss, weil ihnen unterstellt wird, sie könnten die Situation aufgrund ihrer Erfahrung besser einschätzen. Nichts deute, laut Kotrschal, darauf hin, dass die Alphas widerspenstige Rudelmitglieder durch Druck auf Linie bringen würden. Dies würde den Zusammenhalt der Gruppe und die Qualität der komplexen Beziehungen im Rudel gefährden. Wolfsrudel sind eher demokratisch als befehlsorientiert aufgebaut. Ein Alpha könne und wolle seinen Willen nicht gegen den Gruppenwillen durchsetzen (Mech 2002).

Wölfe bzw. Hunde und Menschen sind hochkooperativ, sozial und relativ freundlich zu den Stammesgenossen (Bekoff u. Pierce 2011). Dieser soziale Zusammenhalt ermöglichte die Erfolge und das Durchsetzungsvermögen gegen andere, möglicherweise stärkere Tiere und die widrige Natur. Man kann davon ausgehen, dass genau dieser Kooperationswille und diese Kooperationsfähigkeit den Unterschied gegenüber den weniger erfolgreichen Kaniden bzw. Primaten ausmachen. Mit anderen Worten: Die Fähigkeit zur Kooperation hat dazu geführt, dass der Mensch und der Wolf die Welt erobert haben, während die Schimpansen, mit ihrer hierarchischen Familienstruktur, noch auf den Bäumen sitzen und vom Aussterben bedroht sind.

Dies soll nun nicht heißen, dass es keine Gewalt und Hierarchie in menschlichen und hündischen Gesellschaften gäbe oder dass man stets lieb und nett miteinander umginge. Man muss dies immer relativ zu den anderen Arten und Spezies sehen. Hierzu die berühmte Primatenforscherin Jane Goodall:

Das altbewährte Sozialsystem der Wölfe, die dank ihrer Fähigkeit zur ausgefeilten Zusammenarbeit überleben, gemeinsam größere Beutetiere jagen, schlafen, gemeinsam ihre Jungtiere aufziehen, ist auch dem Hund eigen (...) Dieses Sozialsystem kam dem Menschen entgegen, war seiner Sozialität in etlichen Ausprägungen ähnlich, wies Analogien auf, die die Domestikation des Wolfes, dann diejenige des Hundes sehr erleichterten. ›Schimpansen sind dagegen Individualisten. In freier Natur sind sie ungestüm und aufbrausend. Sie sind eben keine Rudeltiere. (...) Selbst nach Jahrhunderten züchterischer Auswahl würde es wohl schwierig, wenn nicht unmöglich sein, einen Schimpansen zu züchten, der mit Menschen zusammenleben und auch nur annähernd solch ein gutes Verhältnis haben könnte wie unsere Hunde.‹

(Jane Goodall, persönliche Mitteilung an Wolfgang M. Scheidt 1997; s. Feddersen-Petersen 2004, S. 36)

Der soziale und kooperative Aufbau einer Gemeinschaft fördert und verlangt die Fähigkeit, einfaches angeborenes Instinktverhalten zugunsten der Gruppe zurückstellen zu können. Dies bedeutet eine relative Loslösung von instinkthaftem Verhalten und Aufbau hemmender und kontrollierender Fähigkeiten. Dadurch wird der Wert des Lernens und des Denkens enorm aufgewertet. Lernerfahrungen, auch komplexer Natur, bekommen mehr Einfluss und Gewicht als genetisch erworbene Verhaltensmuster, die automatisch ablaufen und deshalb auch nicht so flexibel sind. Säugetiere allgemein und Wolf und Mensch im Speziellen erreichen so eine Flexibilität, die es ihnen ermöglicht, unter den verschiedensten Lebensbedingungen zu existieren. Eine weitere Konsequenz aus dem sozialen Bezug ist, dass man die Ausdrücke der anderen Mitglieder gut lesen können muss – und dies ist ja die Kernkompetenz von Empathie, d. h. die Fähigkeit, sich in andere hineinversetzen zu können, andere lesen und *verstehen* zu können und darauf angemessen reagieren zu können.

Genau diese Fähigkeit hat dann auch den beiden Arten Wolf und Mensch ermöglicht, eine gemeinsame Entwicklung zu starten. Von allen Tieren war wohl nur der Wolf in der Lage, sich so auf den Mensch einzustellen, und nur der Mensch war imstande, den Wolf zum Gefährten zu machen, weil beide in der grundlegenden Ausrichtung auf Kooperation und Soziales wesensmäßig übereinstimmen und eine ausgeprägte Fähigkeit zur Empathie entwickelt haben.

Dies soll keine Bewertung im Sinne von Besser oder Schlechter sein, sondern einfach erklären, wie dieses Phänomen der gegenseitigen Anpassung, Bezogenheit und sozialen Partnerschaft zwischen Mensch und Hund entstehen konnte.

Wir sind als Individuen auch ein Ergebnis der Menschheitsgeschichte, so wie unser Hund seine gesamte hündische Evolution mit sich bringt, und wir haben eben auch eine gemeinsame Mensch-Hund-Geschichte, die in uns wirkt. Sie ermöglicht uns den tiefen Kontakt zu unserem Hund und jeder Patient, der in der

Psychotherapie einem Hund begegnet, bringt diese Mensch-Hund-Geschichte mit in die Therapie (Weiler 2009, 2010).

Die Nähe zwischen Mensch und Hund hat sich soweit entwickelt, dass über die Artengrenze hinweg enge und engste Beziehungen und Bindungen entstehen konnten und können. Ich denke da an den Hund, der sich mutig dem Bären entgegenwirft, um seinen menschlichen Besitzer zu beschützen, oder an den Menschen, der sein eigenes Leben aufs Spiel setzt, um seinen Hund zu retten. Grundlage solch einer Beziehung ist das gegenseitige *Verstehen* des jeweils anderen – und dieses *Verstehen* ist durch die gemeinsame Entwicklung zur intuitiven Fähigkeit geworden (McConnell 2011; Mutschler u. Wohlfahrt 2014; Wohlfahrt u. Mutschler 2015).[1]

3.2 Die Spürnase

Das Überleben des Wolfrudels war davon abhängig, dass die einzelnen Mitglieder *spüren*, welche Aufgaben zu übernehmen sind, da es keine zentral gesteuerten Anweisungen durch den Rudelführer gibt. Trotz fehlender Leitung können Wolfsrudel erstaunlich komplexe Jagden organisieren. So führen einige Wölfe z. B. einen Scheinangriff auf eine Schafsherde aus und locken Schutzhunde und Schäfer an, damit andere Mitglieder des Rudels auf der anderen Seite der Schafskoppel ungestört Beute machen können. Niemand hat den einzelnen Wölfen ihre Aufgabe zugeteilt. Sie haben es erspürt und eine notwendige Aufgabe übernommen, eine Lücke gefüllt.

Auch in der psychotherapeutischen Situation versucht der Hund evtl. Lücken im System zu füllen, wodurch diese bewusst werden können. Diese beeindruckende Fähigkeit bringt in der Hundeerziehung immer wieder Schwierigkeiten mit sich: Wenn z. B. aus Sicht des Hundes in seiner menschlichen Umgebung niemand für den Schutz des Grundstücks zuständig ist, dann übernimmt der Hund das. Er füllt damit aus seiner Sicht eine Lücke im System, was ihm nicht vorzuwerfen ist, sondern seine Fähigkeit und Bereitschaft zeigt, nicht ausgefüllte Rollen zu übernehmen. Für das Wolfsrudel war diese Fähigkeit überlebensnotwendig und entsprechend tief ist dieses Verhalten verankert. Aus Sicht des Menschen ist die Übernahme einer vakanten Position oder Rolle dann oft ein Problem, wenn der Hund z. B. den Postboten anbellt, um sein *Rudel* zu schützen oder Bescheid zu geben.

Wölfe und Hunde haben keine Möglichkeit, ihre Absichten und Pläne sprachlich auszudrücken, weshalb diese durch *Stimmungsübertragung* vermittelt werden müssen. Sie haben gelernt, mithilfe ihres Körpers, ihrer Körperspannung, mittels

---

[1] Wikipedia definiert Verstehen als »*das inhaltliche Begreifen eines Sachverhalts, das nicht nur in der bloßen Kenntnisnahme besteht, sondern auch und vor allem in der intellektuellen Erfassung des Zusammenhangs, in dem der Sachverhalt steht*« (https://de.wikipedia.org/w/index.php?title=Verhalten&oldid=149767161; H. i. O.). Ein Hund kann zweifelsohne einen Sachverhalt begreifen und auch in einen Zusammenhang setzen, weshalb ich den Begriff nutze, auch wenn der Hund den Zusammenhang nicht in ein sprachliches, intellektuelles Konzept fassen kann.

gestisch-mimischer Ausdrücke miteinander zu kommunizieren. Da Konfliktvermeidung innerhalb des Rudels eine der wichtigsten Bedingungen für den Erfolg der Gemeinschaft ist, gibt es z. B. eine Vielzahl von *Beschwichtigungssignalen* (Rugaas 2001), um potenzielle Auseinandersetzungen zu verhindern. Diese werden nicht nur von jüngeren, rangniedrigen Tieren gegenüber den Ranghöheren gezeigt, sondern genauso umgekehrt. Auch ein Alphatier akzeptiert normalerweise, wenn ein jüngerer Wolf sein Futter verteidigt. Dies alles muss kommuniziert und ausgehandelt werden. Begegnen sich zwei Hunde, die sich nicht kennen, müssen sie entscheiden, wie sie zueinander stehen. Dieses Aushandeln oder Klarstellen geschieht mithilfe von teilweise kaum sichtbaren kleinsten Bewegungen und Änderungen der Körperspannung.

Wir Menschen können diese subtilen Signale häufig nicht wahrnehmen, was nicht verwunderlich ist: Menschen kommunizieren untereinander ebenso mit kleinsten mimischen und gestischen Signalen, die eine andere Spezies nicht übersetzen könnte. So kann z. B. das leichte Anheben der Augenbrauen oder der kaum sichtbare Anflug eines Lächelns oder das nur Millisekunden dauernde verlängerte In-die-Augen-Schauen den gesamten Deutungszusammenhang einer Kommunikation verändern. Hat das Anheben der Augenbrauen Zweifel ausgedrückt, das Lächeln sexuelles Interesse und die Blickfixierung Konfrontation? Das kann, muss aber nicht sein.

Alle Signale stehen in einem sehr komplexen Zusammenhang, in den die gesamte verbale und nonverbale Kommunikation eingebettet ist, und zwar vor dem Hintergrund der bestehenden oder nicht bestehenden Beziehungsgeschichte. Weder bei Menschen noch bei Hunden gibt es eine Eins-zu-eins-Übersetzung von Signalen, sondern nur hochkomplexe Abstimmungsprozesse mit einer Vielzahl von deutlichen und/oder subtilen Signalen (Feddersen-Petersen 2004).

Hunde haben gelernt, Menschen zu lesen. Viele Hundehalter kennen die Erfahrung, dass der Hund auf die Emotionen und Affekte des Menschen reagiert. So kommt der Hund z. B. und leckt die Hand des weinenden Menschen oder versteckt sich unter dem Tisch, wenn es Streit in der Familie gibt.

Hunde reagieren aber nicht nur auf offensichtliche und laut geäußerte Emotionen, sondern gerade auch auf nur subtil spürbare atmosphärische Vorgänge. Dies wurde mir einmal eindrucksvoll von meiner Hündin Danka vor Augen geführt:

Fallbeispiel

Ich saß an meinem Schreibtisch in der Praxis und hörte, wie jemand ins Wartezimmer ging. Augenblicklich fing Danka an zu knurren, was für sie äußerst ungewöhnlich ist. Was war geschehen? Ich wartete auf den Vater eines jungen Patienten. Ich hatte den Vater noch nicht getroffen, aber im Vorfeld einen unangenehmen E-Mail-Kontakt mit ihm gehabt. Angesichts dieser ersten Begegnung war ich wohl etwas angespannt. Mir selbst war meine Anspannung nicht bewusst, aber Danka scheint sie gespürt zu haben und zeigte dies durch ihr Knurren an.

Menschen kommunizieren einen großen Teil ihrer Inhalte digital, also sprachlich kodiert. Der Hintergrund des Inhalts, seine emotionale und beziehungsmäßige Bedeutung werden zum großen Teil analog vermittelt. Analog meint nonverbal, gestisch, mimisch, der Tonfall, die Pause, bis geantwortet wird, die Lautstärke der Antwort, die Betonung usw. Bei Menschen ist der digital geäußerte Inhalt einer Aussage wichtig und kann auch für sich stehen, z. B. als Aussage in einem Buch. In der direkten Kommunikation kann aber z. B. die einfach Frage »Und?« ohne analoge Signale und den Bedeutungszusammenhang nicht verstanden werden.

Hunde sind Meister im Wahrnehmen von analogen Signalen. Menschen auch, aber als Mensch kann man durch den expliziten Inhalt einer Aussage von der impliziten Bedeutung abgelenkt werden. Der Mensch lässt sich vielleicht von einer positiven Aussage, einer Schmeichelei, durchaus beeinflussen, obwohl er eigentlich den künstlichen oder falschen Unterton wahrnimmt. Der Hund würde in der gleichen Situation nur die implizit vermittelte analoge Botschaft verstehen und entsprechend darauf reagieren (Olbrich 2003c; Otterstedt 2003b). Einen großen Unterschied zwischen Mensch und Hund gibt es allerdings: Der Hund war und ist seit Tausenden Jahren vom Menschen und seinem Wohlwollen existenziell abhängig. Die Motivation des Hundes ist deshalb ungleich höher und er hat in einer beeindruckenden Weise gelernt, den Menschen zu verstehen, was umgekehrt leider nicht der Fall ist.

Wir können also Freud in der oben beschriebenen Szene zustimmen, dass Rex wohl die Stimmung im Raum gespürt hat. Bezweifeln kann man, dass es Rex »langweilig« war. Dies ist wohl eher eine vermenschlichte Interpretation. Ein weiteres Beispiel aus der therapeutischen Praxis:

Fallbeispiel

In einem zur Supervision aufgenommenen Video eines Kollegen sieht man, wie der anwesende Hund sich zwischen Therapeut und Patientin legt und aus einer Liegeposition, die sofortiges Aufspringen ermöglicht, die Patientin beobachtet. Dies empfand der Supervisand als seltsam, irritierend und störend. Achtet man auf den gesprochenen Inhalt, das Thema, über welches sich Therapeut und Patientin unterhalten, so scheint dies ein ganz normales therapeutisches Gespräch zu sein. Blendet man allerdings den expliziten Inhalt des Gesagten aus und achtet auf die Art und Weise, wie die beiden miteinander sprechen, so bemerkt man, dass sich Therapeut und Patientin gegenseitig ins Wort fallen, teilweise lauter werden, um eine Unterbrechung zu verhindern und das jeweilige Gegenüber zu übertönen. Auf der analogen Ebene ist ein verbaler Kampf zu sehen – und genau darauf reagiert der Hund und legt sich schützend vor sein Herrschen. Der Hund übernimmt seine Aufgabe; dies sollte nicht als ungebührliches dominantes Verhalten verstanden werden, obwohl natürlich leicht nachvollziehbar ist, dass der Kollege dieses *lauernde* Verhalten zunächst als störend empfand. Für die Supervision war das Verständnis des Verhaltens des Hundes ein Gewinn, weil erkannt wurde, was unter einem scheinbar freundlichen Dialog unausgesprochen und unbewusst ablief. Fraglos hatte dieser untergründig stattfindende Kampf Auswirkungen auf den therapeutischen Prozess, der jetzt besser verstanden werden konnte.

4 Veränderungsprozesse

Trifft ein Patient in einer psychotherapeutischen Praxis auf Natur, insbesondere auf Tiere, dann kann dieses Naturerleben sehr förderlich sein und wirkt schon aus sich heraus, ohne weitere therapeutische Intervention oder Maßnahme. Darüber hinaus kann das Naturerleben in den Fokus der Aufmerksamkeit genommen und z. B. durch Achtsamkeitsübungen das Erleben vertieft und bewusst werden. Des Weiteren können z. B. durch den freundlichen Hund Reaktionen, die das Bindungssystem betreffen (Oxytocinreaktion), ausgelöst werden, sodass eine Öffnung hin zum Therapeuten erfolgt. Diese Wirkungen sind gut belegt und in der Literatur auch ausführlich beschrieben (Frick Tanner u. Tanner-Frick 2016; Greifenhagen u. Buck-Werner 2007; Julius et al. 2014; Olbrich u. Otterstedt 2003; Pottmann-Knapp 2013).

Diese allgemeinen Wirkfaktoren sind aber nur ein Aspekt, eine Seite der Medaille, wenigstens bei der Integration eines Hundes in die Psychotherapie. Der für die Psychotherapie noch viel relevantere und weitreichendere Aspekt ist, dass der Patient und der Hund eine hochspezifische, individuelle Begegnung miteinander erleben. In der Praxis trifft nicht ein Patient auf einen Hund, sondern z. B. Herr C. auf Danka. Würde man eine zwischenmenschliche Begegnung darauf reduzieren, dass ein Mensch einen anderen Menschen trifft, so ist dies zwar nicht falsch, aber die Reichhaltigkeit und Bedeutung, die in einer Begegnung liegen, erschließt sich erst, wenn man die Begegnung einzelner Individuen betrachtet und die konkrete Interaktion in den Blick nimmt. Aufgrund der besonderen Entwicklung und Geschichte des Menschen mit dem Hund und der daraus erwachsenen Möglichkeit, sich gegenseitig relativ gut zu verstehen, erwächst die Chance, den Hund in der Therapie als Subjekt, als Individuum, als *Du* zu erleben und nicht nur als *Hund*.

Als ich anfing, Danka in die Therapie einzubeziehen, konnte ich beobachten, dass jeder Patient den Kontakt zu Danka anders gestaltet. Es gibt keinen Patienten, der die Begrüßung von Danka so ausübt wie ein anderer Patient. Das Rufen von Danka, das Streicheln, das Hinsetzen, die gesprochenen Sätze, der Tonfall usw. – jeder Patient drückt sich und seine Persönlichkeit unmittelbar und spezifisch aus. Das Gleiche gilt für Danka. Sie geht auf jeden Patienten anders zu. Mal wedelte sie mehr oder weniger stark mit dem Schwanz, mal hängt der Schwanz entspannt, mal ist er eher eingeklemmt, mal wackelte nur die Schwanzspitze usw. Zu manchen Patienten geht sie, auch beim Erstkontakt, frei und locker hin, mal schleicht sie sich eher an, mal läuft sie zögernd, mal mutig, mal schneller, mal langsamer usw. Sie nimmt das Leckerli bei jedem Patienten anders an und verhält sich beim Streicheln sehr unterschiedlich. Bei manchen Begegnungen und Patienten legt sie sich auf die Seite oder den Rücken, aber manchmal bleibt sie wachsam, wie sprungbereit, auf ihren Beinen liegen. Bei bestimmten Patienten holt sie sich das Leckerli ab und geht wieder, bei anderen bleibt sie dabei und zeigt ein Kunststück; ab und zu bedrängt sie auch Patienten etwas und fordert Leckerli oder Streicheleinheiten. Aus dem Zusammenspiel, der spezifischen Art und Weise des Patienten und Dankas, entsteht eine Interaktion, eine Szene, eine spezifische Form der Begegnung, die sich beim nächsten Treffen fortsetzt, weiterentwickelt oder wiederholt. Bei manchen Begegnungen intensiviert sich die spezifische Art und wird immer deutlicher und manche Beziehungen verändern sich. Was in der aktuellen Begegnung geschieht, hat Auswirkungen auf die nächste Begegnung; mit der Zeit entsteht eine spezifische, unverwechselbare Beziehung zwischen Danka und dem Patienten. Diese komplexen und sich entwickelnden Beziehungen einfach als Mensch-Hund-Kontakt zu beschreiben und auf globale Wirkfaktoren zu beschränken, erscheint unangemessen oder wenigstens als ein zu grobes, vereinfachendes Raster.

Um besser zu verstehen, was in diesen Interaktionen geschieht, begann ich, die Therapiestunden auf Video aufzuzeichnen und später auszuwerten. Dabei wurde deutlich, dass in der Begegnung von Patient und Danka körperlich-habituelle Signale ausgesendet werden, auf die der jeweilige Partner reagiert. Allerdings geschieht dies oft so schnell, innerhalb von Mikrosekunden, dass man dies weder beobachten noch in der Situation bewusst wahrnehmen kann, sondern erst in der Zeitlupe oder dem Bild-für-Bild-Ablauf erkennt. Auf den Videos sieht man eine Art *Tanz* zwischen den beiden Körpern; sie stimmen die Bewegungen aufeinander ab. Dieser unbewusst ausgeführte Tanz bestimmt, wie sich die Begegnung weiterentwickelt. Sichtbar werden nicht nur harmonische Abstimmungsprozesse, sondern gerade auch unangepasstes, störendes, disharmonisches Verhalten, das vom jeweiligen Interaktionspartner dann aufgenommen und beantwortet wird.

Die Fähigkeit der Patienten, sich auf Danka einzustellen, variiert sehr stark und dementsprechend entwickeln sich auch sehr unterschiedliche Beziehungen. Es stellt sich die Frage, ob z. B. die Hundeerfahrung des Patienten entscheidet, wie sich die Begegnung gestaltet. Dies scheint aber nicht der Fall zu sein. Prothmann (2008) versuchte eine Kategorisierung des Verhaltens der Patienten anhand der Diagnose, was aber ebenfalls nicht weiterführte. Auch die Charakterstruktur oder das Bindungsmuster des Patienten (wie Frick Tanner und Tanner-Frick [2016] vermuten) konnte ich nicht einem Verhalten gegenüber dem Hund oder einer typischen Beziehungsgestaltung regelhaft zuordnen. Zu beobachten sind Interaktionen zwischen Patient und Hund, die so unterschiedlich, so komplex und individuell sind, dass diese Raster ungeeignet erscheinen: Danka sucht z. B. begeistert den Kontakt zu einem hyperaktiven Jungen und ist bei dem anderen hyperaktiven Jungen kaum zu bewegen, auch nur ihr Leckerli abzuholen. Eine depressiv strukturierte junge Frau kuschelt und spielt begeistert mit Danka und die andere, ähnlich strukturierte Frau ignoriert Danka.

Die hundegestützte Psychotherapie teilt mit den Säuglingsforschern eine gemeinsame Ausgangssituation. Es geht darum, Erkenntnisse über eine Interaktion zwischen einem sprachbegabten Menschen (Mutter bzw. Patient) und einem nicht sprachbegabten Subjekt (Baby bzw. Hund) zu gewinnen. Das Wesentliche dieser Interaktionen geschieht auf einer nonverbalen, analogen Handlungsebene, deren Komplexität und Bedeutung erst im Video, oft erst beim Betrachten in Zeitlupe oder im Bild-für-Bild-Ablauf, sichtbar wird. Auch die Säuglingsforscher versuchen die Phänomene der Bindung und Entstehung von frühen psychischen Strukturen zu erforschen, indem sie die nonverbalen Interaktionen zwischen Mutter und Baby genauestens betrachten, um z. B. später Hilfen für psychotherapeutisches Vorgehen daraus zu entwickeln. Diese Forschung erscheint mir auch für die hundegestützte Psychotherapie relevant, weshalb sie im Folgenden beschrieben wird, um die Auswirkungen der Erkenntnisse auf die Integration des Hundes in die Psychotherapie zu übertragen.

4.1 Die lokale Ebene

Eine Reihe von teils berühmten Analytikern und Kleinkindforschern bildeten 1995 die »Boston Process of Change Study Group« (BPCSG). Die bekanntesten Mitglieder sind wohl Louis W. Sander, Edward Z. Tronick und Daniel Stern. Sie entwickelten ein Konzept, das die übliche psychoanalytische Sichtweise stark erweiterte und auch infrage stellte. Diese Gruppe untersucht, wie es zu Veränderungsprozessen kommt und wie Veränderung in der Psychotherapie verstanden und initiiert werden kann (Beebe u. Lachmann 2004; Sander 2009; Stern 2005; Stern et al. 2012; Tronick 2007).

Die Kleinkindforscher arbeiteten mit Videoaufnahmen von Mutter-Kind-Interaktionen und werteten später die Aufnahmen in einer Zeitlupe und Super-Zeitlupe aus. Es zeigte sich, dass Baby und Mutter in einer *Sekundenbruchteil-Welt* leben. Innerhalb von Bruchteilen von Sekunden geschehen Ereignisse zwischen Mutter und Kind, die nachweisbar Bedeutung für die Interaktion haben. Dies geschieht zu schnell, als dass man dies normalerweise bewusst wahrnehmen könnte. Wir spüren und sehen höchstens die Auswirkungen.

Ein Beispiel aus einer Babybeobachtung mag dies verdeutlichen:

Auf den ersten Blick scheint der Film ein Baby zu zeigen, das in den Armen seiner Mutter zu quengeln beginnt, dem Vater überreicht wird und einschläft (…) Betrachtet man dieselben wenigen Minuten des Films im Einzelbild-Ablauf, ist zu beobachten, dass der Vater einen kurzen Moment auf das Gesicht des Babys schaut. Seltsam genug schaut der Säugling in denselben Bildern nach oben auf das Gesicht des Vaters. Dann beginnt sich der linke Arm des Babys, der vom linken Arm des Vaters herunterhing, nach oben zu bewegen. Wunderbarerweise bewegt sich in demselben Bild der rechte Arm des Vater, der seitlich herunterhing, ebenfalls nach oben. Bild für Bild beginnen sich die Hand des Babys und die Hand des Vaters gleichzeitig aufwärts zu bewegen, bis sie sich schließlich über dem Bauch des Babys treffen. Die linke Hand des Babys umgreift den kleinen Finger von Vaters rechter Hand. Genau in diesem Moment schließen sich die Augen des kleinen Mädchens. Es schläft ein, während der Vater sich weiter unterhält, offensichtlich völlig ahnungslos bezüglich dieses kleinen Wunders an Spezifität von Zeit, Raum und Bewegung, das gerade in seinen Armen stattgefunden hat.

(Stern et al. 2012, S. 86 f.)

Das Geschehen in dieser Mikrowelt passiert sehr schnell, was die bewusste Wahrnehmung erschwert. Hinzu kommt aber noch, dass die Kommunikation so reichhaltig ist, dass wir sie in der Komplexität bewusst gar nicht erfassen können. In dieser Mikrowelt ist es z. B. entscheidend, mit welcher Geschwindigkeit ich den Arm hebe, mit welcher Spannung ich dies mache, welches Gefühl ich dabei habe und vermittle, mit welcher Betonung ich ein Wort sage, wie ich dabei atme, die Länge der Pause, bis ich anfange zu antworten, der Blick. Und diese vielfältigen Mikrobotschaften sind in einen Beziehungskontext eingebettet, der die Grundlage für die Interpretation bietet. Diese mannigfaltigen Informationen kann unser Gehirn nicht gleichzeitig und bewusst verarbeiten. Es bildet aus den multiplen Sensationen einen einzigen Chunk, ein Ganzes, eine Gestalt (Stern et al. 2012, S. 103), um die Intention des Partners verstehen zu können.

Das leichte Hochziehen der Augenbrauen, verbunden mit dem leicht stockenden Atem und der Versteifung der Körperbewegung, interpretiere ich z. B. als *Zweifel*. Aufgrund meines Verstehens der Intention meines Partners reagiert oder entwirft dann mein implizites Beziehungswissen die Antwort und mein Partner erkennt nun wiederum an meiner Antwort, ob ich ihn richtig verstanden habe. Auf dieser Mikroebene, man nennt diese Ebene auch »lokale Ebene« (lokal = kleinräumig), geschieht Schritt für Schritt eine gegenseitige Anpassung und ein gegenseitiges Verständnis für das, was der andere eigentlich gerade ausdrücken will. Diese Schritte können aufeinander folgen, aber auch parallel erfolgen, wie in dem Beispiel des Vaters, der sein Kind auf den Arm nimmt.

Diese Vorgänge auf der lokalen Ebene sind auch auf den Videos der Patient-Hund-Interaktionen zu sehen. Man sieht z. B., wie sich ein Patient nur ganz wenig nach vorne beugt, um Danka zu streicheln, und wie sich Danka fast synchron etwas nach unten und hinten bewegt, also eine Ausweichbewegung ausführt. Bei einem anderen Patienten antwortet Dankas Körper auf das Nach-vorne-Beugen des Patienten mit einer entgegenkommenden Bewegung. Man sieht, wie ein Kind seine Hand mit einem Leckerli ganz leicht zurückzieht, als sich die Schnauze von Danka nähert, und wie Danka in ihrer Bewegung stockt, als ob sie sich nicht mehr sicher ist, dass sie das Leckerli haben darf. In einer anderen Situation, bei einem anderen Kind, beschleunigt Danka ihre Bewegung und schnappt sich schnell das Leckerli. Beim ersten Kind hatte Danka noch keine feste Beziehung aufgebaut, während sie mit dem zweiten Kind schon viel gespielt hatte und sich harmonische Abstimmungsprozesse etabliert hatten.

Die Videos zeigen auch, wie die Menschen auf Aktionen von Danka reagieren. Da gibt es z. B. die junge Frau, bei der Danka ihre Schnauze unter die Hand schiebt mit der offensichtlichen Aufforderung, gestreichelt werden zu wollen. Neben diesen offensichtlichen, bewusst bemerkbaren Reaktionen sieht man aber auch, wie sich der Körper eines Mannes etwas anspannt und das Gesicht leicht einfriert, als Danka, die vor ihm sitzt, ihren Körper ein wenig nach vorne verlagert.

Betrachtet man die Interaktionen auf der körperlichen Ebene, so wirken sie wie eine Art »Tanz« (Stern 2011). Es gibt ein Vorgehen und Zurückweichen, Bewegungen, die in die gleiche Richtung oder gegeneinander gehen, Anspannung und Entspannung, es gibt harmonisch abgestimmte Bewegungen und stockende, nicht zueinander passende Bewegungen usw. Dieser »Tanz« zwischen Patient und Hund ist höchst einmalig, individuell und für deren Beziehung spezifisch. Betrachtet man z. B. genauer und evtl. in Zeitlupe, wie ein Patient den Hund streichelt, so gibt es keinen anderen Menschen, der exakt gleich streichelt. Und dies gilt für alle Aktionen und Interaktionen! Dabei scheint der Hund in dieser Mikrosekundenwelt dem Menschen überlegen zu sein: Er reagiert sensibler, schneller, spontaner und feinfühliger als der Mensch. Darüber hinaus sieht man, dass der Mensch oft durch Beschäftigung mit kognitiven Inhalten abgelenkt ist und nicht wahrnimmt, was auf der lokalen Ebene passiert. Für den Hund ist diese lokale Ebene und die analoge nonverbale Kommunikation die einzig existierende Welt; entsprechend ist er darauf konzentriert und evolutionär spezialisiert, vor allem die Signale des Menschen zu lesen und darauf zu reagieren.

4.1.1 Abstimmungsprozesse

Betrachtet man den »Tanz« zwischen Mensch und Hund, dann sieht man, wie sich zwei Körper miteinander harmonisch, synchron oder auch hackelig, unabgestimmt bewegen. Zwischen diesen beiden Extremen liegen natürlich noch unendliche Variationen an mehr oder weniger abgestimmten körperlichen Interaktionen. Daraus wird ersichtlich, dass Kategorien wie die Diagnose oder die Neurosenstruktur des Patienten für einen Hund nicht relevant sind. Für Hunde sind eher die Bereitschaft zu versorgen, das ausgestrahlte Selbstbewusstsein, die Kooperationsbereitschaft und die Fähigkeit, sich körperlich abzustimmen, entscheidend – also Interaktionsfähigkeiten und soziales Verhalten, welches in einem Wolfsrudel für das Überleben der Gruppe wichtig wären.

Mensch und Hund begegnen sich tatsächlich auf einer animalischen, körperlichen, tieferen Schicht, auf einer Ebene, wo sich zwei Säugetiere begegnen. Dies ist nicht abstrakt, mystisch oder philosophisch gemeint und braucht auch keine Meditation oder Anleitung zur Wahrnehmung. Diese Prozesse sind konkret sichtbar und beschreibbar.

Wir werden im Weiteren immer wieder Beispiele sehen, in denen es unmittelbar verständlich wird, wie eine Begegnung zwischen Patient und Therapiehund verläuft und dass dies auf die sozialen Interaktionen des Patienten verweist. Patienten, die Schwierigkeiten haben in sozialen Kontakten, also z. B. Kinder, die in der Schule gemobbt werden, werden in der Regel auch von Danka nicht als besonders hochstehend behandelt. Diese Kinder werden oft innerhalb kürzester Zeit von anderen Kindern als *Opfer* erkannt und haben z. B. nach einem Schulwechsel schnell wieder ihre alte Rolle eingenommen. Diese Prozesse verlaufen unbewusst auf einer körperlichen, habituell vermittelten Ebene und werden spontan und unreflektiert von anderen Menschen – und eben auch von Hunden – erkannt. *Wie* ich anderen Menschen (und Hunden) begegne und ob meine Art und Weise der Interaktion befriedigende Beziehungen erlaubt, ist für die psychische Gesundheit und die Psychotherapie entscheidend.

Ich habe den Eindruck, dass Danka die soziale Stellung/Kompetenz eines Menschen (nicht gleichzusetzen mit dem Bindungsmuster oder der Charakter- bzw. Neurosenstruktur) unmittelbar mit Betreten des Raumes einschätzt und diese meistens besser (genauer und umfassender) beurteilt, als ich dies kann. Wahrscheinlich lässt sie sich nicht von Kompensationshandlungen beeindrucken und bemerkt z. B. die künstlich-erlernte laute Stimme sofort als falsch, während ich eine Zeit brauche, um an meine Säugetier-Wahrnehmung desselben zu kommen oder das falsche Spiel bewusst zu durchschauen.

Um diese Art körperlich-habitueller Abstimmungsprozesse geht es auch in der Interaktion von Mutter bzw. Vater und Baby. In dem oben beschriebenen Beispiel sahen wir, wie der Vater durch abgestimmte synchrone Bewegungen dem Baby ein Gefühl von Sicherheit vermittelte, sodass es einschlafen konnte. Stern et al. (2012) zeigen, dass die Qualität der Abstimmung ausschlaggebend für den Aufbau einer sicheren Bindung zur primären Betreuungsperson (meist die Mutter) ist. Erfasst und befriedigt die Mutter intuitiv die Bedürfnisse des Babys, spiegelt sie die gezeigten Emotionen des Babys und begleitet sie diese mit ihrer Mimik und einem passenden Tonfall bei ihren Verbalisierungen (sog. Ammensprache), ist sie ein ausreichender *Container* für die inneren Sensationen des Babys, dann kann das Baby ein Gefühl von Sicherheit entwickeln. Greenspan und Shanker (2007) zeigen darüber hinaus, dass sich grundlegende Funktionen des Denkens und Fühlens erst durch eine emotionale Spiegelung entwickeln können. Die Kausalität entdeckt das Baby z. B., indem sein Lächeln erwidert wird, und auch sein Gefühl von Selbstwirksamkeit hängt davon ab, ob die Bezugsperson auf seine Signale antwortet. Nicht nur unsere Bindungsmuster sind sozial vermittelt, sondern auch die Fähigkeit zum Denken und innere Repräsentanzen zu bilden, wie wir im Kapitel 11 beim Thema Mentalisieren genauer sehen werden.

Es ist völlig unumgänglich, dass in diesem Abstimmungsprozess zwischen Mutter und Baby oder später zwischen zwei Personen Fehler auftreten: Die Mutter errät z. B. nicht sofort das Bedürfnis des Babys oder der Gesprächspartner versteht das Räuspern des anderen falsch. Für die Mutter gilt Winnicotts Einsicht, dass sie lediglich *gut genug* bzw. *hinreichend gut* sein muss (Winnicott 1969; 2002, 2008). Das Wichtigste ist nicht die ausschließlich fehlerfreie Encodierung der Absichten und Gefühle des Babys, sondern ebenso wichtig ist das *Reparieren* von eventuellen Fehlabstimmungen (Dornes 1993). Für die Entwicklung scheint die Fehlabstimmung sogar ein unabdingbares Muss zu sein. Durch den Fehler, die erlebte Distanz, kann das Kind erst erkennen, dass die Mutter eine eigene Psyche ist, es kann Autonomie erfahren und Ich-Grenzen entwickeln. Das Baby entwickelt also durch das Erleben von Abstimmung und Fehlabstimmung ein Wissen darüber, wie es ist, z. B. mit der Mutter in Kontakt zu sein. Es bildet sein implizites Beziehungswissen, die inneren Arbeitsmodelle.

4.1.2 Innere Arbeitsmodelle

Diese frühen Abstimmungsprozesse prägen die Art und Weise, wie das Baby die Welt erleben wird, welche Spannung in seinem Körper ist, wie es sich bewegt, wie gut es sich mit anderen Menschen abstimmen kann, seine Denkfähigkeit, seine frühen inneren Repräsentanzen – kurz sein implizites Beziehungswissen, seine inneren Arbeitsmodelle. Andere Autoren nennen dieses innere Wissen auch »Schemata des Zusammensein-mit-den-Anderen« (Stern 1998, S. 137), »frühe interaktive Regulierungsmuster« (Beebe u. Lachmann 2004, S. 103 f.), das »ungedachte Bekannte«

(Bollas 2005) oder das »präreflexive Unbewusste« (Orange et al. 2015; Stolorow et al. 1996). Anders als in den früheren psychoanalytischen Modellen konnte jetzt gezeigt werden, dass wir nicht Dinge oder Personen innerlich repräsentieren, sondern Prozesse. Es gibt nicht *die Mutter* als innere Repräsentanz, sondern nur das *ganze Erleben mit der Mutter*. Dies nennt man dann *prozedurale Repräsentationen*. Diese sind oft verbal nicht kodiert. So wie man bewusst nicht weiß, wie man Fahrrad fährt oder warum ein Witz lustig ist, so ist dieses Wissen, wie es z. B. ist, mit der Mutter zusammen zu sein, nicht bewusst, nicht verbalisiert und trotzdem wirkt es in unseren Handlungen, im Selbstbild, in unseren Beziehungen.

Ein von Stern (2011, S. 187) beschriebenes Beispiel soll das oben Gesagte illustrieren:

Fallbeispiel

Eine Mutter und ihr neun Monate alter Sohn saßen nebeneinander auf dem Boden und spielten mit einem Puzzle. Der Junge hob ein Puzzleteilchen auf und führte es an den Mund. Im normalen Tonfall sagte die Mutter: ›Nein, das kann man nicht essen, es ist ein Blatt (des Puzzlebildes).‹ Gleichzeitig hielt sie seinen Arm fest. Der Junge antwortete: ›Ugh.‹ Dann versuchte er abermals, das Puzzleteil an den Mund zu führen. Mit strengerer Stimme wiederholte sie: ›Nein!‹ Er gab zur Antwort: ›Uugghh.‹ Mit noch stärkerem Nachdruck sagte sie: ›NEIN; DAS KANN MAN NICHT ESSEN!!!‹ Er steigerte sich ebenfalls: ›UUGGHH!!‹ Nun beugte sie sich zu ihm hinunter, ihre Augenbrauen senkten sich und sie sagte mit flacher Stimme, ohne Melodie und mit erheblicher vokaler Spannung (wie im Zorn): ›SCHREI DEINE MUTTER NICHT AN. ICH HABE NEIN GESAGT!‹ Woraufhin er noch stärker ›aufdrehte‹ und noch lauter sagte: ›UUUGGGHHH!!!‹ An diesem Punkt gab sie nach und gestand ihm den Sieg zu. Sie richtete sich wieder auf, ihre Mimik wurde sanfter und sie zauberte ein leises verführerisches Lächeln auf ihr Gesicht. Mit melodisch klingender Stimme fragte sie ihn: ›Schmeckt das gut?‹ Er steckte sich das Puzzleteil in den Mund. Nun ließ sie ihn für den Sieg zahlen. Mit angewidertem Naserümpfen und leicht verächtlichem Ton sagte sie: ›Es ist doch nur Pappe, schmeckt das wirklich gut?‹

Die Mutter stammte aus einer Familie, in der ›Machos‹ das Sagen hatten. Ihre Eltern führten über alles und jedes Verhandlungen. Ihre Mutter sagte ›nein‹, der Vater sagte ›ja‹. Der Vater wurde zunehmend lauter, bis seine Frau sich schließlich körperlich bedroht fühlte und nachgab. Wenn er seinen Willen durch gesetzt hatte, zahlte sie es ihm heim, indem sie ihn mit Verachtung und Geringschätzung strafte. (…) Die Mutter des kleinen Jungen und ihr älterer Bruder hatten dieses Muster reproduziert.

Im Allgemeinen sehen wir in der Psychotherapie Verhalten und erworbene Muster und bilden Hypothesen darüber, wodurch sie bei den Patienten entstanden sind. Stellen wir uns aber einfach einmal vor, wie das eben beschriebene Muster, welches wir in der Entstehung gesehen haben, später wirken könnte: Der Junge kommt, vielleicht mit acht Jahren, wegen Verhaltensauffälligkeiten in die Therapie; hier könnte er sein erworbenes Verhaltensmuster auch bei einem Therapiehund anwenden. Macht der Hund nicht sofort »Sitz«, nachdem er es befohlen hat, wird er »Sitz!« lauter befehlen und sich weiter steigern, in der Erwartung, damit zum Erfolg zu kommen. Er reproduziert also ein früh erworbenes Muster und wendet es generalisierend auf alle Beziehungen an.

4.1.3 Innere Arbeitsmodelle in der Therapie

Wenn sich Psychotherapeut und Patient begegnen, können sie dies nur auf der Grundlage ihres jeweils eigenen impliziten Beziehungswissens und inneren Arbeitsmodells. Aus diesem größtenteils unbewussten Fundus senden sie ihre Botschaften und interpretieren die des anderen. Während der Patient eine Absicht ausdrückt und dabei auf vielen Kanälen Signale aussendet, fasst der Therapeut diese Signale automatisch zusammen (»Chunking«) und interpretiert unbewusst automatisch die Absicht des Patienten. Wenn sich z. B. ein Patient äußert und dabei bemerkt, dass sich der Therapeut versteift oder die Augenbrauen zusammenzieht, wird er seinen begonnenen Satz anders zu Ende bringen, als wenn der Therapeut Zeichen von Entspannung oder ein begonnenes Lächeln zeigen würde. Die Kommunikation verläuft zwar einerseits Schritt für Schritt, aber andererseits auch fast gleichzeitig und in gegenseitiger Beeinflussung. So kann man sich z. B. vorstellen, dass ein männlicher Therapeut, bei dem eine für ihn sexuell begehrenswerte Patientin auf der Couch liegt, andere Signale aussendet und die Absichten und Gefühle der Patientin anders erlebt, als wenn ein Mann auf der Couch läge. Vielleicht ist unser Therapeut dann etwas steif und beherrscht in seinen Äußerungen, um sein Interesse zu verstecken. Vielleicht interpretiert unsere attraktive Patientin diese Distanziertheit aber als Ablehnung oder Kritik. Wie dem auch sei, auf jeden Fall wird dies Einfluss auf die Beziehung und den Verlauf der Therapie nehmen.

Die oben erwähnte Gruppe um Daniel Stern (Stern et al. 2012) behauptet nun, dass dieser Austausch auf der unbewussten Mikroebene nicht nur zwangsläufig und in jeder Therapie abläuft, sondern sogar entscheidend für den Fortgang der Therapie ist. Eine Therapie hat große Ähnlichkeiten mit einer Mutter-Baby-Begegnung. Wie die Mutter, so versucht auch der Therapeut die Absichten und Gefühle des Patienten zu erahnen, zu verstehen, zu spiegeln, zu verbalisieren und unerträgliche Gefühle zu containen. Auf dieser lokalen Ebene, der Mikroebene, entscheidet sich, ob es gelungene Abstimmungsprozesse gibt, ob sich der Patient verstanden fühlt und ob bei Missabstimmungen eine Reparatur möglich ist. Dieser Prozess ist nicht im Voraus planbar oder gar manualisierbar. Niemand kann in einem offenen Gespräch wissen, was und wie sich das Gespräch fortsetzt. Stern nennt die kleinen Schritte des Erkennens und Reagierens auf eine Intention den Prozess des »moving along« und den Zeitraum einer thematisch einheitlichen Interaktion, z. B. eine Begrüßung, einen Gegenwartsmoment. Einen Gegenwartsmoment, der besonders emotional aufgeladen und bedeutsam ist, in dem das normale Vorwärtsschreiten des Gespräches infrage steht, nennt er einen Jetzt-Moment, und wenn daraus eine intensive existenzielle Begegnung von zwei Menschen wird, nennt er diesen Moment einen Begegnungsmoment (Stern 2005). Zum Begegnungsmoment kommt es nur, wenn beide Partner bzw. die Interaktion aus der Rolle fällt, wenn etwas Ungewohntes passiert und die Beteiligten sich nicht hinter der professionellen oder Patienten-Fassade verstecken können. In gewisser Weise läuft es an diesem Punkt nicht rund, es funktioniert nicht wie erwartet, es ist überraschend.

Diese Begegnungsmomente sahen die Mitglieder der Bostoner Gruppe als zentral für eine therapeutische Veränderung an, weil *»der dyadische Austausch nur dann zu einer höheren Stufe der gemeinsamen Erfahrung gelangen kann, wenn es* *vorübergehend zu einer Destabilisierung kommt, in der die gewohnten Routinen des Miteinander aufbrechen«* (Mertens 2012, S. 177).

Zur Klarstellung: Stern (2005) empfiehlt nicht die bewusste Encodierung der untergründigen, komplexen Signale, um ebenfalls auf einer unbewussten Ebene gezielte Botschaften zurückzusenden. Dies wäre vielleicht eher ein hypnotherapeutischer Ansatz, in dem gewollt und gezielt Botschaften unterhalb der Wahrnehmungsschwelle gesendet wird und z. B. Zuversicht oder Selbstwirksamkeit suggeriert werden. Es geht um ein Sich-Einlassen auf die sich auf der lokalen Ebene entfaltende Beziehung einschließlich einer Kommunikation vom Unbewussten des Therapeuten zum Unbewussten des Patienten und umgekehrt oder anders ausgedrückt von Körper zu Körper. Im Kapitel 5 wird erörtert, inwiefern der Austausch zweier Körper auch ein Austausch von Unbewusst zu Unbewusst ist.

4.2 Perspektivenwechsel

Es gibt mannigfaltige psychotherapeutische Sichtweisen und Erklärungen für die Wirksamkeit von Psychotherapie. Über alle psychotherapeutischen Schulen hinweg sind sich Psychotherapieforscher aber einig, dass die Beziehung zwischen Therapeut und Patient einen wichtiger Indikator für den Erfolg einer Psychotherapie darstellt. Es ist leicht nachvollziehbar, dass auch ein noch so gutes verhaltenstherapeutisches Training zum Scheitern verurteilt ist, wenn der Patient sich z. B. bevormundet oder manipuliert fühlt. Deshalb fordern Stern et al. (2012) die Therapeuten auf, ihre Perspektive zu wechseln und auf das Beziehungsgeschehen, die Abstimmungsprozesse zu achten. Nur wenn diese im Sinne von Winnicott »gut genug« sind, wird ein fruchtbarer therapeutischer Prozess möglich sein (Winnicott 1969).

Schwierigkeiten in der therapeutischen Beziehung sind nach diesem Konzept kein Grund, die Therapie etwa wegen mangelnder Passung, Mitarbeit, Analysierbarkeit (Widerstand) oder Therapierbarkeit zu beenden, sondern ubiquitär zu erwarten, und es ist erwünscht, dass sich innere Arbeitsmodelle in der Therapie zeigen. Patienten kommen ja gerade in die Psychotherapie, weil sie Probleme in der Gestaltung von befriedigenden Beziehungen haben, auch wenn sie sich zunächst nicht als solche zeigen, sondern als psychisches Symptom. Hinter jeder Depression, Angststörung, ADHS etc. liegen Konflikte oder strukturelle Muster, die in Beziehungsgeschehen entstanden sind. Selbst bei real erfahrenen traumatischen Ereignissen, die nicht durch andere Menschen verursacht wurden, ist es von der psychischen Kompetenz und Resilienz abhängig, ob sich daraus ein Symptom entwickelt. Es reicht also nicht aus, dass sich der Therapeut um eine gute, freundliche Beziehung bemüht. Die automatisch und unbewusst ablaufenden Abstimmungsprozesse zwischen Therapeut und Patient sollen in den Fokus der Aufmerksamkeit genommen werden. Es soll verstanden werden, was zwischen dem therapeutischen Paar abläuft, wobei Störungen die größte Chance beinhalten, problematische Anteile des impliziten Beziehungswissen zu entdecken. Ziel ist nun nicht ein rein intellektuelles Erkennen der Muster oder das unveränderte Ausleben dieser Beziehungsmuster, sondern das *arbeiten* daran. Das bedeutet, dass Therapeut und

Patient versuchen, ihre tatsächlich bestehende Beziehung zu verstehen, zu vertiefen, zu erweitern und flexibler zu machen. Für manche Patienten ist die Starrheit und Inflexibilität pathogen, manche Patienten können nicht in die Tiefe gehen, manche können keine Verantwortung übernehmen oder erleben keine Selbstwirksamkeit usw. Nur wenn eine neue, verbesserte Form, Beziehungen zu gestalten, gefunden und mit dem Therapeuten gelebt wird, kann diese auch außerhalb der therapeutischen Beziehung gelebt und eine dauerhafte Änderung erreicht werden.

Durch die Integration des Hundes in die Therapie ist nun neben der Therapeut-Patient-Beziehung eine weitere Beziehung im Raum, in der Abstimmungsprozesse zwischen Patient und Hund ablaufen. Wie bereits beschrieben, organisieren Wölfe und auch Hunde ihr soziales Leben durch *Stimmungsübertragung*; sie sind deshalb im Erfassen von Stimmungen, Affekten und Vitalitätsformen hochentwickelt. Dieser *Tanz* wird wesentlich von den impliziten Mustern des Patienten bestimmt, die auf die Muster des Hundes treffen und dann vom Therapeuten in den Fokus der Aufmerksamkeit gerückt werden können. Der Psychotherapeut sieht, wie unterschiedlich seine Patienten mit dem ja immer gleichen Therapiehund umgehen und kann dadurch erkennen, welchen Anteil der Charakter des Hundes am Interaktionsgeschehen hat. Gestörte Abstimmungsprozesse, Konflikte oder Disharmonien weisen auch in einer Patient-Hund-Beziehung auf problematische und pathogene Muster hin. Hier gilt gleichfalls, dass neben dem *Verstehen* eine *Arbeit* am Beziehungsgeschehen möglich und gewollt ist, d. h., dass mit dem Patienten ganz konkret überlegt und ausprobiert werden kann, wie sich die Beziehung zum Therapiehund verändern bzw. verbessern lässt. Wir werden später sehen, dass die Übertragung der Beziehungsmuster des Patienten auf die Interaktion mit einem ja artfremden Wesen teilweise unverändert geschieht, aber dass auch ganz neue Aspekte des impliziten Beziehungswissens zutage treten können, weil der Hund auf seine hündische Art in die Interaktion geht und Bereiche anspricht, die in der Beziehung zum Therapeuten nicht aktiviert werden. Möglicherweise entsteht gerade durch diese Fremdheit, diese Andersartigkeit einer Mensch-Hund Beziehung die Chance, dass die gewohnte Routine des Miteinander (s. o.) gestört wird und es zu Begegnungen kommt, in denen die gewohnten Abwehrmechanismen nicht funktionieren und neue Erfahrungen möglich werden.

Dadurch, dass eine zweite Beziehung im therapeutischen Raum ist, verändert sich dieser gewaltig, was im Kapitel 9 über die Triade von Patient-Therapeut-Hund noch näher gezeigt werden wird. An dieser Stelle sei schon einmal erwähnt, dass der Psychotherapeut die Möglichkeit hat, mit dem Patienten eine Beziehung zu bearbeiten, die gerade real im Raum geschieht, ohne dass diese Beziehung die Therapeut-Patient-Beziehung ist. Der Therapeut kann eine Beobachterposition einnehmen und sehen, mit welcher Form der *Vitalität* der Patient agiert und wie der Hund darauf antwortet (und umgekehrt). Für Daniel Stern (2011) ist das Beachten der *Vitalität* ein Schlüssel zum Verständnis des impliziten Beziehungswissens, genauso wie für die hundegestützte Psychotherapie.

4.3 Vitalitätsformen

Daniel Stern (2011) erweitert in seinem letzten Buch das Konzept der Bostoner Gruppe (Stern et al. 2012). Stand vorher die feinfühlige Abstimmung der Mutter auf die Absichten und Gefühle des Kindes im Fokus der Aufmerksamkeit, so ergänzt Stern dieses Konzept um einen zusätzlichen Aspekt: um die Ausdrucksformen der Vitalität, die dynamischen Vitalitätsformen. Neben den Gefühlen, den körperlichen Bewegungen und der Sprache sind die Vitalitätsformen zu beachten. Diese sind schwer zu fassen, weil sie so alltäglich und omnipräsent sind, dass man sie gar nicht mehr bemerkt. Gemeint ist die dynamische Vitalität oder Lebendigkeit, die jeden Ausdruck begleitet. Eine Bewegung kann z. B. kraftvoll, schnell, zielgerichtet oder aber auch locker, sanft oder schwingend sein. Ein Gedanke oder ein Satz kann sich z. B. langsam aufbauen, explodieren, eilen oder auch zögerlich, flüchtig, verblassend, gefesselt erscheinen bzw. sich ausdrücken. Ein Gefühl kann beispielsweise kraftvoll, zielgerichtet, aufgeregt, angestrengt, schmelzend, zögerlich, aufwallend, schiebend oder mitreißend sein.

Jede emotionale, sprachliche und körperliche Bewegung drückt etwas aus (das *Was*), sie hat ein Ziel, eine Intention (das *Warum*), und sie hat eine Art und Weise (das *Wie*), mittels der sie ausgedrückt wird. In dem, wie etwas ausgedrückt wird, kommt die Lebendigkeit zum Ausdruck. Ohne diese dynamischen Vitalitätsformen wären der Ausdruck, die Bewegung technisch, digital, mechanisch und dies wird von uns auch sofort wahrgenommen. Autisten können z. B. eine Interaktion perfekt imitieren, nicht aber die ihr innewohnende Vitalitätsform. Dies ist dann spürbar.

Stern (2011) zeigt, dass die Vitalitätsformen unsere ersten Muster sind, die wir erwerben, noch vor der Sprache oder vor emotionalen Mustern; diese sind als implizites Beziehungswissen gespeichert und drücken sich ständig aus – da jeder Ausdruck, jede körperliche und psychische Bewegung auf eine bestimmte Art geäußert werden. So kann man in der Psychotherapie daran, *wie* sich jemand ausdrückt, wesentliche Merkmale des impliziten Beziehungswissens erkennen. Die Inhalte der frühen Kommunikation sind nicht bewusstseinsfähig, aber die verwobenen Vitalitätsformen drücken sich auch später aus. Es sind die ersten erworbenen körperlich-psychischen Muster, auf denen alle späteren Muster aufbauen. Es gibt dabei keine reinen Vitalitätsformen, sondern sie benötigen immer ein Vehikel, mit dem sie sich ausdrücken; jeder Satz oder jedes Gefühl drückt sich immer auf eine gewisse vitale Art aus. Dazu ein Beispiel von Stern (2011, S. 57):

Fallbeispiel

Ein zehn Monate altes Mädchen sitzt seiner Mutter gegenüber auf dem Boden. Die Kleine versucht, ein Puzzleteil an den richtigen Platz zu legen. Nach zahlreichen Fehlversuchen hat sie schließlich Erfolg. Daraufhin schaut sie der Mutter freudig ins Gesicht und bricht in begeistertes Entzücken aus. Sie ›öffnet das Gesicht‹ (der Mund öffnet sich, die Augen weiten sich und die Augenbrauen werden gehoben) und nimmt die entsprechenden Bewegungen dann wieder zurück. Die zeitliche Kontur dieser Veränderung entspricht einem sanften Bogen (Crescendo, Höhepunkt, Decrescendo.) Gleichzeitig hebt sie beide Arme und lässt sie

> wieder fallen. Die Mutter reagiert, indem sie ein ›Ja‹ intoniert, und zwar mit ansteigender und wieder abfallender Tonhöhe, einhergehend mit an- und abschwellender Lautstärke: ›JaaAAAaaa‹. Dessen prosodische Kontur entspricht exakt der kinetischen Kontur des Gesichtsausdrucks des Kindes. Auch die Dauer stimmt haargenau überein.

Die Mutter hat nicht einfach das Verhalten imitiert, sondern den Vitalitätsausdruck des Kindes in einem anderen Modus wiedergegeben, wodurch das Kind weiß, dass die Mutter es wirklich *verstanden* hat und nicht nur einfach nachäfft. Das Kind lernt, dass die Mutter eine eigene Psyche hat, eine Person ist, was, nebenbei bemerkt, die Grundlage für die Entwicklung der Mentalisierungsfähigkeit ist. Untersuchungen haben ergeben, dass die Angleichung von mit Affekten verknüpften Vitalitätsformen, man nennt dies auch die *Affektabstimmung*, im Gegensatz zur reinen Nachahmung von Babys bevorzugt wird. Affektabstimmung ist für Babys ab dem sechsten Monat interessanter und erzeugt mehr Aufmerksamkeit (Lächeln, positive Vokalisationen) als reine Nachahmung.

Dass man sein Verstehen in einem anderen Modus wiedergeben kann, ermöglicht auch die Kommunikation und Affektabstimmung (genauer: Abstimmung der affektiven Vitalitätsform) mit einem Hund. Der Mensch kann ja nicht bellen und mit dem Schwanz wedeln oder die Nackenhaare aufstellen, er kann also nicht eins zu eins nachahmen, und dennoch kann er dem Hund sein Verstehen mitteilen, indem er die Vitalitätsform des Hundes aufnimmt und in einem anderen Modus widerspiegelt. Dies gilt umgekehrt natürlich auch für den Hund. Auch wenn Mensch und Hund Affekte möglicherweise ganz anders erleben, so verstehen sie sich doch auf der Ebene der Vitalitätsform und können sich hier abstimmen.

Jedes Verhalten des Babys hat ein *Wie*, worauf sich die Mutter abstimmen kann. Diese Abstimmungsprozesse sind gleichzeitig auch das stärkste Mittel zur Sozialisation, zur Erziehung und zur Beeinflussung des Babys und später des Kindes.

Stern berichtet von einer Mutter, deren Kind einen Freudenschrei angesichts eines Spielzeugmaschinengewehrs ausstößt. Die Mutter weist ihr Kind nicht einfach zurecht, sondern bemüht sich um eine Abstimmung, die die Begeisterung des Kindes herunterreguliert (Stern 2011, S. 149):

> **Fallbeispiel**
>
> Wenn der Freudenruf des Kindes beispielsweise sehr eindringlich und langgezogen war, kann sie ein Geräusch produzieren, das beträchtlich gedämpfter ist und von etwas kürzerer Dauer. Mit anderen Worten: Sie nimmt eine ›absichtliche‹ Fehlabstimmung vor und gleicht die dynamischen Eigenschaften ihrer Äußerungen denen des Kindes ganz gezielt nicht an, sondern präsentiert ihm eine Vitalitätsform, die besagt: ›Mich versetzen Maschinengewehre keineswegs in Begeisterung – ich finde es auch nicht gut, dass du so begeistert bist, habe es aber verstanden.‹ Umgekehrt kann eine übertriebene Abstimmung ermunternd und ermutigend wirken.

Diese Abstimmungsprozesse erfolgen auf der lokalen Ebene, quasi hinter dem Inhalt der Kommunikation, und sie entscheiden, wie eine Botschaft zu verstehen ist und was sie beim Interaktionspartner bewirkt. Zum Glück verlaufen diese Prozesse in der Regel intuitiv, wir müssen nicht darüber nachdenken, wie wir mit einem Baby umgehen. Gleichzeitig ist dieses automatische, intuitive Vorgehen auch ein Problem, nämlich dann, wenn die Abstimmung nicht ausreichend geschieht. Dies kennen wir von den Baby-Ambulanzen für Schreikinder, in denen Müttern geholfen wird, sich besser auf das Baby ein- und abzustimmen; und auch später dreht sich Psychotherapie darum, unbefriedigende, automatisch immer wiederkehrende Beziehungsmuster zu verändern.

Die Bostoner Gruppe (Stern et al. 2012) fordert also die Psychotherapeuten auf, die Beziehung zwischen Therapeut und Patient in den Fokus zu nehmen und zu prüfen, ob die Abstimmungsprozesse *gut genug* sind.

Wie kann man aber diese Prozesse bemerken, die doch per definitionem unbewusst sind und in der Mikrosekundenwelt ablaufen? Hilfreich ist hier der Blick auf die Vitalitätsformen. Der Therapeut kann sehen, *wie* sich der Patient ausdrückt, *wie* laut er spricht, *wie* drängend er spricht, *wie* angespannt er berichtet usw. Dieser Fokus führt den Therapeuten dann auf die lokale Ebene des Patienten, den körperlich sicht- und hörbaren Ausdruck seiner Vitalität und damit auf früh erworbene Muster. Es wird leichter sichtbar, welche Art von Beziehung gerade zwischen Patient und Therapeut vorherrscht und wirkt: Wird der Patient z. B. gerade immer lauter und übertönt die Versuche des Therapeuten, auch Raum einzunehmen? Herrscht hier gerade eine Art Kampf? Sackt der Körper des Patienten immer weiter in den Sessel, bei einer immer leiser werdenden Stimme, während er *offiziell* den Erklärungen des Therapeuten lauscht?

Es ist einfacher, wenn nicht wir Ziel der Botschaft, der Aktion, der Manipulation sind, sondern der Therapiehund. Sind nicht wir als Therapeuten gemeint, haben wir innerlich einen größeren Freiraum, zu sehen und zu verstehen, da wir nicht selbst antworten und reagieren müssen; außerdem löst die vitale Botschaft des Patienten nicht sofort eine umfängliche emotionale Gegenreaktion in unserem Inneren aus – wir haben durch die Beobachterposition mehr Freiraum.

So könnte es z. B. einem Psychotherapeuten schwerfallen, die Vitalitätsform des Patienten zu erkennen, wenn er mit hilflos-flehenden Botschaften konfrontiert wird; einem anderen Therapeuten wiederum gelingt es nicht, bei erotischen oder aggressiven Signalen nüchtern zu bleiben. Ich habe als Therapeut eine bessere Beobachtungsfähigkeit und objektivere Sicht, wenn ich sehe, wie der Patient den Hund zu dominieren oder zärtlich verführerisch zu gewinnen sucht, als wenn der Patient dies bei mir versucht. In der Praxis erkenne ich tatsächlich oft erst, wie der Patient mich behandelt, nachdem ich gesehen habe, wie er mit Danka interagiert hat.

Vielleicht haben Menschen andere oder differenziertere Gefühle als ein Hund. Sicherlich haben Menschen komplexere kognitive Inhalte und Funktionen. Es treffen sich Mensch und Hund aber in den Ausdrucksformen der Vitalität. Hunde und Menschen wissen, wie sich ein zielgerichtetes oder zögerliches Verhalten anfühlt und wir erkennen es beim jeweils anderen. Dies gilt für alle Vitalitätsformen. Wenn ein Patient den Therapieraum betritt, dann liest der Hund spontan dessen *Energie*, dessen vitalen Ausdruck, und reagiert genau darauf, noch bevor er die *Gefühle* des Patienten überhaupt lesen kann. In der Interaktion zwischen Hund und Patient, im

Tanz der beiden Säugetier-Körper, geht es hauptsächlich um die Abstimmung der Vitalitätsformen. Vielleicht muntert die Lebendigkeit des Hundes den Patienten auf und reißt ihn mit? Möglicherweise irritiert den Hund die zögerliche Art des Patienten? Was passiert, wenn der Hund zielstrebig auf den Patienten zugeht? Wie reagiert der Hund, wenn der Patient daraufhin zurückweicht? Wie reagiert der Hund, wenn der Patient nach vorne geht und sich ebenso zielgerichtet dem Hund zuwendet? Für den Therapeuten sind die Ausdrucksformen der Vitalität bedeutsam und damit die frühesten psychischen Strukturen, die wir Menschen auch mit den Hunden teilen. Auf dieser Ebene verstehen sich Mensch und Hund, auf dieser Ebene wird ihre Beziehung gestaltet und Konflikte ausgetragen und diese Ebene wird in der therapeutischen Praxis agiert und in Szene gesetzt.

Ist das Berücksichtigen der therapeutischen Beziehung und das Beachten der nonverbalen Botschaften des Patienten nicht eine Binsenweisheit, die sowieso schon jeder Therapeut kennt und worauf er eingeht? Bemühen sich Gesprächs- oder Verhaltenstherapeuten nicht sowieso um eine gute Beziehung, um die Techniken und Methoden vermitteln zu können? Das Besondere an diesem Ansatz (Sterns 2011; Stern et al. 2012) ist, dass die Berücksichtigung der Abstimmungsprozesse und deren Auswirkung auf die therapeutische Beziehung nicht Mittel zum Zweck ist, sondern die eigentliche Therapie darstellt. Diese Idee gründet natürlich auf der tiefenpsychologisch-analytischen Vorstellung einer therapeutischen Übertragungsbeziehung, in der unbewusste Konflikte erscheinen und bearbeitet werden. Hier wird aber nicht die Deutung von unbewussten Motivationen, sondern es werden die konkreten Abstimmungsprozesse zwischen Therapeut und Patient in den Mittelpunkt der Beachtung und Bedeutung gestellt. So macht z. B. das Konzept des *Widerstandes* gegen vom Therapeuten gewusste Einsichten keinen Sinn mehr und auch die Vorstellung eines *neutralen* und *abstinenten* Analytikers wird verändert. So gesehen ist das Konzept keine kleine Erweiterung, sondern eine wirkliche Veränderung der Perspektive des therapeutischen Prozesses und unterstützt die *intersubjektive Wende* in der Psychoanalyse (Altmeyer u. Thomä 2010; Bocian u. Staemmler 2013; Ermann 2014; Jaenicke 2006; Mertens 2011; Mitchell 2005).

Der gleiche, nicht weniger bedeutsame Perspektivenwechsel ergibt sich für die hundegestützte Psychotherapie, wenn der Hund nicht mehr zu einem bestimmten therapeutischen Zweck eingesetzt wird, sondern die Abstimmungsprozesse zwischen Patient und Hund selbst in den Fokus der Aufmerksamkeit genommen werden. Die Arbeit an und das Verstehen von Abstimmungsprozessen sind dann keine notwendigen Voraussetzungen, um Therapie durchzuführen, sondern sie sind selbst Inhalt der Psychotherapie. Damit ist allerdings nicht die Patient-Hund Beziehung alleine gemeint, sondern diese Beziehung in der therapeutischen Triade, wie im Kapitel 9 ausführlich erörtert wird.

Jeder psychotherapeutisch Tätige wird immer wieder erfahren, dass er die nonverbalen Signale des Patienten nicht bemerkt und berücksichtigt, und sich dann eventuell wundern, warum der Patient die geniale Deutung, den tollen Klinikvorschlag usw. nicht annimmt. Wir Menschen neigen dazu, uns von körperlich erlebtem Geschehen in der Gegenwart loszulösen und in einer Gedankenwelt zu leben. In dieser verschwindet das Hier und Jetzt und damit auch die Wahrnehmung der Abstimmungsprozesse. Ist in der konkreten Situation aber ein Hund involviert, rückt die Gegenwart mit ihren Prozessen fast zwangsläufig in die Aufmerksamkeit – wenigstens wird es schwieriger, sie zu ignorieren, denn der Hund handelt auf dieser Ebene und zieht die Aufmerksamkeit dorthin, wenn man dies zulässt. Eine Aktion, ein Geschehen mit Hund lässt die Abstimmungsprozesse in den Vordergrund rücken und hilft beim von Stern et al. (2012) geforderten Perspektivenwechsel.

Um Missverständnissen vorzubeugen: Weder bei Stern noch in der hundegestützten Psychotherapie folgt daraus, dass der Therapeut die ganze Therapiestunde über Abstimmungsprozesse spricht oder mit dem Hund interagiert. Das therapeutische Gespräch und dessen Inhalte werden vielmehr auf das Geschehen im Raum bezogen und auf diesem Hintergrund verstanden. Natürlich sind auch die vom Patienten eingebrachten Themen inhaltlich zu bearbeiten. Wie der beschriebene Fokus ins Gespräch und ins Bewusstsein gebracht, wie das Geschehen verstanden bzw. mentalisiert werden kann, wird im Kapitel 12 ausführlich besprochen werden.

5 Embodiment und Focusing

Die Forderung der Säuglingsforscher, den Blick auf die Abstimmungsprozesse zwischen Therapeut und Patient zu richten, ist leicht nachvollziehbar, drückt sich hier doch die Qualität der therapeutischen Beziehung aus, welche wiederum von allen Therapierichtungen als entscheidend, mindestens aber als wichtig für die Wirksamkeit angesehen wird. Wir haben gesehen, dass diese Prozesse so blitzschnell ablaufen und so komplex sind, dass die Ereignisse nur in der Zeitlupe und in der Einzelbildanalyse erkennbar waren. Wie soll aber der Psychotherapeut in der Praxis, live und ohne Zeitlupenaufnahme, den Blick auf diese Prozesse richten? Stern (2011) empfiehlt den Psychotherapeuten, darauf zu achten, *wie* sich der Patient verhält, mit welcher Vitalitätsform er sich ausdrückt, weil dies auf seine inneren Arbeitsmodelle hinweist. Weiterhin empfiehlt er den Psychotherapeuten, ihren Körper als Resonanzraum zu nutzen, weil man die *Auswirkungen* der Aktionen des Patienten am eigenen Leib erfahren und verstehen kann. Aber wie kann das sein?

Eine Erklärung liefern die Konzepte des Embodiment und Focusing. Alles, was wir erleben, denken, fühlen, wahrnehmen, ist ein zutiefst körperlicher Vorgang; so kann ich z. B. im eigenen Körper spüren, was der Patient gerade mit mir macht und in mir auslöst. Dabei kann der Körper schneller und umfassender wahrnehmen als die eher langsame und fokussierte bewusste Reflexion.

5.1 Embodiment

Stern (2011, S. 189) führt eine für unser Thema interessante Untersuchung an.

Man zeichnete Therapiesitzungen bei Patienten auf, bei denen die Gefahr eines neuerlichen Suizidversuches hoch erschien. Die Therapeuten konnten nicht voraussagen, wer einen erneuten Suizidversuch unternehmen würde. Aber auch Untersucher, welche die Mimik der Patienten auf dem Video betrachteten, konnten keine Voraussage machen, auch nicht durch Zeitlupenaufnahmen des Gesichts, was die zu überprüfende Hypothese des Versuchs war. Betrachteten die Untersucher hingegen die Mimik des behandelnden Therapeuten, konnten sie mit signifikanter Sicherheit voraussagen, welcher Patient einen neuen Suizidversuch unternehmen würde.

Der Therapeut muss also auf einer unbewussten Ebene gewusst haben, welcher Patient stärker gefährdet war. Nur war ihm dies kognitiv nicht zugänglich, während sein Körper, in diesem Fall durch die Mimik erkennbar, die Gefahr kannte und spiegelte. Der Körper des Therapeuten wusste mehr als sein Bewusstsein. Möglicherweise wäre dem Therapeuten dieses Wissen zugänglich geworden, wenn er in seinen Körper gefühlt hätte, wenn er seinen Körper als Resonanzraum und Informationsquelle genutzt hätte, schlussfolgert Stern aus dieser Untersuchung.

Aus unserer Perspektive könnte man ergänzen: Der Beobachter, in unserem Fall also der Therapeut, der eine Interaktion zwischen Hund und Patient betrachtet, kann mehr sehen, als wenn er selbst in die Interaktion verwickelt wäre.

Der Begriff Embodiment (Verkörperung, Inkarnation oder Verleiblichung) wurde zunächst von der Kognitionswissenschaft und den modernen Neurowissenschaften (Fuchs et al. 2010) eingeführt, aber auch von der Philosophie, Psychologie und Psychoanalyse (Leuzinger-Bohleber et al. 2013) aufgegriffen, da er einen radikal neuen Blick auf das Leib-Seele-Problem eröffnete.

Embodiment meint, dass alle kognitiven und emotionalen Prozesse »embodied« sind, d. h., sie sind immer durch sensomotorische Koordination im Hier und Jetzt einer Interaktion bestimmt. Es geht nicht mehr ausschließlich darum, Körpersignale und nonverbales Verhalten zu verstehen. Es geht um die Einsicht, dass der Körper an allen seelischen Prozessen kausal beteiligt ist.

Untersuchungen (Leuzinger-Bohleber u. Pfeifer 2013; Suomi 2011) konnten zeigen, dass frühe Interaktionserfahrungen im Körper erhalten bleiben und das spätere Handeln, Fühlen und Denken bestimmen. Dies nicht nur als nonverbales Kommunikationsverhalten, sondern konstitutiv, d. h. elementar prägend und als Voraussetzung für spätere Entwicklungsprozesse.

Embodiment heißt daher nie einfach nur ›nonverbal‹ oder ›körperlich ausgedrückt‹, sondern bedeutet, dass im Hier und Jetzt einer neuen Interaktionssituation durch sensomotorische Koordinationen die Analogien zu früheren Situationen (nicht kognitiv, sondern im Körper) erkannt und Erinnerungen jedes Mal neu konstituiert und dadurch die Interpretation einer aktuellen Problemlösungssituation determiniert werden. Diese Prozesse spielen sich nicht nur im Gehirn, sondern vor allem im Körper, in den Sinneswahrnehmungen, ab, die in komplexer, unbewusster Weise zusammenspielen und Denken, Handeln und Fühlen determinieren. Dabei folgen sie den Koordinationen, wie sie sich in früheren Interaktionssituationen abgespielt haben. Embodiment ist daher eine Perspektive, die immer den Entwicklungsaspekt berücksichtigt.

(Leuzinger-Bohleber u. Pfeifer 2013, S. 20 f.)

Im vorigen Kapitel wurde beschrieben, wie ein Kind durch einen körperlich-habituellen Vorgang lernt, sich gegenüber der Mutter durchzusetzen, indem es seine Lautstärke immer weiter steigerte (»UUUGGGHHH«). Stern (2011) geht davon aus, dass auch die ersten konkret erlebten körperlichen Erfahrungen zu unbewussten, impliziten Beziehungsmustern werden. Erst mit dem Erwerb der Sprache können verbale und digitale Inhalte erfasst und verarbeitet und das bewusste Ich entwickelt werden. Grundlage oder Hintergrund sind aber die bestehenden frühen körperlich erfahrenen Muster des Zusammenseins mit anderen. Hier ist besonders relevant, dass die rein körperlich erworbenen frühen Muster auch später im Körper präsent sind und bleiben. Dabei spielen wohl auch die ersten taktilen Reize, die über die Haut vermittelt werden, eine große Rolle, weil hier die wesentliche Erfahrung des Kontaktes mit einem anderen zum ersten Mal gemacht wird. An der Hautoberfläche findet die erste Begegnung statt: der Kontakt von meiner Haut an deiner Haut, das Erleben von Du und Ich und der möglichen Verbindung zwischen uns – dies sind körperlich erlebte, konstitutive Faktoren für den Aufbau des Selbst- und Fremderlebens.

Aus Sicht des Embodiment gibt es grundsätzlich keine körperlosen Prozesse. Vielmehr sind psychische Prozesse gleichzeitig körperliche Prozesse und jede körperliche Erfahrung ist gleichzeitig eine (bewusste oder unbewusste) psychische Erfahrung.

Wenn ein Mensch auf einen Hund trifft und mit ihm interagiert, dann bringt er seinen Körper und damit die verleiblichte Gesamtheit seiner Erfahrung mit. In der aktuellen Interaktion werden nun unbewusst Analogien zu früheren Interaktionen gesucht bzw. aktiviert. Dieser Vorgang determiniert nach Leuzinger-Bohleber et al. (2013) die Interpretation der Situation und das Denken, Fühlen und Handeln. Die Interaktion mit einem Hund geschieht nun auf der analogen körperlichen Ebene. Typischerweise geht es zunächst bei der Annäherung darum, ob und wie man sich nähern kann und ob eine Berührung möglich wird. Will der Mensch Kontakt zum Hund aufnehmen, dann streckt er in der Regel seine Hand aus, um den Hund zu berühren. Eine Begegnung mit dem Hund ist mit einem körperlichen Kontakt verbunden, oft mit einem Streicheln.

Wenn unser menschlicher Körper nun automatisch nach Analogien sucht, dann liegt es nahe, dass neben konkreten Erfahrungen mit Hunden auch eine Analogie zur Mutter-Baby-Interaktion aktiviert wird, denn auch dabei ging es um Körperkontakt, um Hautkontakt, ums Streicheln, Füttern, um nonverbale Abstimmungsprozesse zweier Säugetiere. Dies würde erklären, warum durch das Streicheln eines Hundes die Oxytocinproduktion angeregt werden kann, was die im Kapitel 2 zitierten Untersuchungen zeigen.

Für die Psychotherapie mit Hund hat dies aber noch eine weitere Konsequenz: Wenn die Interaktionen mit dem Hund durch frühe und frühste Interaktionserfahrungen determiniert werden, dann müsste das gezeigte Verhalten sehr generalisiert sein, da ja die später erworbenen Muster auf diesen aufbauen. Der Patient müsste also in gewisser Hinsicht andere Menschen und auch den Therapeuten behandeln, wie er den Hund behandelt.

In dem von Stern (2011) beschriebenen Beispiel des Jungen, der sich durch die Steigerung seines Schreiens (»Uuuggghhh«) durchsetzte, würde dies bedeuten, dass er sich auf diese Weise sowohl beim Therapeuten als auch beim Hund durchzusetzen versucht. Gemeint ist natürlich das beschriebene Muster. Er wird in seinem Leben nicht jeden Menschen anschreien, aber er wird davon ausgehen, dass er seine Bedürfnisse durch Steigerung der Vitalitätsform durchsetzen kann und muss. In späteren Beispielen von Patient-Hund- und Patient-Therapeut-Interaktionen werden wir diesen Analogien begegnen.

Mit anderen Worten: Spätestens nach der Geburt, eventuell auch schon früher, treffen die vitalen Lebensäußerungen des Säuglings auf eine soziale Umwelt. Die Vitalitätsformen werden beschränkt, gefördert, eingegrenzt, unterstützt, kurz gesagt: beantwortet und als Erfahrung im Körper eingeschrieben. Wie mit der Vitalität des Babys umgegangen wird, bestimmt die *frühesten* Muster. Erst darauf aufbauend kann das Baby sein *Bindungsmuster* erwerben (*frühe* Muster), welches sich dann um Themen wie Versorgung, Sicherheit und Beziehung dreht. Frühe und frühste Muster teilen wir mit anderen Säugetieren, die neben der Antwort auf Vitalitätsformen gleichfalls Bindungsmuster erwerben. Auch das Hundebaby entwickelt eine Bindungsbeziehung zu seinen Eltern und dem Rudel und wird von Beginn an im Ausdruck der Vitalität sozialisiert. Diese ersten erworbenen und verkörperlichten Interaktionserfahrungen können durch spätere Erfahrungen modifiziert werden. Wäre dies nicht möglich, könnte ein Mensch mit unsicherer Bindung nie ein sicheres Bindungsmuster erreichen. Trotzdem sind diese ersten Muster sehr prägend und bestimmen zu einem großen Teil, *wie*, mit welcher grundsätzlichen Vitalitätsform, der Mensch der Welt begegnet.

In der Begegnung von Mensch und Hund kommen deshalb oft die frühen und frühesten Muster zur Geltung, die ebenso in der Interaktion mit anderen Menschen gelebt werden. In der hundegestützten Therapie werden frühe und frühste Muster aktiviert; Abstimmungsprozesse geschehen und drücken sich in dem Verhalten des Patienten aus, sind oft aber nicht bewusst zu erkennen, da sie auf der lokalen Ebene zu schnell und zu komplex agiert werden. Sterns Forderung, der Therapeut soll seinen eigenen Körper als Resonanzraum nutzen, da der Therapeut im eigenen Körper spürt, was passiert, noch bevor er es bewusst reflektieren kann (Stern 2011, S. 21), impliziert, dass der Therapeut *embodied* in der *Situation* ist, als Beteiligter sein Körper darauf reagiert und die *Szene* versteht.

Diesen Vorgang hat das Focusing in den Mittelpunkt der Psychotherapie gestellt und bestätigt das bisher tiefenpsychologisch-analytische Konzept aus einer humanistisch-philosophischen Perspektive.

5.2 Focusing: Dialog mit dem Körper

Der Gründer des Focusing und der Focusing-orientierten Psychotherapie ist der Philosoph und Psychotherapeut Eugene T. Gendlin (geb. 1926). Er forschte gemeinsam mit Carl Rogers, dem Begründer der Klientenzentrierten Psychotherapie, über Psychotherapieprozesse und wurde später Professor an der Universität von Chicago, weshalb er auch als Nachfolger von Rogers bezeichnet wird, der vorher diese Professur innehatte. 1957 übernahm er eine verantwortliche Position in einem großen, von Rogers geleiteten Forschungsprojekt. Zu den Erkenntnissen des Projektes schreibt Gendlin:

Als erstes entdeckten wir, daß der erfolgreiche Patient – derjenige, der bei psychologischen Tests und im Leben eine wirkliche, greifbare Veränderung zeigt – auf den auf Band aufgenommenen Therapiesitzungen sehr leicht zu erkennen ist. Solche Patienten verhalten sich in ihren Therapiestunden anders als die anderen. Dieser Unterschied läßt sich so leicht feststellen, daß wir ihn, nachdem wir ihn einmal definiert hatten, auch jungen, unerfahrenen Studenten erklären konnten, die danach ebenfalls in der Lage waren, die erfolgreichen Patienten von den anderen zu unterscheiden.

Worin besteht dieser wesentliche Unterschied? Es ist nicht die Technik des Therapeuten – unterschiedliche Methoden wirken sich überraschend gering aus [eine Erkenntnis, die von der aktuellen Psychotherapieforschung, s. a. Grawe 2005 Grawe et al. 2001, gestützt wird; Anm. d. A.]. Auch liegt der Unterschied nicht darin, worüber die Patienten sprechen. Der Unterschied liegt darin, wie [Vitalitätsform; Anm. d. A.] sie sprechen. Und das ist auch nur ein äußeres Zeichen des tatsächlichen Unterschieds: was im Inneren des erfolgreichen Patienten vorgeht.

(Gendlin 1985, S. 15; H. i. O.)

Gendlin versuchte nun zu verstehen, was genau die erfolgreichen Patienten innerlich anders machten, sodass sie den therapeutischen Raum für sich nutzen konnten. Er entwickelte Focusing als eine erlernbare Methode, damit auch Menschen von der Psychotherapie profitieren können, die dies ansonsten nicht könnten. In der Focusing-orientierten Psychotherapie geht es darum, dass der Therapeut den Patienten immer wieder zu dem nachfolgend näher beschriebenen Erleben hinführt und Veränderungsprozesse unterstützt.

Gendlin fand, dass erfolgreiche Patienten immer wieder ihre Aufmerksamkeit, ihren Fokus (deshalb Focusing), nach innen lenkten, und zwar auf eine bestimmte Art und Weise. Entscheidend war nicht, ob die Patienten starke Emotionen hatten oder wie sie über ihre Probleme dachten und sprachen. Bei den erfolgreichen Patienten hörte man auf den Tonbandprotokollen, wie sie immer wieder in der Sprache zögerlich, suchend, ungenau, tastend und fragend wurden. Sie bezogen sich dann auf etwas, das sie zwar irgendwie spürten, aber noch nicht gut ausdrücken konnten. Sie hatten ein Erleben zu einem Problem oder Thema, bei dem sie spürten, dass da noch mehr ist, was sie aber noch nicht wissen. Erfolgreiche Patienten wandten sich diesem Erleben von alleine zu und konnten dieses unklar Gespürte in die Aufmerksamkeit nehmen. Gendlin nennt dieses *innerlich Gespürte, aber noch nicht Gewusste* einen »*felt sense*« und führt ganz bewusst ein Kunstwort ein, um klarzumachen, dass das Gemeinte sich von anderen Begriffen unterscheidet. *Felt sense* meint die *gespürte Bedeutung* oder den *gefühlten Sinn*, der als spezifische körperliche Erfahrung, oft in Bauch und Brustraum, wahrgenommen werden kann. Er ist keine Emotion, keine Intuition, keine Körpersensation, kein Gedanke oder Fantasie, auch wenn dies alles erscheinen kann, wenn man sich dem *felt sense* zuwendet.

Ein ›felt sense‹ ist keine geistige, sondern eine physische Erfahrung, ein körperliches Wahrnehmen einer Situation, einer Person oder eines Ereignisses. Eine innere Aura, die alles umgibt, was Sie zu einem bestimmten Gegenstand zu einer bestimmten Zeit fühlen und wissen – sie umgibt es und teilt es Ihnen mit, nicht eines nach dem anderen, sondern alles auf einmal.

(Gendlin 1985, S. 41)

Ein *felt sense* ist keine außergewöhnliche Wahrnehmung und benötigt, um bewusst zu werden, keinen meditativen Bewusstseinszustand, wohl aber eine Hinwendung der Aufmerksamkeit auf den von innen gespürten Körper. Gendlin formuliert prägnant: »*Focusing nenne ich die Zeit, in der man mit etwas ist, das man körperlich spürt, ohne schon zu wissen, was es ist*« (Gendlin u. Wiltschko 1999, S. 13).

An dieser Stelle müsste jetzt ein Focusing-Prozess folgen, um zu erfahren, was ein *felt sense* ist. Da dies nicht möglich ist, hilft vielleicht der Rückgriff auf eine Erfahrung, die Sie möglicherweise schon gemacht haben: Stellen Sie sich vor, Sie sitzen im Taxi auf dem Weg zum Flughafen, spüren eine innere Unruhe und haben die Befürchtung, etwas Wichtiges vergessen zu haben. Sie denken an alles Mögliche: Sind die Pässe dabei? Die Flugtickets? Ist die Haustür zu? Das Licht aus? Geld dabei? Nachbar Bescheid gesagt? usw. Solange Sie nicht das Richtige gefunden haben, wird das unangenehme Gefühl, vielleicht im Bauch oder Brustbereich, bleiben. Dann fällt es Ihnen ein! Der Urlaubszettel ist nicht abgegeben! Sofort werden Sie im Inneren ein körperliches Gefühl von Erleichterung spüren, selbst wenn es Probleme gibt wegen des Urlaubszettels. Das vorher angestaute, fest sitzende Gefühl ist wie befreit und die Energie kann wieder fließen. Dieses konkret spürbare Gefühl der Erleichterung ist körperlich wahrnehmbar und wird von Gendlin *felt shift* (etwa: gefühlter Schritt oder gespürte Veränderung) genannt. Nun kann das Erleben fortgesetzt werden. Vielleicht erscheint jetzt ein weiterer *felt sense* zu allem, was mit dem Urlaubszettel zu tun hat …

Wie kann es sein, dass unser Körper mehr weiß als wir selbst? Nach Gendlin liegt dies daran, *»dass der Körper unsere Situationen und unser Leben lebt«* (Gendlin u. Wiltschko 1999, S. 14). Von Beginn an sind wir *embodied* und machen unsere Erfahrungen immer mit dem ganzen Körper. Er ist in fortlaufender Wechselwirkung mit der konkreten Situation:

> *Der Körper ist die Situation, und die Situation ist der Körper in dem Sinn, dass beides ineinander ›enthalten‹ ist und sich wechselseitig kreiert. Deshalb ›weiß‹ der Körper implizit etwas über die vergangenen und gegenwärtigen Situationen, und er kann auch den nächsten Schritt, der die Situation fortsetzten wird, implizieren (Fortsetzungsordnung). Dieses implizite ›Wissen‹ kann von innen unmittelbar als Felt Sense gefühlt werden (Experiencing).*
>
> (Stumm et al. 2003, S. 199; H. i. O.)

Mit Gedanken können wir immer nur wenige Faktoren auf einmal erfassen, gewöhnlich können wir sogar nur eins nach dem anderen bedenken, aber in der Situation sind immer zahlreiche, ja zahllose Faktoren beteiligt, die körperlich, *situational* auf uns wirken. Im Körper sind sie gleichzeitig präsent. Gefühle sind zwar auch körperlich spürbar, z. B. im Herzklopfen, aber sie haben nicht die umfassende Bedeutung der gesamten Situation, sondern beziehen sich auf einen bestimmten Aspekt der Gesamtsituation. Der *felt sense* kommt zunächst ganz unbedeutend daher, er scheint nicht viel zu versprechen. Er zeigt sich als körperliches Behagen oder Unbehagen und wird meist einfach übersehen oder übergangen. Im Focusing rückt er nun in den Mittelpunkt, wodurch sich Tiefe und Komplexität erst zeigen. Schritt für Schritt können so Worte, Symbole, Gefühle erscheinen, die im *felt sense* implizit vorhanden waren. Allerdings ist es eigentlich nicht richtig, zu sagen, dass sie vorher schon vorhanden waren, sondern sie entstehen in einem kreativen Prozess. Von entscheidender Bedeutung ist nämlich, *wie,* mit welcher Haltung, ich dem *felt sense* begegne. Das ist im inneren Dialog nicht anders als in der Begegnung zwischen zwei Personen:

> *Das Zusammen-Geschehen von dir und mir macht uns beide unmittelbar anders, als wir sonst sind. (…) Wie du bist, wenn du auf mich wirkst, ist schon durch mich beeinflusst, aber nicht wie ich gewöhnlich bin, sondern durch mich, wie ich geschehe mit dir.*
>
> (Gendlin 2015, S. 94 ff.)

Hier kommen die klientenzentrierten Grundhaltungen im inneren Dialog ebenso zum Tragen, wie auch das Gespräch zwischen zwei Personen durch eine achtsame, akzeptierende, wertschätzende und authentische Haltung befördert wird.

Man könnte formulieren, dass Focusing ein Dialog mit dem eigenen von innen gespürten Körper ist. Wir richten von unserem bewussten verbalen Selbst aus die Aufmerksamkeit auf unseren Körper, auf unseren präreflexiven Körper, indem unsere gesamten Erfahrungen, *embodied*, präsent sind. Der Körper antwortet auf eine klare unmissverständliche Weise (*felt shift*) durch ein Gefühl von Entspannung oder Fließen, wenn eine passende Symbolisierung gefunden wurde. Es ist eindeutig eine Antwort des Körpers, so wie eine andere Person einem antwortet, nicht eine ausgedachte oder vorgestellte Sache und sehr häufig ist die Antwort überraschend. Man wäre selbst, also durch bewusstes Denken, nicht auf diese Idee gekommen – so empfindet der Focusierende dies häufig. Es ist, als ob der Körper die natürliche Tendenz hätte, sich aus der unangenehmen stockenden Empfindung zu befreien und von sich aus zu einer Lösung der Anspannung zu streben. Rogers (1973, 1983a, b; Rogers und Rosenberg 2005) nannte diese allem Leben innewohnende Qualität die *Selbstaktualisierungstendenz des Organismus* und Gendlin (Stumm et al. 2003, S. 128 ff.) spricht von der *körperlich wirksamen Fortsetzungsordnung*. Für den Dialog mit dem eigenen Körper, aber auch für den Dialog mit einem anderen Menschen bedeutet dies, dass es um eine Befreiung von blockierten Entwicklungen geht, also eher um ein Zulassen und Begleiten statt um ein *machen* der Veränderung.

Ich möchte einige Aspekte des Focusing aufführen, die beschreiben, wie ein hilfreicher Prozess zwischen einem verbalen Selbst und einem präreflexiven Körper angestoßen, aufrechterhalten und genutzt werden kann. Es zeigt sich, dass diese Grundbedingungen sowohl für eine Arbeit mit dem *felt sense* als auch für einen Dialog mit dem Hund notwendig sind (Cornell 2003; Kersig 2014; Renn 2016).

1. Freiraum: Damit sich ein Dialog mit dem *felt sense* entwickeln kann, ist zunächst ein Freiraum erforderlich. Die äußeren Bedingungen müssen stimmen. Es braucht einen ruhigen Raum mit Zeit, Ungestörtheit etc., was relativ einfach herzustellen ist. Schwieriger wird es schon bei den inneren Voraussetzungen. Ich muss mich eine gewisse Zeit konzentrieren können, einen wenigstens minimalen Zugang zum körperlichen Spüren haben, ich muss den Prozess wollen und meine Angst davor darf nicht zu stark sein. Des Weiteren muss die Beziehung zum Dialogpartner so gut sein, dass ich die Aufmerksamkeit nach innen richten kann, dass ich keine Angst vor Manipulation habe, dass er überhaupt dabei sein darf. Auch wenn ich Focusing mit mir selbst mache, also ohne Begleitung durch einen Therapeuten, muss meine Beziehung zu meinem inneren Erleben so weit gut sein, dass ich überhaupt nach innen fragen darf, ohne dass sich der *felt sense* sofort ängstlich zurückzieht.

Diese Bedingungen sind minimal gemeint, nicht optimal. Ich brauche weder eine klösterliche Stille noch eine optimale therapeutische Beziehung noch eine völlig akzeptierende innere Haltung gegenüber meinem Körper. Aber ganz ohne diese Bedingungen wird es nicht gehen.
Auch in der hundegestützten Psychotherapie braucht es einen freien, aber bezogenen Raum. Hund und Patient müssen durch einen genügend großen Therapieraum die Möglichkeit haben, ihren Abstand körperlich zu steuern. Prozesse, die im Focusing innerlich ablaufen, geschehen im Dialog mit dem Hund auf der konkret handelnden Ebene; eine der wichtigsten Bedingungen ist, dass beide Partner die Nähe regulieren und insbesondere bei aufsteigender Angst oder Unwohlsein eine Distanz herstellen können. Andererseits darf der Raum nicht so groß sein, dass das Handeln des einen keine Wirkung auf den anderen hat. Dies spricht z. B. gegen einen Spaziergang im Freien, da der Hund dann einfach seinen eigenen Interessen nachgehen kann. Freiraum zu haben bedeutet auch, dass der Patient und der Hund keine (zu starke) Angst voreinander haben. Eine Hundephobie des Patienten verhindert zunächst einen freien Kontakt miteinander und muss zunächst berücksichtigt werden. Auch wenn beim Patienten andere Inhalte und Gefühle so im Mittelpunkt stehen, dass er sich auf den Kontakt mit dem Hund nicht konzentrieren kann, besteht kein Freiraum für einen produktiven Mensch-Hund-Kontakt.

2. Dialog: Für einen Dialog braucht es zwei. Im Focusing begegnet man dem *felt sense* als einem Objekt, auf das man sich bezieht und dem man eine eigene Realität zuspricht. Der *felt sense* ist ein *etwas*, worauf ich meine Aufmerksamkeit richte. Gleichzeitig ist der *felt sense* ein Subjekt, ein eigenständig handelndes *Du*, das mir Antworten geben kann, die ich selbst nicht kannte.
Möglicherweise ist der anwesende Hund für den Patienten zunächst kein *Du*, kein für ihn relevanter Dialogpartner. Das ist kein Hindernis für eine hundegestützte Arbeit. So wie der Focusing-Therapeut dem Patienten die Relevanz des *felt sense* und die Fähigkeit des Körpers, zu antworten, nahebringt, so ist es die Aufgabe des hundegestützt arbeitenden Therapeuten, die Relevanz und Dialogfähigkeit des Hundes mit dem Patienten zu entdecken.

3. Haltung: Um den *felt sense* wahrnehmen und anschließend in einen Dialog treten zu können, ist eine bestimmte Haltung förderlich. Gemeint ist eine freundliche, akzeptierende und achtsame Haltung, die dem *felt sense* ermöglicht, sich zu zeigen und zu *antworten*. Es ist eine neugierige erforschende Kontaktaufnahme, die den Prozess möglichst wenig stört und keinen Leistungsdruck aufbaut. Focusing ist dann einfach eine Zeit, in der man mit dem körperlichen Erleben ist, ohne zu viel steuern oder bestimmen zu wollen.
Die Haltung des hundegestützt arbeitenden Therapeuten zum Patienten, zum Hund und zum Geschehen in der Therapie ermöglicht und initiiert die therapeutischen Prozesse. Versucht der Therapeut, durch eine Betonung von Leistung und Funktionieren die Prozesse in eine von ihm gewünschte Richtung zu manipulieren, zerstört er den freien Dialog. So wenig ein *felt sense* durch Druck zum Dialogpartner wird, so unmöglich ist es, die spezifisch hundlichen Rückmeldungen durch Dressur

und Lenkung zu erzeugen. Die Haltung des Therapeuten wird im Kapitel 10 ausführlich erörtert.

4. Verlangsamen: Der Körper braucht Zeit, um sich bewegen zu können. Dies gilt auch für das innere Erleben des *felt sense*. Die Gedanken können in Sekundenbruchteilen ganze Welten durchqueren, aber im Focusing verweilt man eine Zeit lang mit dem unklar Gespürten und wartet ab.
Für die Arbeit mit dem Hund bedeutet dieser Punkt, dass man den Körpern aller Beteiligten Zeit gibt, sich gegenseitig aufeinander abzustimmen. Zwar geschehen die Prozesse auf der lokalen Ebene in Millisekunden, aber gleichzeitig brauchen die Körper auch Zeit, um eine Entwicklung miteinander auszuhandeln. Im einfachen Miteinander-Tun lernen sich die Körper gegenseitig kennen und entwickeln eine gemeinsame Geschichte. Dass dies unbewusst abläuft, verhindert nicht die Wirksamkeit.

5. Symbolisieren: Im Focusing hört man keine Stimmen im Kopf oder im Körper. Der *felt sense* kann nicht sprechen. Im Dialog mit dem *felt sense* sucht das reflexive Selbst, das Ich, nach Symbolisierungen und fragt nach innen, ob sie passen. So wie bei dem obigen Beispiel auf der Taxifahrt zum Flughafen antwortet der *felt sense*, wenn das Richtige, die passende Symbolisierung gefunden wurde. Eine Symbolisierung muss nicht immer ein Wort sein, sondern kann sich auch in einem Bild, einer Geste, einer Körperhaltung etc. ausdrücken.
Beim Focusing wie auch in der hundegestützten Psychotherapie ist eine der Hauptaufgaben des Therapeuten, die Vitalitätsformen, die Gefühle und Gedanken der Beteiligten zu erforschen und zu symbolisieren. Dies wird im Kapitel 11 ausführlich besprochen. An dieser Stelle sei erwähnt, dass es im Dialog mit dem Hund nicht um eine digitale, verbale Symbolisierung geht, wohl aber um ein mentalisierendes Verstehen. Auch ein Hund bemerkt, wenn er vom Patienten und vom Therapeuten verstanden wird und sich dieses Verstehen im konkreten Handeln, z. B. in einer Geste, zeigt. Auch der Hund zeigt einen *felt shift*, eine Erleichterung und Freude, wenn der Mensch verstanden hat, was der Hund ihm gerade sagen will.

6 Erste Begegnungen

Wir sahen bis jetzt, dass Hunde aufgrund ihrer besonderen genetischen und sozialen Fähigkeiten und der langen gemeinsamen Entwicklung mit dem Menschen dazu in der Lage sind, die Stimmungen und Vitalitätsformen eines Menschen zu lesen und darauf zu reagieren. Sie sind fähig zu einer echten Begegnung, einem lebendigen wechselseitigen Austausch, einer Interaktion mit dem Menschen. Wenn Mensch und Hund, zwei Subjekte, zwei *embodied persons*, in einer gemeinsamen Situation sind, finden Abstimmungsprozesse statt. Mangels digitaler Kommunikation stimmen sich zwei Körper, zwei Säugetiere aufeinander ab, wobei sie insbesondere auf die Vitalitätsformen des jeweils anderen reagieren.

Ich gehe davon aus, dass nicht jeder Leser dieses Buches schon einen Hund in der Praxis einsetzt. Deshalb sollen nachfolgend einige Beispiele und Beschreibungen gegeben werden, die das Gesagte veranschaulichen, um danach die Theorie weiterzuentwickeln.

Fallbeispiel

Laura, 5 Jahre

Die fünfjährige Laura kam in die Psychotherapie, nachdem sie vom Jugendamt aus der Obhut der Mutter genommen wurde. Die Mutter, drogenabhängig, hatte Laura vernachlässigt. Bei Laura wurde eine Bindungsstörung diagnostiziert. Jetzt lebte sie beim noch jungen, engagierten, aber überforderten Vater. Die meiste Zeit verbrachte sie in einem Kinderhort. Die betreuende Bezugserzieherin berichtete von erheblichen Verhaltensauffälligkeiten, die dazu führten, dass Laura von den anderen Kindern abgelehnt wurde. Die Patientin überschütte die anderen Kinder mit »Liebesbekundungen«, wolle ihnen ganz nah sein, überall mitspielen und sie respektiere kein Nein der Kinder. Auch die Erzieherin sei von dem Verhalten ihr gegenüber genervt. Laura nehme sie total in Beschlag, wolle nicht, dass die Erzieherin sich um andere Kinder kümmere, und »klebe« immer an ihr.

Hier soll nun von einer Szene berichtet werden, in der wir die Abstimmungsprozesse zwischen Laura und Danka sehen können:

Laura steht neben Danka und streichelt ihren Kopf. Plötzlich erschrecken beide, Danka schüttelt sich und beide gehen gemeinsam zu einem Tisch. Die ganze Szene dauerte nur wenige Sekunden und mehr habe ich in dieser Situation nicht erkannt. Erst als ich die Szene später auf einem Video in Zeitlupe sah, konnte ich erkennen, was eigentlich geschehen war: Die Patientin stand neben Danka und streichelte ihren Kopf. Plötzlich beugt sie sich etwas herunter, nicht viel, weil ihr Kopf sowieso fast auf der Höhe von Dankas Kopf war, und küsst Danka auf den Kopf, was diese wohl erschreckt hat. Danka schießt mit dem Körper nach unten und hinten und sieht gleichzeitig nach oben. In denselben Bildern sieht man, wie parallel die Hand des Mädchens zurückzuckt und ihr Körper ebenfalls nach hinten ausweicht. Sekundenbruchteile später geht aber die Hand des Mädchens wieder nach vorne, wie um wieder Kontakt aufzunehmen. Danka blickt schnell zu mir herüber und sieht wohl keine Besorgnis in meinem Gesicht, geht wieder nach oben, der Hand des Mädchens entgegen, und stellt den Kontakt zur Hand wieder her. Dann schüttelt Danka sich noch (Stressabbau) und läuft dem Mädchen hinterher zum Tisch.

Mit den Begriffen der Bostoner Gruppe (Stern et al. 2012) ausgedrückt, sehen wir hier zunächst eine positive Abstimmung (Streicheln), die jäh von einer körperlich agierten Missabstimmung (dem plötzlichen Kuss) unterbrochen wird, und eine parallele Abstimmung der beiden Körper (das gleichzeitige erschrockene Ausweichen) mit einer anschließenden Reparatur (dem sich wieder Annähern) und einer Fortsetzung der gegenseitigen Bezogenheit (das gemeinsame Gehen zum Tisch).

Mit Gendlin (2015) könnten wir sagen, dass beide in einer gemeinsamen Situation sind und ihr je eigenes individuelles Erleben auf den anderen unbewusst und spontan reagiert. Deutlich wird auch, dass Laura ihre inneren Arbeitsmodelle körperlich ausdrückt und auch ihr spontanes Verhalten von diesen geleitet wird. Entscheidend für die Szene war, *wie* Laura ihre Zuneigung ausgedrückt hat, ihre dynamische Vitalitätsform, die offensichtlich tief in ihrem Körper und ihrem spontanen Verhalten integriert ist. Sie verkörpert und agiert ihre inneren Arbeitsmodelle nicht nur bei Beziehungen mit anderen Menschen, sondern eben auch bei Danka.

Bevor Danka sich wieder der Hand von Laura nähert, schaut sie kurz zu mir herüber, offensichtlich um sich zu vergewissern, wie ich die Situation einschätze. Die Fähigkeit zum »*social referencing*« oder dem »Lernen im Sozialbezug« (Dornes 2006, S. 124) wird üblicherweise für zwischenmenschliche Interaktionen beschrieben und »*meint einen zwischenmenschlichen Prozess, in dessen Verlauf sich eine Person emotionale Orientierung in einer für sie mehr oder weniger unklaren Situation dadurch verschafft, dass sie sich am affektiven Ausdruck einer (oder mehrerer) anderer Person(en) ausrichtet*« (Staemmler 2015, S. 24). Diese kleine Geste Dankas zeigt, dass sich ein Hund mit seinem Menschen sehr fein und genau abstimmen kann und sich an den Gefühlen und der Wertung des Menschen orientiert.

Fallbeispiel

Bruce, 16 Jahre

Bruce, ein fast 16-jähriger Gymnasiast, wurde von seinem Hausarzt angemeldet. Neun Monate war der Patient wegen massiver Kopfschmerzen durch alle erdenklichen medizinischen Untersuchungen geschleust worden, ohne eine somatischen Ursache finden zu können. Auch inzwischen angesetzte Schmerzmedikamente konnten die Kopfschmerzen kaum mildern. Der Patient kann sich, nach Aussage des Arztes, wegen der Schmerzen in der Schule nicht konzentrieren und wird die Klasse wiederholen müssen.

Als ich Bruce zum ersten Mal in meiner Praxis traf, war ich erstaunt. Ich hatte mit einem der zahlreichen Computer-Nerd's gerechnet, die entweder dürr oder übergewichtig, mit blasser Haut und schlechter Körperhaltung und mit hängender Hose und coolem T-Shirt die meiste Zeit am PC verbringen und die Nacht zum Tag machen. Soweit meine Erwartungen. Bruce ist dann tatsächlich ein großer, kräftiger junger Mann mit einer starken Körperspannung, mit kurzen gegelten Haaren, die aussehen, als ob er gerade aus der Dusche kommt. Er trägt einen Jogginganzug und wirkt überaus fit und sportlich.

Nachdem wir Platz genommen haben, mache ich ihn auf Danka aufmerksam, die noch auf ihrer Decke liegt. Ich erkläre das Begrüßungsspiel. Die Patienten können Danka rufen und in ihrer Faust ein Leckerli halten. Danka soll mit ihrer Nase die Faust anstupsen und bekommt dann das Leckerli. Dies will Bruce gerne machen, er kenne sich aus mit Hunden, weil er selbst einen habe. Von Danka weiß ich, dass sie bei unbekannten Männern nur vorsichtig kommt, insbesondere wenn diese eine starke männliche Kraft und Energie ausstrahlen. Dies schien aus meiner *menschlichen* Sicht bei Bruce der Fall zu sein. Ich bin deshalb erstaunt, dass Danka, ohne jede Zurückhaltung, zu Bruce läuft und sich ihr Leckerli abholt. Dies ist also die erste Erkenntnis, die mir Danka vermittelt. Sie hat gesehen, wie sich Bruce bewegt, gehört, wie er spricht, und seinen Geruch aufgenommen und ist zu dem Ergebnis gekommen, dass er nicht gefährlich ist, jedenfalls scheint es keinen Grund zur zurückhaltenden Annäherung zu geben, trotz der massiven körperlichen Präsenz des Patienten.

Der bekannte amerikanische Hundetrainer Cesar Milan versucht, in seiner Fernsehserie und seinen Büchern (Milan u. Peltier 2008, 2009) Hundehaltern, die Probleme mit ihren Hunden haben, zu vermitteln, dass sie eine Führungsspannung, eine »Chef-Energie« vermitteln sollen, damit der Hund auf sie hört. Auch wenn ich nicht der Meinung bin, dass der Mensch vom Hund als Rudelführer angesehen wird, so folge ich Milan doch darin, dass Hunde sehr genau die nonverbalen körperlichen Ausdrücke lesen können und darauf reagieren. Eine in »Current Biology« veröffentlichte Studie von Arnal et al. (2015) zeigt, dass Tiere einen Alarmschrei eindeutig von anderen Schreien unterscheiden können: Bei einem Alarmschrei wechseln Lautstärke und Amplitude 30- bis 150-mal innerhalb einer Sekunde, während dies bei einem normalen Schrei nur drei- bis viermal pro Sekunde geschieht. Eine bekannte Methode im Hundetraining ist der Einsatz einer Pfeife, weil bei dieser eine möglicherweise bestehende Unsicherheit oder Unentschlossenheit in der Stimme nicht vermittelt wird. Selbst wenn sich der Mensch vornimmt, *entschieden* zu rufen und eine Chef-Energie auszustrahlen, lässt sich ein Hund so leicht nicht täuschen. Der Hund bemerkt auf der lokalen Ebene Signale, die der bewussten Steuerung entzogen sind, und erkennt so, ob es der ihn rufende Mensch tatsächlich ernst meint und die Kraft und *Stellung* zur Durchsetzung seines Wunsches hat. Der Trick mit der Pfeife funktioniert, weil diese unkontrollierbaren Signale in der Stimme durch die Pfeife nicht vermittelt werden, also quasi künstlich, technisch vermieden werden. Ich gehe davon aus, dass der Mensch im Prinzip ähnlich differenziert wie der Hund wahrnehmen kann und z. B. einen Angstschrei erkennt und auch die *Energie*, das körperliche Auftreten eines Menschen unbewusst liest und versteht. Weit überlegen ist der Hund allerdings im olfaktorischen Bereich und wir können als Mensch nur grob erahnen, welcher Wahrnehmungsreichtum erlebbar wäre, wenn wir eine Welt der Gerüche wie ein Hund erfahren würden.

Hätte ich nach der Begrüßung von Bruce die Zeit anhalten und meinem spontanen Eindruck in aller Ruhe nachspüren können, dann wäre mir vielleicht nicht entgangen, dass hinter der starken äußeren Fassade keine entsprechende männlich-bestimmende Energie liegt. Hierfür hätte ich einerseits Zeit benötigt, andererseits hätte ich meinen Blick nach innen richten und meinen Körper als Resonanzraum nutzen müssen, wie es die Bostoner Gruppe (Stern et al. 2012) ausdrückt. Ich war aber vollends damit beschäftigt und ausgefüllt, die Situation zu gestalten und das Gespräch zu führen. Meine Aufmerksamkeit war absorbiert mit den Vorinformationen, den unbewussten Vorannahmen, meinem Ziel und Arbeitsauftrag, meinem eigenen impliziten Beziehungswissen, dem Aufrechterhalten und Führen des Dialoges, den sozialen Konventionen usw.

Für Danka sind diese Aspekte nicht relevant. Sie ist völlig konzentriert auf die Wahrnehmung des unbekannten Menschen, der den Raum betritt, und sie ist nicht durch kognitive Arbeit abgelenkt. Für sie sind basalere Fragen wichtig: Ist der neue Mensch freundlich? Ist er wichtig? Welche Stellung hat er inne? Wird er ein Spielkamerad? Wird es Leckerli oder Streicheleinheiten geben? Wie steht mein Herrchen zu ihm? Während ich mir meinen Eindruck des Patienten erst im Nachhinein, in der Reflexion und Innenschau, bewusst machen kann, empfindet und reagiert Danka direkt auf die *embodied person*.

Im Folgenden möchte ich den eben eingeführten Fallbericht von Bruce weiterführen.

Fallbeispiel

Bruce, 16 Jahre, Fortsetzung

Zu Beginn der Therapiestunden entwickelte sich zwischen Bruce und Danka ein immer ähnlich ablaufender Dialog, vollkommen ohne Sprache. Nachdem Danka beim Begrüßungsspiel ihr Leckerli bekommen hat, setzte sie sich vor Bruce, wartete und sah ihn an. Bruce schaute zurück. Die beiden starren sich wort- und bewegungslos an. Nach vielleicht einer halben Minute hob Danka eine Pfote. Sie kennt dieses Spiel »Pfote geben« und weiß, dass sie dann manchmal ein Leckerli vom Mensch bekommt. Bruce Gesicht erwacht, er stößt ein kurzen Lacher aus, nimmt die Pfote, lässt sie wieder los und gibt Danka ein weiteres Leckerli. Dann fallen beide wieder in das gegenseitige wortlose, bewegungslose Anstarren, bis Danka wieder eine Pfote gibt – Lachen – Leckerli – und wieder anstarren. Dieser Handlungsdialog wiederholte sich, ohne Variation, über eine längere Zeit und wurde erst beendet, wenn entweder keine Leckerli mehr in der bereitstehenden Dose waren oder ich ein Gespräch mit Bruce begann und dadurch den Ablauf unterbrach.

Ein Gespräch mit Bruce verlief so: Ich sagte oder fragte ihn etwas und er antwortete, durchaus freundlich lächelnd, aber meistens mit knappen Worten. Dann starrte er mich an oder sah an mir vorbei in den Raum und bewegte sich nicht mehr. Von sich aus kam keine Aktion, Frage oder Weiterführung des Dialogs. Irgendwann fragte ich ihn wieder etwas und er reagierte wieder freundlich mit einer Antwort. Dann wieder Schweigen und Starren, bis ich wieder etwas sagte usw.

Betrachten wir diesen Handlungsdialog, so sehen wir, dass sich die Dialogpartner durchaus aufeinander beziehen und miteinander abstimmen. Es kommt zu einer Begegnung, einer Interaktion. Die Art und Weise, wie Bruce diesen Dialog gestaltet, ist einmalig. Kein anderer Patient in meiner Praxis macht es so wie Bruce. Ich will an dieser Stelle nicht diskutieren, warum Bruce so handelt, sondern den Blick darauf wenden, dass er mich ähnlich behandelt wie Danka. Er scheint sich auf der körperlich habituellen Ebene gerade so zu mir wie gegenüber Danka zu verhalten. Offensichtlich drückt sich hier eine *Handlungsdisposition* aus, die nicht auf den Kontakt mit einem Hund beschränkt ist, sondern genauso gegenüber Menschen, mindestens aber mir gegenüber wirksam ist. In seiner einmaligen Art und Weise ist Bruce passiv, starrt Danka bzw. mich an, bis eine Aktion von unserer Seite erfolgt, die er freundlich lächelnd beantwortet, um dann wieder in sein Starren zurückzufallen. Mit Stern et al. (2012) könnte man sagen und vermuten, dass wir hier für

Bruce spezifische Abstimmungsprozesse sehen, die Ausdruck von verinnerlichten Beziehungsmustern sind.

Dazu ein weiteres Beispiel:

Fallbeispiel

Arween, 18 Jahre

Bei der 18-jährigen Arween, die wie Bruce in der Schule versagte und auch Hundeerfahrung hatte, gestaltete sich die Begrüßung von Danka ganz anders als bei Bruce.

Mit freudiger, heller Stimme rief Arween Danka herbei, die auch freudig, mit tänzelnden Schritten und schwanzwedelnd zu Arween lief. Diese begleitete das Begrüßungsspiel mit begeisterten Worten: »Ja, hallo, du Süße; ja, komm her; och, bist du aber schön; ach, du Knuddel; ja, gib Pfötchen; ja suuuper; prima; …« Dabei streichelte und knuddelte sie Danka und kommentierte jede Aktion von Danka. Danka war offensichtlich begeistert, wedelte mit dem Schwanz und dem Hinterteil und rückte immer näher. Sie zeigte alle möglichen Aktionen, die sie so kennt. Sie machte Männchen, eine Rolle, holte ihr Kuscheltier und zeigte es der Patientin, was diese wiederum begeistert aufgriff und weiterführte. Arween erweiterte den Dialog noch um einen Aspekt. Sie versuchte sofort, Danka auch etwas beizubringen. Sie sagte dann »Nein!«, wenn Danka die linke Pfote gab, und erklärte, dass sie nur ein Leckerli bekomme, wenn sie jetzt die andere Pfote gäbe. Natürlich verstand Danka sofort und ihre richtige Aktion wurde dann wieder begeistert gefeiert.

Die Patientin stellte schnell eine außergewöhnliche Nähe zu Danka her. Der Dialog ist hochemotional und intensiv aufeinander bezogen. Sie sind sehr gut und harmonisch aufeinander abgestimmt und es scheinen weder Brüche noch gegenseitige Vorsicht zu walten. Die gegenseitige Bezogenheit und Freude erscheinen fast intim bzw. erotisch.

Wie gestaltet die Patientin nun den Kontakt zu mir? Sie vermittelt mir auf eine gut nachvollziehbare Weise, wie sie in ein emotionales Loch geraten ist und nun nur noch depressiv bei geschlossenen Rollläden in ihrem Zimmer sitzen kann. Arween erzählt, sie weint, sie lacht, ist begeistert, ist traurig und reißt auch mich mit in ihre hochemotionale und faszinierende Welt. Auch zwischen uns entsteht schnell eine emotionale Nähe, ein sich Verstehen und harmonische Abstimmungsprozesse fast ohne Missverstehen oder andere Brüche. Bald schon möchte die Patientin zweimal die Woche kommen und meint, dass die Therapie für sie so wichtig geworden ist, dass sie deswegen auf einen Umzug in eine andere Stadt verzichtet. Auch setzt sie ihr attraktives Äußeres durchaus in Pose und flirtet manchmal mit mir.

Auch bei Arween sind die Parallelen zu sehen zwischen der Art und Weise, wie sie mit Danka eine enge, emotionale Beziehung eingeht und dies auch bei mir initiiert und dabei durchaus erfolgreich ist. Bei Danka streichelt sie das Fell, während sie bei mir das therapeutische Ego streichelt und meine Wichtigkeit und Fähigkeit betont. Bei Danka verlässt sie die Rolle der Besucherin, indem sie eine Erziehungsaufgabe übernimmt, was eigentlich ja nicht ihrer Position entspricht. Auch mich behandelt sie zunehmend, als ob ich ein guter Freund wäre, dem man auf WhatsApp Nachrichten schreibt oder z. B. Geld für den Bus ausleiht. Bei Bruce konnte ich durch die Beobachtung der Interaktion zwischen ihm und Danka sehen, dass es nicht an meiner Person lag, weshalb er eine so distanziert-schizoide Interaktion zeigte. Bei Arween kann ich durch das Beobachten der Patientin-Hund-Szene sehen, dass es nicht an meiner Person liegt, weshalb die Patientin solch eine intime Nähe zu mir sucht. Vielmehr scheint darin ein Beziehungsmuster zum Ausdruck zu kommen. Im Kapitel 9 werde ich diesen Fall unter triadischen Gesichtspunkten weiter besprechen.

Ein anderes Beispiel:

Fallbeispiel

Herr C., 40 Jahre

Herr C. ist ein groß gewachsener Mann mit einer sportlichen Figur, Maßanzug, Krawatte, einem offenen freundlichen Gesicht mit entschlossenen Zügen und einem festen Händedruck. Obwohl er zum ersten Mal bei einem Psychotherapeuten ist, wirkt er souverän und ganz Herr der Lage.

Nachdem wir in den Sesseln Platz genommen haben, erklärt er den Grund seiner Konsultation. Er habe zwar auch Schlafstörungen und einige psychosomatische Probleme, aber die habe er schon im Griff. Er sei in der Führungsriege eines großen Unternehmens und Vater zweier Kinder. Er komme zur Psychotherapie, weil Menschen vor ihm Angst hätten. Dies führe dazu, dass sich seine Frau beschwere und auf der Arbeit würden seine Untergebenen nicht mehr selbstständig Entscheidungen treffen, weil sie vor seiner Reaktion Angst hätten. Dies führe zu einem schlechten Abschneiden seiner Abteilung. Er könne sich dies nicht erklären. Er führe seine Mitarbeiter unter Wahrung strengster ethisch-moralischer Grundsätze. Er behandle sie gerecht, fördere Engagement und wirke selbst als Vorbild.

Wie reagierte Danka auf ihn? Sie blieb zunächst auf ihrer etwas entfernt liegenden Decke und knurrte leise. Ich rief Danka für das Begrüßungsspiel und sie kam langsam, geduckt schleichend, mit etwas eingeklemmtem Schwanz zu uns herüber. Währenddessen sieht sie mich immer wieder an, so, als ob sie sich vergewissern wolle, dass keine Gefahr droht. Sie bleibt dann mit etwas Abstand zu Herrn C. stehen. Dieser gibt Danka nun nicht einfach das Leckerli, sondern macht ein »Spiel« daraus. Er habe selbst einen Hund und kenne sich gut aus. Er versteckt das Leckerli in einer Hand und streckt beide Arme zur Seite, sodass Danka nicht weiß, in welcher Hand das Leckerli ist. Sie schleicht mit vorgestrecktem Kopf nach vorne und stupst eine Hand an, worauf Herr C. sie öffnet. Es ist kein Leckerli drin. Danka sieht irritiert und Hilfe suchend zu mir herüber und nach aufmunternden Worten meinerseits traut sie sich noch näher an Herrn C., um die andere Hand anzustupsen. Endlich hat sie ihr Leckerli, sie zieht sich schnell vom Patienten zurück und legt sich neben mich.

Herr C. meint, dass ich wohl einen ängstlichen Hund habe …

Auch bei Herrn C. sehen wir, wie Danka auf die *Energie*, die Ausstrahlung und körperliche Präsenz, reagiert. Aus ihrer Sicht ist es wohl notwendig, mich mit dem leisen Knurren vor der eintretenden Person zu warnen. Folgerichtig geht sie nur ganz vorsichtig zum Patienten, angespannt und bereit zum Rückzug. Aber auch Herr C. gestaltet die Situation gemäß seiner inneren Struktur: Er behält die Führung. Er gestaltet die Situation und verändert die von mir gestellte Aufgabe nach seinen Vorstellungen.

Vielleicht klingen all diese Fälle außergewöhnlich? Dem ist nicht so. Sie erscheinen vielleicht besonders, aber nur, weil ihre Art und Weise, eine Beziehung zu gestalten, durch die Interaktion mit Danka körperlich agiert wurde und deshalb so deutlich zutage tritt. Betrachtet man nur wenige Minuten einer Begegnung von

Patient und Hund auf Video, so ist es oft beeindruckend, wie schnell und relativ einfach Abstimmungsprozesse und Interaktionsmuster des Patienten sichtbar werden.

Bei einem verbalen Austausch mit dem Therapeuten kann sich der Patient viel besser verstecken und weniger von sich zeigen, da er seine nicht zu kontrollierenden Körpersignale besser vermeiden kann, wenn er in seinem Sessel sitzt und redet. Hinzu kommt, dass der Patient seinen Therapeuten in einem verbalen Dialog mit Inhalten beschäftigt, sodass dieser kaum Aufmerksamkeit für die körperlichen Signale und analogen Abstimmungsprozesse übrig hat.

Außerdem kann der Therapeut die Interaktion mit dem Hund *von außen* sehen, ohne selbst involviert zu sein, was ihm einen gewissen Abstand und eine andere Perspektive auf den Patienten ermöglicht.

Ein weiterer Grund dafür, dass die beschriebenen Szenen so bestechend einfach, ja fast (zu) simpel erscheinen, liegt darin, dass der Erzähler der Geschichte aus dem reichhaltigen Geschehen genau diese Aspekte destilliert und zu einer Geschichte kreiert hat. Die obigen Fallberichte sind eine Erzählung von mir. Ich habe diese Aspekte so gesehen und erlebt und da sie für mich logisch und nachvollziehbar waren, habe ich sie auch so aufgeschrieben. Die tatsächlichen Interaktionen sind so reichhaltig, dass es stark auf den Blick und die *Erzählfähigkeit* des Therapeuten ankommt, ob und welche Geschichte er findet. Eine Deutung der Szene ist dabei kein Vorrecht eines bestimmten Konzeptes, sondern eine allgemein menschliche Fähigkeit, die uns erlaubt, Filme, Geschichten, Erzählungen, Märchen etc. zu verstehen – und eben auch die therapeutische Szene – und ihr eine Bedeutung zu geben. Dies wird im folgenden Kapitel näher ausgeführt.

7 Die Szene, das Berühren und das Wollen

Durch die Integration des Therapiehundes wird ein Handlungsdialog zwischen Patient und Hund ermöglicht und provoziert, der Beziehungsmuster des Patienten deutlich zum Vorschein treten lässt. Es ist ein Blick auf die »Szene«, die »szenische Darstellung« des Patienten, der ein Verstehen der Vorgänge in der Therapie ermöglicht.

Das Geschehen in der Psychotherapie als Szene zu verstehen, ist für die hundegestützte Psychotherapie essenziell. Ich leite dies aus der tiefenpsychologischen Theorie her, aber auch andere Konzepte nutzen diese Sichtweise. Im Psychodrama (Bender u. Stadler 2014; Moreno 1959) und insbesondere im Kinderpsychodrama (Aichinger 2012; Aichinger u. Holl 2003) werden ebenfalls bedeutsame Handlungsdialoge gewollt inszeniert. In der Systemischen Therapie (Simon 2012; von Schlippe u. Schweitzer 2013, 2014) werden die familiären Beziehungen aufgestellt und durch Stellvertreter in Dialog gebracht. Den inneren Dialog, das »Innere Team« (Schulz v. Thun 2013) in äußeren Symbolen darzustellen und in Kommunikation zu bringen, nutzen z. B. auch die Transaktionsanalyse (Harris 1975) und neue verhaltenstherapeutische Ansätze wie die Schematherapie (Loose et al. 2015; Young et al. 2005). Dass ein szenisches Verstehen von sehr unterschiedlichen Therapiekonzepten genutzt werden kann, liegt daran, dass jeder Mensch in der Lage ist, Szenen, Geschichten, Erzählungen zu verstehen, z. B. auch wenn er ein Buch liest oder einen Film sieht. Szenisches Verstehen ist nicht von einem bestimmten Konzept abhängig und es gibt keine *einzig wahre* Deutung einer Szene, auch wenn gerade das *Ringen* um das Verstehen wichtig ist.

Zwei Besonderheiten der hundegestützten Therapie werden im Folgenden betrachtet: In keiner anderen Psychotherapie kann der Patient solch zärtlich-taktile Erfahrungen machen, die frühe Muster ansprechen und diese dann reflektieren wie in der hundegestützten Psychotherapie. In keiner anderen Psychotherapie wird der Patient außerdem mit einem Wollen und Fordern konfrontiert, wie dies der Hund auf ganz natürliche Weise macht. Auf diese Wünsche und Forderungen des Hundes muss der Patient antworten und sich bzw. seine Muster zeigen.

7.1 Die Szene

»It's not a bug, it's a feature!« (deutsch etwa: Es ist kein Fehler, sondern ein [gewolltes] Merkmal!). Dieser Spruch ist in der »Gamer«-Welt ein verbreiteter und immer wieder gern genutzter Spruch – ein »Running Gag«. Wenn sich ein Spieler über eine Mechanik beschwert, die seiner Meinung nach ein Programmierfehler ist, wird ihm der Satz »It's not a bug, it's a feature!« mehr oder weniger freundlich entgegengehalten, wenn der vermutete Fehler gar kein Fehler ist, sondern eine vom Programmierer gewollte Mechanik des Spieles. Schlägt der Spieler mit seinem virtuellen Schwert z. B. auf einen Gegner und beschwert sich, dass dieser gar keinen Schaden nimmt, dann wird ihm von den *wissenden* Mitspielern, meist etwas spöttisch, dieser Spruch zugerufen und im besten Fall noch erklärt, warum es Sinn

macht, dass diese Trainingspuppe keinen Schaden nehmen soll. Es ist ein gewolltes Merkmal und kein Fehler.

Ein gewolltes Merkmal in der hundegestützten Psychotherapie ist das Agieren und Inszenieren im therapeutischen Raum. Meist wird ein Agieren und Inszenieren des Patienten in der Therapie als Problem, als Hindernis verstanden, aber in der hundegestützten Psychotherapie wollen wir eine Inszenierung ermöglichen und integrieren. Man könnte im Bezug auf die Szene sagen: »It's not a bug, it's a feature!«

Die Begriffe Szene, Inszenierung und Szenische Darstellung oder Enactment werden meist synonym gebraucht und beschreiben zunächst lediglich, *was auf der Bühne der therapeutischen Situation* geschieht und in verbalen und nonverbalen Handlungen zur Darstellung kommt (Streeck 2000a). In vielen Psychotherapierichtungen wurde und wird das Agieren des Patienten erst einmal nur als Problem konzeptionalisiert. Kommt ein Patient z. B. regelmäßig zu spät oder lässt er die Therapiestunden ausfallen, so gefährdet er mit diesem Handeln sogar die Weiterführung der Therapie. Aber auch innerhalb der Therapiestunden kann das Agieren des Patienten zu massiven Schwierigkeiten führen, man denke nur an Patienten, die beharrlich schweigen, bedrohliches oder verführerisches Verhalten zeigen, sich weigern, nach innen zu sehen oder mitzuarbeiten. Jedes Verhalten, das den gewollten Therapieverlauf erschwert oder bedroht, wird dann schnell als *Agieren* bezeichnet und negativ konnotiert.

Wie der Therapieverlauf aussehen soll und wie sich der Patient demnach verhalten sollte, hängt allerdings von der jeweiligen konzeptionellen Ausrichtung des Therapeuten ab. In der Psychoanalyse wird der frei erzählende, fantasierende und introspektionsfähige Patient gewünscht, in der Verhaltenstherapie der gut mitarbeitende, motivierte Patient, in der Systemischen Therapie soll der Patient bereit sein, seine Familie einzubeziehen, und im Psychodrama soll sich der Patient auf spielerische Aktionen einlassen.

Die Verantwortung für gescheiterte Therapieprozesse wird inzwischen häufig nicht mehr dem Patienten und dessen krankhaftem Agieren zugeschoben, sondern es wird auf eine mangelnde *Passung* verwiesen. Dies entlastet zwar den Patienten und den Therapeuten bzw. dessen Technik von der Verantwortung, bleibt aber unbefriedigend, da in der Realität der Patient nicht einfach so lange seinen Therapeuten wechseln kann, bis es passt. Wünschenswert wäre wohl eher, dass die Therapeuten mit dem unterschiedlichen Agieren ihrer Patienten umgehen können.

In der therapeutischen Praxis ist es dieses Agieren von Patienten, dieses Abweichen von dem jeweils notwendig gesehenen Verhalten, das den Therapeuten die größten Schwierigkeiten bereitet und wohl jede psychotherapeutische Schule hat sich damit auseinandergesetzt, wie mit diesem *Problem* umzugehen ist. Solange der Patient nicht *agiert*, so lange kann der Therapeut seine Technik ungestört anwenden.

Schon Freud sah im Agieren einen Widerstand gegen das Bewusstwerden von verdrängten Strebungen, indem der Patient auf die Handlungsebene ausweicht:

Als ich mir die Aufgabe stellte, das, was die Menschen verstecken, nicht durch den Zwang der Hypnose, sondern aus dem, was sie sagen und zeigen, ans Licht zu bringen, hielt ich die Aufgabe für schwerer, als sie wirklich ist. Wer Augen hat zu sehen und Ohren zu hören, der überzeugt sich, daß die Sterblichen kein Geheimnis verbergen können. Wessen Lippen schweigen, der schwätzt mit den Fingerspitzen: aus allen Poren dringt ihm der Verrat.

(Freud 1905/1981, S. 240)

Hier wird ein weiterer Aspekt des Agierens angesprochen, nämlich dass der Patient seine Konflikte und seine implizite Beziehungsstruktur handelnd in Szene setzt. Gerade durch das Agieren des Patienten werden seine Schwierigkeiten in der Beziehungsgestaltung sichtbar und insofern kann das Verstehen dessen, was der Patient inszeniert, für die Therapie wichtig und notwendig sein:

Das Verhältnis des Patienten zu seiner inneren und seiner mitmenschlichen Welt gibt sich dann nicht im ›Austausch von Worten‹ zu erkennen, sondern in szenischen Darstellungen (…) Sie führen vor Augen, was mit lexikalisch-symbolischen Mitteln nicht gesagt wird und sich der sprachlichen Mitteilung entzieht. Es sind Werkzeuge der Kommunikation. An solchen Darstellungen sind Patient und Psychotherapeut meist gemeinsam beteiligt.

(Streeck 2000b, S. 13)

Ulrich Streeck weist im letzten Satz bereits darauf hin, dass es keine einfache Deutung des nichtsprachlichen Verhaltens gibt. Schon Michael Balint (1963, 1993, 2012) betonte, dass man aus dem Handeln des Patienten nicht unmittelbar auf sein Inneres schließen kann. Die Bedeutung von Handlungen ist immer nur im Zusammenhang mit dem Kontext zu verstehen. Der verlängerte Händedruck bei der Verabschiedung des Patienten hat eine andere Bedeutung, wenn vorher z. B. der Tod einer wichtigen Bezugsperson besprochen wurde, als wenn die erotische Übertragung Gegenstand des Gesprächs war. Es gehe beim Verständnis dessen, was passiert, immer um eine *Wechselwirkung* der Beteiligten:

Lässt der Psychotherapeut außer Acht, dass sich die Bedeutung von nichtsprachlichem Verhalten erst innerhalb des Kontextes erschließt, auf den sich Patient und Psychotherapeut im Gespräch beziehen, kann es sein, dass er dem Verhalten, das er beim Patienten beobachtet, Bedeutungen zuschreibt, die in dem Bedeutungsfeld des Patienten nicht verankert sind. Damit würde er sich dem Patienten gegenüber nicht zuletzt wie eine Autorität positionieren, die vorgibt, über ein Wissen zu verfügen, das der Patient selber nicht hat. Der Patient würde nicht zur gemeinsamen kritischen Reflexion seiner Erfahrungen eingeladen, sondern wäre zur Unterwerfung gedrängt.

(Streeck 2009b, S. 25 f.)

Es ist also unzulässig, aus gezeigtem Verhalten unmittelbar auf das Innere des Patienten zu schließen.

Was aber erkennbar und mit dem Patienten besprechbar ist, das sind die Interaktionsmuster, die in der Szene zum Ausdruck kommen. Diese sind nämlich sozial erlernt und gehorchen deshalb auch sozialen Gesetzmäßigkeiten, die Therapeut und Patient teilen bzw. erlernt haben. Wir lernen, das Verhalten der anderen zu verstehen und darauf mit entsprechendem Verhalten zu reagieren, uns aufeinander abzustimmen. Wir wissen, was die zur Begrüßung ausgestreckte Hand oder ein Kopfschütteln bedeutet. Wir mögen bei einem Streit, den wir beobachten, nicht entscheiden können, welche Beweggründe die Streitenden haben, ja, wir können möglicherweise nicht einmal erkennen, worum es geht, aber wir erkennen sehr wahrscheinlich, *dass* zwei Personen sich streiten. Verhalten unterliegt weitgehenden sozialen Konventionen, die uns erst ermöglichen, in einer komplexen sozialen Welt klarzukommen.

Im Kapitel 4 sahen wir, wie komplex und vielschichtig das nonverbale Handeln ist, das dann zu wechselseitigen Abstimmungsprozessen führt. »*Die Fähigkeit, mit Anderen zu interagieren, beruht zu einem großen Teil auf implizitem, prozeduralem, nicht auf deklarativem und autobiographischem Wissen*« (Streeck 2009b, S. 29) – in der Interaktion mit dem Hund kann der Patient gar nicht anders als seine erlernten, impliziten Beziehungsmuster in Szene zu setzen. Wir wissen dann zwar noch nicht, *warum* er sich so verhält, aber wir sehen, *wie* er sich verhält. Das Agieren bzw. Inszenieren von Interaktionsmustern ist durch die Aufforderung, etwas mit dem Hund zu machen, in der Therapie willkommen und nicht ein zu vermeidendes Problem. Die implizite Botschaft an den Patienten lautet: »Du bist als Körper hier, als jemand, der handeln kann und darf, und Du darfst Dich und Deine Art zu handeln hier zeigen.« Grundsätzlich ist das Handeln und Agieren des Patienten willkommen und bei auftauchenden Schwierigkeiten wird nicht die Motivation oder Therapiefähigkeit des Patienten angezweifelt und auch nicht die Therapie wegen mangelnder Passung abgebrochen, sondern gerade die Schwierigkeiten sind willkommen und eröffnen den Zugang zu einem vertieften Therapieprozess.

Wird das Agieren und körperliche Handeln des Patienten, des Psychotherapeuten und des Hundes nicht vermieden, versteckt, ignoriert oder als Problem gesehen, sondern als willkommene inszenierte Darstellung der aktuell möglichen Beziehungsgestaltung gewertet, so sind die Beteiligten dadurch in gewisser Weise »nackt«. Sie können sich nicht hinter Erklärungen und ihren Rollen verstecken, sondern ihr Handeln wird im wahrsten Sinne des Wortes *sichtbar* und gerät in den Fokus, erhält Aufmerksamkeit (Streeck 2009). Deshalb gilt es, ganz besonders sensibel und zurückhaltend mit dem Gesehenen umzugehen, um nicht vorschnell vielleicht notwendige Schutzmechanismen aufzudecken oder zu überspringen. Beispielsweise kann der Therapeut eine gespielte Selbstsicherheit gegenüber dem Hund wahrscheinlich sehr schnell erkennen und auch der Therapiehund wird sich nicht täuschen lassen und entsprechend reagieren. Es wäre aber nicht professionell, dem Patienten diese Erkenntnis sofort mitzuteilen und ihn sozusagen »zu entlarven«. Der Patient wird durch die Einladung zum körperlichen Handeln als Körper, der er ist, als das »Körper gewordene Soziale« (Bourdieu 1982), als *embodied person* sichtbarer. Dies gilt allerdings auch für den Therapeuten. Der Patient sieht ja auch, wie der Psychotherapeut mit dem Hund umgeht, und erkennt intuitiv dessen Interaktionsmuster. Insofern sind Therapeut und Patient mehr als Person involviert, erkennbarer und in einem intersubjektiven Austausch, jenseits ihrer Rollen.

Die Psychoanalytikerin Annemarie Laimböck führt in ihrem Buch »Die Szene verstehen« (2015) aus, dass das szenische Verstehen den Weg bereitet hat, um die Ein-Person-Psychoanalyse zu überwinden, die »intersubjektive Wende« zu ermöglichen und die aktuelle Beziehungsdynamik zwischen Therapeut und Patient in den Fokus der Aufmerksamkeit zu nehmen. Bezug nehmend auf die Konzepte von Lorenzer (1970, 1983) und Argelander (1970a, b, 1991) schreibt sie:

Das Hier und Jetzt, in dem die wirklichen Veränderungen stattfinden sollten, bekam Vorrang vor der Aufarbeitung der Vergangenheit und dem Verfolgen der psychoanalytischen Entwicklungsgeschichte. (…) Im szenischen Verstehen gilt dies [die aktuelle Dynamik; Anm. d. A.] nicht mehr als unerwünschte, zu vermeidende Verstrickung, sondern als der einzig mögliche Zugang zur unbewussten Szene.
(Laimböck 2015, S. 9 f.)

Für Laimböck geht es in der Psychotherapie darum, *Sinnlücken* zu bemerken und zu schließen. Etwas an einer Szene ist rätselhaft, vieldeutig, widersprüchlich und dies gibt den Anlass und die Vorlage, zu Deuten und mit dem Patienten diese Verstehens-Lücke zu schließen, indem dies auf die Lebensgeschichte und die aktuelle Situation bezogen wird.

Das vorgestellte Konzept ist allerdings im Unterschied zur hundegestützten Psychotherapie doch eher sprachlastig, was nicht verwundert, da sich die von Argelander und Lorenzer zugrunde gelegte Theorie um Sprache dreht. Oft geht es um den erzählten *Text* des Patienten und das körperliche Handeln wird als zu interpretierendes Beiwerk verstanden.

In der Terminologie der Säuglingsforscher sind die beschriebenen *Sinnlücken* als *Brüche* in den Abstimmungsprozessen zu sehen, die Anlass geben, das Verhalten, die Beziehung und die Szene in den Fokus der Aufmerksamkeit zu nehmen. Auch aus dieser Perspektive macht es keinen Sinn, einen *zu guten, freundlichen* Hund in der Therapie einzusetzen, da gerade die Brüche und Missabstimmungen Anlass und Chance zum vertieften Verstehen bieten. Wahrscheinlich ist es kein Zufall, dass besonders Kindertherapeuten angefangen haben, einen Hund in die Psychotherapie zu integrieren. Kindern wurde in der Psychotherapie immer schon die Möglichkeit gegeben, sich im Spiel, im Machen und Tun auszudrücken, was in der Erwachsenenpsychotherapie meist unüblich bis ungewollt war. Teilweise wurde sogar bezweifelt, dass eine Psychotherapie mit Kindern überhaupt möglich ist, da man die Techniken aus der »Rede-Kur« nicht einsetzen kann. Wenn Kinder z. B. im Sandkasten mit Figuren spielen, dann drücken sie ihr inneres Befinden, ihre Freuden und Nöte, ihre Konflikte und Ressourcen in dieser Szene aus; Kinder bezogen immer schon ihre Psychotherapeuten als handelnde und mitspielende Akteure in die Therapie ein. Kindertherapeuten antworteten oftmals auf der gleichen Ebene, im Spiel, indem sie z. B. hilfreiche und schützende Figuren einbringen oder die Position des Kindes in der Familie, in der Aufstellung sehen und zu verändern suchen.

Wenn nun erwachsene Patienten in eine körperlich-handelnde Interaktion mit einem Hund einsteigen, kann der Therapeut einerseits Interaktionsmuster erkennen und andererseits auch auf der Spielebene intervenieren, verbalisieren, agieren.

So könnte er z. B. spielerisch für den Hund sprechen: »Och, ein Leckerli würde ich schon noch nehmen!«, womit sich zahlreiche Möglichkeiten eröffnen, mit dem Patienten spielerisch im Kontakt zu sein. Anstatt jedes Agieren zu vermeiden oder als problematisch zu erleben, können Therapeut und Patient auf einer konkreten Ebene miteinander kommunizieren und interagieren, den Hund z. B. gemeinsam streicheln oder ein gemeinsames Spiel initiieren. Dies ist wohl nur möglich, weil nicht der erwachsene Patient und der Therapeut miteinander spielen, sondern sie sich gemeinsam mit dem Hund beschäftigen.

In sehr fortgeschrittenen Psychotherapien mag es vorkommen, dass auch der Patient und der Therapeut ihre Beziehung spielerisch in den Fokus rücken können. Dies ist aber nicht die Regel. Für Erwachsene ist das Miteinander-Spielen eine häufig verlorene Welt des Kindes. Spiel gibt es später oft nur noch als Konkurrenzspiel, bei dem es um das Gewinnen geht. Ein reines Aufeinander-bezogen-Sein und Miteinander-Spielen, was gerade gefällt und Spaß macht, verweist auf frühere Erfahrungen, in denen das Spiel, die Fantasie und das »Nutzlose« noch im Vordergrund standen. Das in der Therapie zu erfahren oder vielleicht wiederzuentdecken kann wertvoll sein, insbesondere auch für Erwachsene, die sich über Sprache nicht so gut ausdrücken können, oder für strukturschwache Patienten (z. B. mit einer Borderline-Struktur), die häufig ihre Konflikte nicht verbalisieren, sondern nur durch ihr oft schwer erträgliches Handeln zum Ausdruck bringen können.

Eine wichtige Ausnahme gibt es in der Erwachsenen-Welt: In der ersten Phase der romantischen Liebe sind beide Partner völlig aufeinander bezogen und es braucht kein Drittes. Im Liebesspiel geht es darum, wie der andere fühlt, denkt, was er will, welche Haltungen er hat und wie er mich sieht, ob er mich so mag, wie ich bin, wenn ich mich offenbare. Es ist nicht außergewöhnlich, dass die Gesellschaft verwundert bis kritisch unterstellend reagiert, wenn wir in der Psychotherapie eine Szene initiieren, in der sich zwei erwachsene Menschen um ihre gegenseitigen Gefühle, Gedanken, Wünsche kümmern. Und es ist auch nicht verwunderlich, wenn die Psychotherapie bemüht ist, den Unterschied zu einem Liebesspiel immer wieder zu betonen, und dass sich die Therapeuten mit Abstinenz, Neutralität oder technischer Funktion von der privaten Beziehung abgrenzen.

7.2 Das Berühren und das Wollen

In der Psychotherapie gibt es zwei weitgehend anerkannte Tabus bzw. Aspekte, die stark reglementiert sind: zum einen der Bereich Berührung, körperliche Zärtlichkeit, Sexualität und zum anderen das Wollen des Therapeuten, die privaten Bedürfnisse des Therapeuten in Bezug auf den Patienten.

Ein Blick in die Geschichte zeigt, wie zentral diese Themen in der Psychotherapie und in deren gesellschaftlicher Wahrnehmung waren und sind. Der Hypnose und später der Psychoanalyse wurde unterstellt, dass der Patient in einen willenlosen Zustand kommen könne, der vom Therapeuten sexuell oder auf andere Weise ausgenutzt werden könnte. Tragischerweise wurde diese Unterstellung durch einige Freud-Schüler befeuert, indem sie sexuelle Kontakte und Beziehungen zu Patientinnen eingingen. Auch wenn man den Therapeuten keine unredlichen Motivationen unterstellt, bleibt die irritierende Besonderheit der therapeutischen Situation. Da sitzen zwei Menschen, evtl. auch noch Mann und Frau, und besprechen hochemotionale und persönliche Themen. Eine geradezu intime Situation, die es außerhalb der Psychotherapie nur in intensiven Freundschaften, Partnerschaften und der Familie gibt. Um die Psychotherapie gegen andere Beziehungsformen abzugrenzen und die Patienten vor Missbrauch zu schützen, wurden klare Grenzen gesetzt, die straf-, zivil- und berufsrechtlich sanktioniert sind. Nutzt ein Psychotherapeut die Beziehung zum Patienten, um eigene Wünsche, Interessen und Bedürfnisse zu befriedigen, so ist dies nicht statthaft und zu bestrafen. Das kann z. B. die Nutzung der Arbeitskraft des Patienten sein. Noch klarer ist der Bereich der Sexualität und intimer Beziehung ausformuliert, bis hin zu einer genauen Zeitangabe, wie lange eine Psychotherapie beendet sein muss, bis der Therapeut mit einem früheren Patienten eine intime Beziehung beginnen darf.

Manche Therapeuten meiden deshalb jede Berührung, manche praktizieren nur den Händedruck bei Beginn und Ende der Stunde, manche Therapeuten bieten auch eine stützende Hand in Ausnahmesituationen und manche Therapeuten umarmen ihre Patienten – aber an dieser Stelle wird es schon kritisch: Wie lange umarmen? Wie intensiv? Was, wenn sexuelle Lust aufkommt und spürbar wird?

Jörg Scharff (2006) setzte sich in einem Vortrag auf den Lindauer Psychotherapiewochen mit den Komplikationen auseinander, die schon harmlos erscheinende Berührungen in der Psychoanalyse bedeuten können:

Achtet man auf die Feinheiten des Berührungsaustausches am Anfang und Ende der Stunde und richtet dabei die Aufmerksamkeit auch auf sein eigenes Verhalten, dann kann man unter Umständen feststellen, dass man in bestimmten Momenten die Hand eines Patienten länger festhält als üblich, oder selber einen verstärkten Druck ausübt, als wollte man vielleicht etwas wahr machen, was doch gar nicht so wahr ist usw. Aufschlussreiche Hinweise ergeben sich auch daraus, wenn man sich fragt, ob man einen Patienten tendenziell eher zu sich hinziehen möchte, oder eher auf Distanz halten möchte. Wäscht man sich gar bei dem einen Patienten die Hände nach der Stunde und bei dem anderen nicht? Wie regeln sich Temperatur und Feuchtigkeit der Hände in Abhängigkeit von dem, was man einem Patienten gegenüber empfindet? Man ist hier mitten im Geflecht komplexer Übertragungs- und Gegenübertragungsbefindlichkeiten.

(Scharff 2006, S. 3)

In Ausnahmesituationen, so Scharff weiter, könne aber der Analytiker auf eine Berührung zurückgreifen:

Es ist, als scheine dem Psychoanalytiker die Berührung hier [in »Ausnahmesituationen«; Anm. d. A.] als natürlich und notwendig, als könne sie mehr sagen, als Worte vermitteln können und als gäbe es keinen angemessenen Ersatz für sie.

(Scharff 2006, S. 5)

Ich würde an dieser Stelle noch weiter gehen: Es gibt nicht nur keinen angemessenen Ersatz für Berührungen, sondern bestimmte Erfahrungen können nur in bestimmten Wahrnehmungsbereichen gemacht werden. Die Erfahrung von Musik ist mit dem Hören, Farben und Formen sind mit den Augen und die Berührung ist mit dem Tastsinn verbunden. Auch wenn ich mich durch Worte »berührt« fühlen kann, ist die ursprüngliche Erfahrung eine zutiefst körperliche.

Die ersten Erfahrungen von sich und der Welt, von wärmendem und haltendem Kontakt und vom Alleine sein macht das Baby körperlich. Didier Anzieu (1990) zeigt, dass die Berührung durch die Haut für unsere Identität wesentlich ist (er spricht vom »Haut-Ich«). Eine Sonderstellung hat der Tastsinn im Vergleich mit den anderen Wahrnehmungsorganen: Ich kann nicht etwas berühren, ohne mich dadurch nicht auch selbst zu spüren. Ich spüre mich als ein Berührender *und* das, was ich berühre. Ich bin Subjekt und Objekt der Berührung, aktiv und passiv. Der Philosoph Maurice Merleau-Ponty spricht vom *»sonderbaren System wechselseitiger Bezüge«* (Merleau-Ponty 1974, S. 17). In jeder Berührung, und sei es die stark formalisierte Berührung beim Händeschütteln, kommt es zu einem wechselseitigen Austausch des Gespürt-Werdens und des Spürens. Worte können also nie die reale Erfahrung des Berührt-Werdens ersetzen. Hinzu kommt, dass durch Berührungen auch andere Bereiche der Identität angesprochen werden:

> *Die über das Auge erreichte Identitätsvorstellung ist eine andere als die über das Ohr erzielte. Je nach der Qualität des Sinnesbereichs, den wir untersuchen, wird das Selbst spezifisch anders konstruiert.*
>
> (Küchenhoff 2006, S. 2)

Dieser Überzeugung sind auch Körperpsychotherapeuten, welche die Wichtigkeit von körperlicher Berührung und Präsenz schon immer betont haben. Aber auch Körperpsychotherapeuten praktizieren keine gegenseitige körperliche Interaktion und müssen ihre eigenen Wünsche, Gefühle und Bedürfnisse kontrollieren bzw. in der Supervision und Selbstreflexion bearbeiten.

Wenn der Patient nun den Hund streichelt, kommuniziert er auf dieser primär erworbenen Kontaktebene. Er berührt den Hund und empfindet sich selbst dabei als Selbst, das berührt. Dabei wird sein *Haut-Ich* aktiviert und gespiegelt, was ein anderes Ich ist als das *Hör-Ich* oder *Seh-Ich*. Bestimmte Erfahrungen kann man nur auf bestimmten Sinneskanälen machen, als solche erinnern und in das Selbstkonzept integrieren. Möglicherweise hat ein Patient in diesem Bereich positive, stärkende Ich-Anteile, die nie »zur Sprache« kommen und in der Therapie nie entdeckt werden, weil eine sinnliche Interaktion nicht gelebt werden kann. Dabei ist die Aktivierung von Ressourcen (Fabian 2015) im Rahmen einer hilfreichen therapeutischen Beziehung laut Grawe einer der wichtigsten Wirkfaktoren in der Psychotherapie (Grawe 1998, 2004, 2005; Grawe u. Grawe-Gerber 1999; Grawe et al. 2001). Unter Umständen können aber auch belastende oder gar traumatische Erfahrungen mit Berührung und dem Körper-Ich verbunden sein, die durch einen taktilen Reiz getriggert werden.

Berührungen sind in der Psychotherapie insbesondere deshalb so heikel, weil eine Sexualisierung oder eine zu starke Regression droht – diese Gefahr ist beim Streicheln des Hundes, in aller Regel, nicht gegeben. Weder muss der Patient einen sexuellen Übergriff befürchten, noch versinkt er in eine Abhängigkeit vom Hund. Durch das Streicheln des Hundes erinnert und aktiviert der Patient die zärtlich-sinnlichen Erfahrungen des Kindes mit den Eltern, bevor die aufkommende Pubertät dem Kind diese Welt entzog. Diesen Erfahrungskomplex im therapeutischen Raum zu aktualisieren, nicht nur als erinnerte Vorstellung, sondern ganz real spür- und greifbar, ist bedeutsam und hat Auswirkungen auf den therapeutischen Prozess.

Teilweise aus historischen Verklemmungen und auch aus guten Gründen ist der körperliche Kontakt zwischen Patient und Therapeut – das Berühren, die Zärtlichkeit, die Sexualität – aus der therapeutischen Situation verbannt bzw. reglementiert und stark beschränkt. Gleiches gilt für das »Wollen« des Therapeuten. Damit sind wichtige, ja existenzielle Erfahrungsbereiche ausgespart. Durch die Integration eines Hundes kommen diese beiden Aspekte in die therapeutische Situation.

Der Hund drückt sein »Wollen« meist eindeutig aus: Er will das Leckerli, er will gestreichelt werden oder spielen, und zwar jetzt und hier. Dies könnte der Therapeut nie so machen bzw. in Szene setzen. Er könnte nie sagen, dass er jetzt und hier eine Bedürfnisbefriedigung durch den Patienten erwartet und diese einfordern. Diese Erwartung ist aber wichtig für bedeutsame Beziehungen; besonders die Mutter-Baby-Situation und die Qualität dieser Beziehungen definiert sich geradezu aus dem Umgang mit diesen gegenseitigen Erwartungen und der Bereitschaft, die Interessen und Bedürfnisse des anderen zu berücksichtigen. Nicht zuletzt ist es die »Ur-Szene«, in der das Bindungssystem aufgebaut wird, in der es um zuverlässiges Da-Sein und Versorgung geht. Fordert nun der Hund z. B. Versorgung und Zuwendung vom Patienten, muss dieser auf irgendeine Weise reagieren. Er kann das Thema nicht vermeiden, nicht Nicht-Kommunizieren (Watzlawick et al. 1969). Wie wird der Patient dieses Verhalten empfinden und darauf reagieren?

Fallbeispiel

Clara, 11 Jahre

Clara ist bei Beginn der Therapie ein sehr dürres, schlaksiges Mädchen, das wohl eher als unattraktiv gelten kann. Sie ist intelligent und hat eine besserwisserische Art. In der Schule wird sie gemobbt – Freundinnen hat sie keine. Die selbst körperlich kranke Mutter ist alleinerziehend, der Vater wohnt weit entfernt und kümmert sich nicht. Ein im Haushalt lebender drei Jahre jüngerer Bruder terrorisiert die Mutter und Clara mit seinem grenzenlosen Anspruchsverhalten. Er ist dick, ungestüm, unverschämt und lässt sich weder von der Mutter noch von Clara begrenzen. Therapeutische Versuche, die Mutter so zu stärken, dass sie den Bruder mehr begrenzt, sind nicht erfolgreich und auch das Mobbing in der Schule widersteht jeder Intervention.

Die Begrüßungsszene mit Danka gestaltete sich so: Clara streckte nicht wie die meisten Menschen die Hand mit dem Leckerli aus, sondern hielt sie nahe an ihrem Körper, sodass Danka ganz nahe an Clara herangehen musste. In den Videos konnte man dann im Nachhinein erkennen, dass Clara in dem Moment, als Dankas Schnauze fast die Hand berührte,

ihre Hand etwas weiter nach oben und hinten bewegte, sodass Danka dem Leckerli folgte, schließlich mit dem Oberkörper auf ihrem Schoß landete und versuchte, die Hand zu erreichen. Clara bekam Angst vor der aus ihrer Sicht gierigen, übergriffigen Danka und suchte mit Blicken meine Hilfe. Mir selbst war es etwas peinlich, wie offensichtlich unerzogen mein Hund das arme Mädchen bedrängte. Erst mithilfe der Videoanalyse erkannte ich, dass Clara die Entwicklung der Szene durch ihr kontaktvermeidendes Verhalten selbst provoziert hatte. Clara schien in der Begegnung von Dankas Wollen und deren Gier bedrängt zu werden und sie hatte keine Möglichkeit, Danka von sich fernzuhalten, Nein zu sagen, sie zu stoppen. Unschwer erkennt man die Parallelen zu den familiären und schulischen Interaktionsmustern. So erlebte sie auch die Bemühungen der Mutter, sie zum Essen zu bewegen, als intrusive Manipulation.
Die Therapie musste bereits nach kurzer Zeit unterbrochen werden, weil Clara so stark abgenommen hatte, dass ein medizinisch bedenklicher Zustand erreicht war. Es folgten verschiedene Klinikaufenthalte und die Fortsetzung der ambulanten Therapie. Die Psychotherapie konnte nach drei Jahren dann aber erfolgreich abgeschlossen werden. Clara war inzwischen normalgewichtig, hatte die Schule gewechselt, in der sie nicht mehr gemobbt wurde, und sie war stabil, obwohl sich das Verhalten des Bruders und der Mutter nicht verändert hatten bzw. das Verhalten des Bruders mit fortschreitendem Alter immer schwieriger wurde.
Bemerkenswerterweise hatte sich das Verhalten Danka gegenüber nicht so verändert, wie man dies vielleicht erwartet und angestrebt hätte. Clara sagte Danka weiterhin nicht Nein, begrenzte sie nicht, brauchte es aber auch nicht. Statt vor dem Wollen und der Gier von Danka zu fliehen und Angst davor zu haben, brachte sie nun Danka Leckerli von zu Hause mit, versorgte sie liebevoll, ließ sich sogar die Hand von Danka ablecken, sie bürstete Dankas Fell und diese wiederum freute sich immer schon beim Hereinkommen auf Clara. Das vorher ausweichende und kontaktvermeidende Verhalten hatte sich so geändert, dass sie aktiv auf Danka zuging, wodurch sich die Begegnung ganz anders gestaltete. Spielen wollte Clara nicht mit Danka, es ging einzig um das Versorgen und Pflegen. In diesem Kontext, in der veränderten Szene, war Dankas Wollen nun willkommen, sie erschien weder gierig noch unerzogen. Clara und Danka hatten einen Weg gefunden, auf eine gute Weise miteinander zusammen zu sein.
Diese Entwicklung erfolgte parallel zur Veränderung in ihrem familiären und sozialen Leben. Bemerkenswert finde ich, wie sichtbar wird, dass die Veränderung nicht durch die Abgrenzung und Ich-Stärkung erfolgte, sondern das positive Sich-auf-den-anderen-zu-Bewegen zum Erfolg führte. Ohne die Beobachtung von Dankas und Claras Verhalten hätte ich wohl nicht sagen können, warum Clara wieder isst und nicht mehr von den Kindern gemobbt wird. Es wird auch nie zu entscheiden sein, welchen Anteil die therapeutischen Interventionen in Klinik und ambulanter Praxis hatten und inwiefern die erlebten Begegnungen mit Danka ihren Anteil zur Gesundung beitrugen. Jedenfalls wollte Clara in der letzten Phase der Therapie ihre Erfahrung mit Danka immer weiter wiederholen, was wie ein Einüben der veränderten Haltung wirkte.

Nicht immer geht es beim Wollen des Hundes ums Versorgen und Streicheln. Der Hund kann auch durchaus aggressiv etwas wollen und fordern. Danka bringt z. B. gerne eines ihrer Kuscheltiere und zeigt es dem Patienten. Manchmal gibt sie es dem Patienten, aber manchmal auch nicht. Zieht der Patient dann am Kuscheltier, zieht Danka dagegen und es wird ein »Zerrspiel«. Dies allerdings nur, wenn sich der Patient darauf einlässt.

Fallbeispiel

Der 52-jährige Herr Z. reagierte z. B. auf das Festhalten von Danka hochaggressiv und forderte vehement Dankas Unterwürfigkeit, indem er streng »Lass los!« sagte und heftig das Kuscheltier aus Dankas Schnauze zog. Er kommentierte, dass Danka da wohl an den Falschen geraten wäre. Er lasse sich nicht verarschen. Danka hatte übrigens ihre Lektion gelernt und brachte diesem Patienten nie wieder ein Kuscheltier, auch nicht, wenn er mit einem Leckerli lockte.
Die 33-jährige Frau L. wiederum entschuldigte sich sofort bei Danka, als diese das Kuscheltier nicht hergab. Selbstverständlich wolle sie, Frau L., Danka nicht das Kuscheltier wegnehmen, es sei ja schließlich Dankas Kuscheltier.
Die schon beschriebene Arween wiederum ging in einen spielerischen Kampf und stachelte Danka an, fester zu ziehen, während sie dagegenhielt. Die ganze Szene war ein schön anzusehender spaßiger Kampf und beide hatten ganz offensichtlich viel Freude daran.

8 Dialog mit dem Tier

In der hundegestützten Psychotherapie, wie sie hier vertreten wird, sind die Patienten eingeladen, sich selbst handelnd mit dem Hund zu beschäftigen, ihn zu streicheln, mit ihm zu spielen und in einen Handlungsdialog einzutreten. Sie können gar nicht anders als gemäß ihren erworbenen Beziehungsmustern die Interaktion zu gestalten und damit in Szene zu setzen.

Bisher sahen wir einige Beispiele dieser Beziehungsgestaltung mit dem Hund und Parallelen zum Verhalten des Patienten gegenüber dem Therapeuten. Es soll nun nicht der voreilige Schluss vermittelt werden, dass der Patient den Hund immer auf die gleiche Weise behandelt, wie er auch den Therapeuten behandelt. Im Folgenden soll gezeigt werden, dass es tatsächlich Parallelen, aber gleichzeitig auch große Unterschiede gibt. Dies liegt darin begründet, dass der Mensch auf eine andere Spezies trifft; des Weiteren gestaltet der Mensch die Beziehung zum Hund nicht ausschließlich aus seinen frühen Mustern, sondern auch auf Grundlage seines reflexiven Selbst, seiner Kultur und eigenen Erfahrung. In der Psychotherapie geht es dann darum, die Parallelen *und* die Andersartigkeit der Hund-Mensch-Begegnung zu nutzen.

Wenn der Patient in eine Interaktion, in einen nicht-verbalen Dialog mit dem Therapiehund eintritt, dann erlebt er das Anderssein des Hundes und gleichzeitig erlebt er sich selbst als jemand, der im Dialog mit dem Hund ist. Er sieht den Hund und sieht gleichzeitig, wie er vom Hund gesehen wird. Üblicherweise wird dieser Vorgang auf der menschlichen Ebene reflektiert. So schreibt Sartre (1987, S. 308; H. i. O.): »*Der Andere ist (…) nicht nur der, den ich sehe, sondern auch der, der mich sieht.*« Der Begriff *Sehen* ist natürlich als Metapher für ein umfassend erlebtes *Gespiegelt werden* gemeint, nicht als Wahrnehmungsfunktion. Der Andere ist auch der, den ich höre (spüre, rieche) und der mich hört (spürt, riecht). Altmeyer (2003, S. 261) hat in origineller Weise Descartes Satz »*Cogito, ergo sum*« umformuliert in »*Videor, ergo sum*«, also in »*Ich werde gesehen, also bin ich*«. Prägnant drückt Buber (1984, S. 32) aus: »*Der Mensch wird am Du zum Ich.*«

Wir sahen, dass es zwischen Mensch und Hund zu Abstimmungsprozessen kommen kann, dass die beiden Interaktionspartner aufeinander reagieren und sich in gewisser Weise gegenseitig *sehen*, verstehen, ihre wechselseitigen Intentionen lesen und berücksichtigen. Häufig fragen sich (und mich) Patienten, wie Danka sie wohl findet, ob Danka sie mag, ob Danka sie wiedererkennt usw. Sie interessieren sich also für die Sichtweise und das Empfinden von Danka ihnen gegenüber. Der Hund ist für den Menschen ein (besonderer) Anderer. So wie andere Menschen teilweise sind *wie ich* und teilweise *nicht wie ich* sind, so ist auch der Hund teilweise *wie ich* (nämlich ein fühlendes, interagierendes Subjekt) und teilweise *nicht wie ich* (er ist ein anderer, nicht ich und nicht Mensch).

Wie Staemmler (2015) unter einer relationalen und intersubjektiven Sichtweise ausführt, ist die Entwicklung des Selbst eine zutiefst relationale und dialogische. Hermans (Staemmler 2015) erklärt im Vorwort zu Staemmlers Buch:

Vertreter dieser relationalen Perspektive sehen das Selbst nicht als eine autonome Entität, die von einer sozialen Welt ›umgeben‹ ist, sondern betrachten es stattdessen als einen sozialen Prozess, den man nur als etwas verstehen kann, das sich in die soziale und historische Welt hinein ausdehnt, von der es ein Teil ist und zu der es beiträgt. Das Selbst gehört zur Welt, und die Welt gehört zum Selbst. Diese Sichtweise hat weitreichende Implikationen: Das Selbst ist innerhalb der Vielfalt seiner sozialen Beziehungen nicht immer einfach dasselbe, sondern es antwortet mit unterschiedlichen Selbst-Positionen auf verschiedene Individuen und Gruppen.
(Staemmler 2015, S. V)

Der Mensch antwortet mit unterschiedlichen Selbst-Positionen auf seine Interaktionspartner und auf die Situation, in der er ist. In unserem Zusammenhang bedeutet das, dass der Patient durch den Kontakt mit dem Hund in der therapeutischen Situation eine spezifische Selbst-Position einnimmt. Er erlebt sich selbst im Kontakt zum Therapiehund, wie von Staemmler wie folgt beschrieben:

Das Selbst hat Prozess-Charakter, d. h. es verläuft und verändert sich in der Zeit. Es ist nichts Konstantes, sondern nimmt in Abhängigkeit von den Situationen, in denen es sich befindet, auf die es sich bezieht und in denen es sich aktualisiert, immer wieder andere Formen an. (…) Wie die tägliche Lebenserfahrung zeigt, erlebt man sich beim Bezahlen an der Tankstelle anders als beim Betrachten eines Theaterstückes, und im Kontakt mit der Platzanweiserin an der Theaterkasse anders als im späteren Gespräch mit der Begleitperson über die Leistung der Schauspielerinnen.
(Staemmler 2015, S. 24)

Aus einer relationalen Perspektive ist es aber nicht so, als ob der Dialogpartner bestimmte Seiten in mir weckt und hervorbringt. Es gibt kein festes Selbst, das den anderen und der Situation entgegensteht, wir haben keine Distanz zu einer Situation, sondern das Subjekt ist, wie Sartre es ausdrückt, »*nichts anderes als seine Situation*« (Sartre 1987, S. 691; H. i. O.).

Mit anderen Worten beschreibt Gendlin den Vorgang:

Es heißt, dass jede unserer Beziehungen ›unterschiedliche Eigenschaften‹ in uns hervorbringt, so als ob alle möglichen Eigenschaften bereits in uns wären und nur darauf warten würden, ›hervorgebracht‹ zu werden. Aber tatsächlich wirkst du auf mich ein. Und mit mir bist du auch nicht nur wie gewöhnlich du selbst. Das Zusammen-Geschehen von dir und mir macht uns beide unmittelbar anders, als wir sonst sind. (…) Wie du bist, wenn du auf mich wirkst, ist schon durch mich beeinflusst, aber nicht wie ich gewöhnlich bin, sondern durch mich, wie ich geschehe mit dir. (…) Was jeder innerhalb einer Interaktion ist, ist bereits durch den anderen affiziert.
(Gendlin 2015, S. 94 ff.; H. i. O.)

Ist der Patient also in unserem Fall mit dem Hund in einem Austausch, einem Dialog, so wirkt der Patient auf den Hund und umgekehrt. Dies aber nicht so, als ob zwei Entitäten aufeinandertreffen und sich gegenseitig beeinflussen, sondern dadurch, dass der Hund dem Patienten auf eine bestimmte Art und Weise begegnet, dadurch ist die Aktion des Patienten schon eine andere, als wenn der Hund dem Patienten nicht so begegnet wäre – und umgekehrt.

Interaktion ist von Beginn an eine wechselseitige Beeinflussung und Durchmischung, ohne sagen zu können, wer agiert und wer reagiert, wer angefangen hat, wer aktiv oder passiv ist. Schon meine Vorannahmen bezüglich meines Dialogpartners beeinflussen die Art wie ich ihn sehe, und mein Blick auf ihn beeinflusst schon, wie er sich selbst erlebt. Auch mein Dialogpartner sieht mich, mein Geschlecht, Alter, Kleidung, Ausdruck etc. und weiß vielleicht schon etwas über meine soziale Stellung, mein Bildungsniveau, meine Herkunft. All dies beeinflusst den Dialog und wie ich mich selbst in diesem Dialog empfinde.

Gendlin führt weiter aus, dass man mit dem Denken nicht bei zwei Subjekten anfangen kann, sondern bei der Interaktion (Prinzip: *interaction first*). Diese Sichtweise wird auch von der modernen Entwicklungspsychologie bestätigt. Das spezifisch menschliche reflexive Selbst entsteht in und durch Interaktion mit der sozialen Welt und dabei natürlich besonders durch die Interaktion mit den primären Bezugspersonen.

Bevor sie sich selbst im Spiegel (…) erkennen, fangen Kleinkinder an, sich in Anderen zu spiegeln, durch Imitation und Reziprozität sozialer Interaktionen. Indem sie emotionale Ausdrucksweisen reproduzieren, Emotionen an Anderen wahrnehmen und ihre eigenen dabei spüren sowie herausfinden, wie sie auf Andere einwirken können, entdecken sie Aspekte von sich, die sie auf keine andere Weise entdecken könnten. Sie entwickeln Selbst-Bewusstheit im Wesentlichen aus ihren Erfahrungen mit dem sozialen Spiegel.

(Rochat 1995, S. 64, zit. nach Staemmler 2015, S. 59)

Durch Interaktionen mit Anderen entsteht mit der Zeit das komplexe Gebilde eines menschlichen Selbst. Der Mensch ist dann nicht mehr nur ein Körper, der die Welt direkt und unvermittelt erlebt – Mead (1934/1968, 1983a, b) nimmt dafür das englische ›I‹ –, ein präreflexives Selbst, sondern er erwirbt zusätzlich die Fähigkeit, sich selbst aus der Position des anderen zu sehen und sich auf sich selbst zu beziehen. Er bildet sein reflexives Selbst (bei Mead ›Me‹). Dabei werden die Interaktionsmuster, die ursprünglich zwischen dem Subjekt und Anderen geschahen, zu Merkmalen, wie es später mit sich selbst umgeht, wobei die Interaktionsmuster nicht eins zu eins übernommen werden, vielmehr ist es ein kreativer Prozess des Internalisieren bzw. »Interiorisieren« (Wygotski 1934/1972). So wie der Mensch mannigfaltige Interaktionen mit anderen Menschen erlebt, so ist auch sein Selbst ein komplexes Gebilde von »inneren Anteilen« (ich setze den Begriff in Anführungszeichen, weil es eigentlich keine festen, abgeschlossenen ›Teile‹ im Selbst gibt, die mit anderen ›Teilen‹ interagieren, im Konflikt sind etc.; es sind, genauer ausgedrückt, verinnerlichte Interaktionserfahrungen, erlebte Prozesse mit Anderen), die miteinander in Interaktion sind. Poetisch beschrieb Hermann Hesse im »Tractat vom Steppenwolf« die entstandene innere Vielheit des Menschen: Das Leben schwinge nicht zwischen zwei Polen wie etwa zwischen Trieb und Geist oder Gut und Böse, sondern zwischen tausenden, ja unzähligen Polpaaren. Der Mensch bestehe also nicht aus zwei *Wesen*, sondern aus tausenden (Hesse 1970, S. 41).

Wir ermöglichen dem Patienten durch die Integration eines Hundes in der Psychotherapie eine sehr spezifische und besondere Erfahrung. Der Patient wird sich selbst im Kontakt mit dem Hund erleben und eine Selbst-Position einnehmen, die so nur bei einem Hund möglich ist. Der Hund ist nämlich nicht ein *Anderer*, wie ein Mensch ein *Anderer* ist, sondern ein Tier aus einer fremden Art. Wir provozieren eine Interaktionserfahrung des Patienten, der er sich nicht entziehen kann, sondern die im Moment der Begegnung (und ggf. schon vorher) geschieht und ihre Wirkung entfaltet. Wie die Begegnung dann verläuft, ist von den Persönlichkeiten, den Charakteren von Hund und Mensch und natürlich von der Interaktionssituation beeinflusst. Es ist ein großer Unterschied, ob der Patient mit dem Hund des Nachbarn spielt oder dem Hund des Therapeuten begegnet und die Situation als Psychotherapie definiert ist. Zahlreiche Faktoren beeinflussen die Situation zusätzlich: Ist der Hund ein großer Schäferhund oder ein kleiner Pudel? Kommt der Hund freudig und fordernd angerannt oder liegt er träge auf einer Decke? Hat der Patient selbst einen Hund oder evtl. Angst? Liebt der Hund kleine Kinder oder ist er schon genervt beim Eintreten? Hat er Angst vor großen starken Männern? Vor schwarzer Kleidung? Vor Röcken? Vor dunklen Stimmen?

So wie der Verlauf eines Gesprächs nicht im Voraus feststeht, so ist auch die Interaktion zwischen Hund und Mensch prinzipiell weder vorhersehbar noch planbar und wir können nicht wissen, wie sich Hund und Patient aufeinander abstimmen werden, was sie miteinander erleben, wie sich der Patient in der Begegnung fühlt und wie er sich in den Augen des Hundes gespiegelt sieht. Möglicherweise kommt der Patient mit einem bestimmten Selbstbild in die Begegnung. Er kann z. B. der Meinung sein, dass er gut mit Hunden auskommt, und überrascht bemerken, dass dies bei diesem Hund nicht so ist. Eine Patientin kam zu mir in die Therapie mit der Überzeugung, Angst vor Hunden zu haben, und war überrascht, dass sie vor Danka keine Angst hatte. Ihr Selbstbild hatte sich durch diese Begegnung differenziert: »Ich habe normalerweise Angst vor Hunden, aber nicht immer.«

Diese Nichtvorhersagbarkeit einer Begegnung, ihre Komplexität und gegenseitige Durchmischung von Beeinflussungen gilt für alle Interaktionen, wobei wir in der Psychotherapie und Philosophie normalerweise die *menschliche* Begegnung betrachten. Welchen Unterschied macht es aber, wenn, wie in unserem Fall, der Dialogpartner kein Mensch, sondern ein Hund, ein *Tier* ist? Wie erlebt sich der Patient im Kontakt zu einem Hund?

Fallbeispiel

Eine Kollegin hatte ein fünfjähriges Mädchen darauf vorbereitet, beim nächsten Treffen der Therapiehündin zu begegnen. Das Mädchen freute sich schon darauf. Am Tag der Begegnung begleitete die Kollegin das Mädchen in den Therapieraum, wo die Hündin auf

> ihrer Decke lag und dann zu den beiden gelaufen kam. Das Mädchen nahm eine stramme Haltung an und sagte förmlich zur Hündin: »Guten Tag, mein Name ist Lydia Krapoff«, und gleichzeitig streckte sie ihre Hand zum Händeschütteln aus.

Diese Szene ist anrührend und auch lustig, weil das Mädchen offensichtlich das Tier-Sein der Hündin ignorierte und sich mit Vor- und Zunamen förmlich vorstellte. Normalerweise weiß ein fünfjähriges Mädchen natürlich, dass ein Hund nicht sprechen kann und keine Hände schüttelt.

Diese kleine Geschichte weist auf einen offensichtlichen Unterschied zwischen Mensch und Hund hin: Der Hund hat kein sprachliches, reflexives Selbst wie der Mensch. Zunächst hat der Mensch als Säugling, wie auch der Hund, ein Erleben aus der Perspektive der 1. Person, ein körperlich vermitteltes Erleben von sich selbst und der Welt, woraus sich beim Menschen dann das reflexive und sprachliche Selbst entwickelt, welches die spezifisch menschlichen Fähigkeiten hervorbringt. Man kann sagen, dass der Mensch auch die Erfahrung eines präreflexiven Selbst machte, sich daraus aber weiterentwickelt hat.

Es ist wichtig zu begreifen, dass präreflexives Selbst-Bewusstsein nicht nur eine mögliche Form des Bewusstsein unter anderen ist. Es stellt vielmehr eine Grundlage in dem Sinne dar, dass es erst die Bedingung dafür schafft, dass man sich selbst auf der reflexiven Ebene beobachten kann. (…) Die letztere benötigt unbedingt einen nicht-reflexiven Grund, auf dem (…) das Selbst nicht das Objekt der Beobachtung ist. Dieser nicht-beobachtende Grund ist genau das, was ich hier Präreflexivität nenne, denn es handelt sich um eine Form von Bewusstsein, bei dem auf das Selbst nicht reflektiert wird.

(Legrand 2007, S. 498 f.; H. i. O., zit. nach Staemmler 2015, S. 95)

Wie bereits erwähnt, bilden sich aus den frühen vorsprachlichen Erfahrungen (hauptsächlich aus den Interaktionserfahrungen mit den primären Bezugspersonen) Beziehungsmuster, innere Arbeitsmodelle, die körperlich repräsentiert bleiben und im impliziten Gedächtnis gespeichert sind.

Was früher entsteht (hier: das Implizite), wird durch das, was später entsteht (hier: das Explizite), nicht abgelöst, sondern es besteht parallel weiter, wodurch dann zwischen beiden Aspekten diverse Interaktionen möglich werden und auch tatsächlich stattfinden.

(Staemmler 2015, S. 130; H. i. O.)

Das alltägliche Handeln geschieht zum größten Teil unbewusst-automatisch; auch unsere Art und Weise, Beziehungen zu gestalten, erfolgt körperlich-handelnd und spontan und bestimmt die Beziehungsszene. Wenn wir aber gefragt werden, wer wir sind, greifen wir auf bewusste autobiografische Erinnerungen, Überzeugungen, Gefühle zurück. Wir identifizieren uns mit unserem reflexiven Selbst, obwohl der größte Teil unseres Handelns und unserer Kommunikation nicht-reflektiert, unbewusst ablaufen. Wir identifizieren uns mit bestimmten Selbst-Positionen und andere lehnen wir ab oder empfinden sie sogar als nicht zu uns gehörig.

Wenn Sie ihr ›Selbst‹ beschreiben oder erklären oder auch nur innerlich spüren, ziehen Sie in Wirklichkeit, ob Sie es wollen oder nicht, im Geist eine Linie oder Grenze über das Feld Ihres Erlebens, und alles, was innerhalb dieser Grenze liegt, nennen Sie oder empfinden Sie als Ihr ›Selbst‹, während Sie alles außerhalb dieser Grenze als ›Nicht-Selbst‹ empfinden. Die Identität Ihres Selbst ist, anders ausgedrückt, völlig davon abhängig, wo Sie diese Grenzlinie ziehen.

(Wilber 1984, S. 14)

Gedanken und Gefühle, Wünsche und Erinnerungen, die nicht zum Selbst gehören, werden nicht erlebt und erinnert oder als *fremd* erlebt. Dies ist zunächst ubiquitär. Niemand wird in sein Selbst alle Aspekte seines Seins integrieren können und bestimmte *Grenzziehungen* sind auch Ausdruck meiner Freiheit, mich für etwas entscheiden zu können und anderes nicht zu wollen, ja vielleicht nicht einmal wahrnehmen zu wollen. Ich kann z. B. aus bestimmten Erfahrungen heraus eine übertriebene Angst vor dunkelhäutigen Menschen haben, mich aber bewusst gegen fremdenfeindliche Gedanken entscheiden und diese entschieden zurückweisen, wenn sie auftauchen. Problematisch und ggf. pathologisch wird dieser Prozess aber, wen ich zu große Bereiche oder zu wichtige Selbstanteile ausgrenze. Verleugne oder verdränge ich z. B. meine Sinnlichkeit und Sexualität und gebe ihr keinen Platz in meinem Leben und meinem Selbst, so können daraus psychische Beeinträchtigungen und Krankheiten resultieren. Die verschiedenen psychotherapeutischen Schulen fokussieren jeweils bestimmte Aspekte als Ursache für eine pathologische Entwicklung – Sexualität, Spiritualität, Aggression, Macht, Beziehung, Sinn usw. Wichtige Interaktionserfahrungen konnten nicht erlebt werden, waren traumatisierend, nicht befriedigend, sodass das Selbst ungenügend entwickelt oder beschädigt ist. Neuropsychologisch ausgedrückt arbeiten Teile des Gehirns nicht gut zusammen, sodass beispielsweise unser *»›Reptiliengehirn‹, durch das wir instinktiv handeln und sekundenschnelle Überlebensentscheidungen treffen können, (…) [und das] ›Säugetiergehirn‹, das uns Verbindungen und Beziehungen aufbauen lässt«* (Siegel u. Bryson 2013, S. 20), nicht ausreichend im Selbst integriert sind.

In jeder Begegnung zwischen zwei Menschen sind immer nur Teile der Person bzw. des Selbst relevant und aktiviert. Begegne ich z. B. zum ersten Mal einem Mitarbeiter einer Bank, bei der ich einen Kredit beantragen möchte, dann ist beispielsweise relevant, wie alt ich bin, von Bedeutung sind meine Arbeitsstelle, meine Gesundheit, meine Zuverlässigkeit oder mein Konsum- und Suchtverhalten. Nicht relevant sind z. B. meine sportliche Leistungen, meine sexuelle oder politische Orientierung, meine Naturliebe. Mein Dialogpartner hat vielleicht Vorgaben von der Bank, er hat möglicherweise persönliche Ambitionen, viele Kredite zu betreuen, will einer Kollegin imponieren, hat ggf. schon Erfahrungen mit Psychotherapeuten gemacht, ist ängstlich oder zwanghaft veranlagt usw. Eine unübersehbare Menge an sachlichen und persönlichen Aspekten spielen eine Rolle und werden den Dialog und das Ergebnis bestimmen. Nun ist ein Gespräch wegen eines Kredits in der

Komplexität noch durchaus begrenzt. Begegnen sich ein Therapeut und ein Patient, kommen noch viele persönliche und emotionale Erwartungen, Wünsche, Ängste, Erfahrungen, Vorurteile, Hoffnungen etc. hinzu. Aber auch in dieser Begegnung werden nur bestimmte Selbst-Positionen eingenommen und sind wichtig. Das gilt genauso für die Begegnung von Patient und Hund.

Wie bei einer Begegnung von Bankmitarbeiter und Kunde oder Psychotherapeut und Patient, wird eine Begegnung von Mensch und Hund von bestimmten Themen und Aspekten bestimmt und andere spielen keine Rolle. Besonders die Selbstanteile, mit denen wir uns im Alltag am meisten identifizieren, spielen in der Interaktion mit dem Hund keine Rolle: meine Bildung, mein Gehalt und sozialer Status, meine Familie, Freunde, Ansehen etc. Relevant sind dagegen elementare und basale Aspekte, die Siegel und Bryson (2013) dem *Säugetiergehirn* zuschreiben würden, nämlich die Fähigkeit, *Verbindungen und Beziehungen* aufbauen zu können. Der nonverbale Ausdruck des ihm begegnenden Menschen, seine innere Anspannung, seine Vitalität, seine Aggressivität, seine Bezogenheit – all dies nimmt der Hund wahr und ist für ihn relevant.

Ähnliche Aspekte sind für den Menschen wichtig: Kann man den Hund streicheln? Ist er gefährlich? Mag er mich? Auch der Mensch *liest* den Ausdruck des Hundes und versucht zu erfassen, wie der Hund ist, was er fühlt und will. Die Interaktion dreht sich also um *tiefe* Anteile (Schichtenmodell), um triebhaftes (das *Es* von Freud), um Bindung (Julius u. Milch 2009), um natürliche Impulse (Biophilie) und damit werden Selbst-Positionen des Patienten angesprochen, die für eine Psychotherapie zentral sind und in einer Begegnung mit einem Therapeuten so nicht erlebt werden können. Es geht um Vitalität, Lebendigkeit, Körperkontakt, Nähe und Distanz, Versorgen und sich kümmern, Zuverlässigkeit, Rangordnung, Durchsetzungsfähigkeit etc. Diese Themen sind in der menschlichen Entwicklung in den ersten Monaten und Jahren zentral und stehen im Vordergrund. Sie rücken dann mit dem Aufbau des reflexiven Selbst und mit dem Eintritt in die komplexe menschliche Welt in den Hintergrund, was aber nicht bedeutet, dass sie nicht mehr wirken. Im Gegenteil spielen sie während des ganzen Lebens eine entscheidende Rolle und wir agieren diese Themen und Selbstanteile auch ständig in unseren Beziehungen – wir bemerken es aber nicht: Der Bankmitarbeiter sagt sich dann, dass er aus rein rationalen Gründen den Kredit bewilligt hat, und nicht um seinem Chef zu gefallen. Der Therapeut lehnt die ihm unsympathische Patientin ab, weil diese doch nicht motiviert sei, und bemerkt nicht, wie er im Kontakt mit der Patientin die Stimmung und die Motivation wesentlich mitbeeinflusst hat. In der Interaktion mit dem Hund treten genau diese basalen elementaren *Säugetierthemen* in den Vordergrund, ins Handeln und evtl. auch ins Bewusstsein.

Die Aktivierung der oben genannten Selbstanteile in der Interaktion mit dem Hund ist der eine Aspekt. Hinzu kommt, dass diese *tiefen Schichten* im Patienten nicht vom Therapeuten angesprochen werden, sondern von einem Tier. Wir sahen, dass es immer auch auf den Dialogpartner ankommt, wie eine Frage beantwortet, wie ein Aspekt aktiviert wird. Fragt mich z. B. mein vielleicht verklemmter, rationaler Psychotherapeut, zu dem ich aber eine intensive Beziehung habe, nach meinen sinnlichen Wünschen, wird meine Antwort anders ausfallen, als wenn mich ein Tantra-Therapeut danach fragt. Frage ich mich selbst aus einer Selbst-Position des *Inneren Kritikers* nach meinem Bedürfnis nach Entspannung, wird der innere Prozess anders verlaufen, als wenn ich mich aus einer Position des *gütigen Vaters* danach frage.

Ob mich ein Hund bezüglich eines Selbstanteiles anspricht oder ein Mensch, aus seinem reflexiven Selbst, wird jeweils eine andere Antwort hervorrufen. So könnte z. B. die Aufforderung eines Hundes, Nähe herzustellen, von einem Patienten freudig beantwortet werden, während er zum Menschen und zum Therapeuten keine Nähe zulässt. Ein Beispiel dafür sahen wir bei Tim (Kap. 2), der dem Hund des Therapeuten sein Leid wegen des Todes der Eltern erzählen konnte, nicht aber dem Therapeuten. Hier ist der angesprochene Aspekt des *Anders-Sein* wichtig. Es werden nicht einfach alle Beziehungswünsche und Muster auf einen Hund übertragen. Patienten behandeln den Therapiehund manchmal sehr anders als den Therapeuten. Erfahrungsgemäß fällt es Kindern leichter, Nähe und Bindung zu diesem präreflexiven tierischen Wesen aufzunehmen, sie sind oft vorsichtiger und kontrollierter beim menschlichen Gegenüber. Erwachsene haben meist eher Angst vor dem vermeintlich triebhaften, unkontrollierbaren Tier und suchen eher den Dialog auf der reflexiven Erwachsenenebene. Dort fühlen sie sich häufig sicherer.

Wie dem auch im Einzelfall sei: Für die Psychotherapie ist nicht wichtig, ob der Patient den Hund behandelt wie den Therapeuten, sondern dass es verschiedene Interaktionen mit der Aktivierung von unterschiedlichen Selbst-Positionen gibt. Das Erleben und Erkennen von Unterschieden und/oder von Parallelen kann dann therapeutisch genutzt werden.

Wie ein Mensch, wie ein Patient dem Therapiehund begegnet, ist nicht nur von seinen Vitalitätsformen und Bindungsmustern abhängig, sondern auch von den Entwicklungen und Erfahrungen seines reflexiven Selbst. Nachfolgend werden drei Faktoren betrachtet, die wesentlichen Einfluss auf den Ablauf einer Mensch-Hund-Begegnung haben.

8.1 Kulturelle Prägung

Jede Gesellschaft und Kultur vermitteln ihren heranwachsenden Mitgliedern bestimmte Vorstellungen und Werte bezüglich der Natur und der Tiere. Über eine lange Zeit war z. B. für Bauern ihr Vieh der wertvollste Besitz und wurde entsprechend gepflegt und wertgeschätzt, während heute Nutzvieh in unserer städtischen Lebensrealität kaum vorkommt. Die Milch kommt für viele Menschen aus der Tüte, die Wurst aus dem Kühlregal und für heutige Bauern ist ein einzelnes Tier nicht mehr viel wert, geschweige denn, dass seine Existenz an einem oder zwei Tieren hängt. Die gesellschaftlichen Bedingungen haben Einfluss darauf, wie ein Tier gesehen und bewertet wird.

Die Sicht auf die Spezies Hund ist in unserer Gesellschaft durchaus unterschiedlich und auch ambivalent. Es gibt die wertvollen Hunde des adeligen Grundbesitzers, die zur Jagd eingesetzt werden, oder die geschätzten Drogen-, Assistenz- und Schutzhunde, aber auch die als Plage angesehenen Straßenhunde, die gefährlich eingeschätzten Listenhunde, den freundlichen Hund von nebenan und den alle Hausbewohner nervenden nachts bellenden Hund vom Nachbarn. Es gibt die zahlreichen Hundejournale der Hundefans und die Giftköder auslegenden Hundehasser.

Wenn nun ein Patient auf den Therapiehund trifft, so bringt er nicht nur die jahrtausendealte gemeinsame Entwicklung und die Fähigkeit, Hunde zu lesen, mit, sondern auch seine bisher entwickelte und von der Gesellschaft vermittelte Haltung. Ein Patient aus dem arabischen Raum verhält sich anders als ein deutscher Patient, der Sohn eines Landwirtes bringt sicherlich eine andere Haltung mit als der Junge aus der Gropiusstadt, ebenso die Tochter eines Hundehassers und diejenige eines Hundefreundes oder die naturliebende Biofamilie und die Fernseher-Familie. Bei einer Begegnung des Patienten mit dem Therapiehund muss das gezeigte Verhalten immer auch vor diesem Hintergrund der gesellschaftlichen, gruppenspezifischen und familiären Bewertungen des Patienten betrachtet werden. Ein Ekel vor der feuchten Hundeschnauze oder dem Haar des Hundes muss nicht auf eine frühe Störung hinweisen, sondern kann genauso gut Folge einer kulturellen Prägung sein.

8.2 Individuelle Erfahrungen

Gleichzeitig haben die Patienten auch ganz individuelle Erfahrungen mit Hunden gemacht, wenn sie dem Therapiehund begegnen. Vielleicht hatte oder hat der Patient selbst einen Hund oder er hat noch nie einen Hund gestreichelt. Möglicherweise ist seine Katze von einem Hund getötet worden oder der Patient wurde von einem Hund gebissen. Der geliebte Opa hatte unter Umständen einen Hund – vielleicht aber auch der den Patienten sexuell missbrauchende Opa.

Die bisherigen Erfahrungen des Patienten kann der Therapeut zunächst nicht kennen. Er erlebt aber die Auswirkungen im Verhalten des Patienten.

8.3 Tiefenpsychologische Aspekte

Frühe und früheste Erfahrungen und die daraus entwickelten impliziten Beziehungsmuster bleiben zwar das ganze Leben lang wirksam, werden aber durch spätere Erfahrungen und Muster verändert, unterdrückt, modifiziert oder überlagert. So könnte z. B. auch ein sicher gebundenes Kind mit der Fähigkeit, Beziehungen gut zu regulieren, durch ein traumatisches Ereignis Angst vor Nähe, Streicheln und *tierischen Affekten* entwickeln, die sich dann im Kontakt mit dem Therapiehund in den Vordergrund drängen. Ein kontaktvermeidendes Verhalten könnte auch durch einen nicht gelösten psychodynamischen Konflikt entstehen. In der Praxis ist das Verhalten zum Hund ein Ergebnis der körperlich-psychischen Entwicklung mit all seinen Erfahrungen, Kompromissen und Konflikten. Der Hund bietet sich dabei als Projektionsfläche an, denn trotz der relativ guten Fähigkeit, den Hund zu lesen, ist das Erleben eines Hundes doch immer auch fremd und lädt zur Spekulation ein. Diese Wissenslücke wird automatisch und unbewusst mit Fantasie, Vermutungen und Spekulationen gefüllt. Auch wenn wir viel Erfahrung mit Hunden haben – können wir uns tatsächlich in das Erleben eines Hundes hineinversetzen? Für die hundegestützte Therapie ist dieses Nicht-Wissen keine Einschränkung, sondern im Gegenteil eine Chance, die Projektionen, Wünsche und Bedürfnisse des Patienten zu erkennen. Wir werden später sehen, dass Nicht-Wissen geradezu ein Qualitätsmerkmal eines Psychotherapeuten sein kann.

8.4 Fazit

Berücksichtigt man diese Aspekte einer Hundebegegnung, so folgt daraus, dass man aus dem beobachteten Verhalten nicht unmittelbar auf frühe Strukturen oder psychodynamische Konflikte schließen kann. Des Weiteren muss man unbedingt mit dem Patienten seine Erfahrungen reflektieren; erst ein gemeinsamer Verstehens-Prozess kann sinnvolle Ergebnisse bringen. Dies braucht Zeit und die Bereitschaft, über eine längere Therapiedauer das Nicht-Wissen auszuhalten, um nach und nach die Komplexität der Begegnung sich entfalten zu lassen. Mit ein paar Stunden *Hundetherapie-Tool* ist dies nicht angemessen zu erreichen. Berücksichtigt man diese Aspekte, so muss man nicht wenige tiergestützte Interventionen kritisch sehen. Ein Kontakt mit einem Tier und insbesondere mit einem Hund ist nicht per se therapeutisch. Wahrscheinlich sind Tierkontakte im Allgemeinen und für viele Menschen förderlich, für den einzelnen konkreten Patienten kann der Kontakt aber auch belastend, ja vielleicht sogar retraumatisierend sein. Dies spricht nicht gegen den Einsatz eines Hundes, sondern gegen ein Setting und Methoden, in denen der individuelle, komplexe, sensible und hochwirksame Prozess nicht angemessen begleitet und reflektiert werden kann.

9 Triade Patient-Therapeut-Hund

Ich will auch einen Hund! Wenn man einen Hund hat, ist man nie alleine.
(Svenja, 8 Jahre)

Bisher haben wir uns im Wesentlichen die Beziehung zwischen dem Therapiehund und dem Patienten angesehen und damit eine *dyadische Sichtweise* angelegt. Lange Zeit war diese Sichtweise für Psychologie und Psychotherapie selbstverständlich und man erforschte die psychische Entwicklung des Kindes, seine Bindungsfähigkeit und Beziehungsstrukturen durch die Beobachtung und Erforschung der Mutter-Kind-Beziehung. Der Vater war dann meist nur als *abwesender Vater* konzeptionalisiert (Steinhardt et al. 2002). In den psychotherapeutischen Praxen bildeten die Therapeuten mit den Patienten eine therapeutische Dyade, in der naturgemäß die dyadischen Phänomene in den Fokus der Aufmerksamkeit gerieten. Während durchaus ein *Lücke* im Familiensystem gesehen wurde, wenn der Vater in der Familie fehlte, so sah man keine *Lücke* im therapeutischen System, wenn dort dyadisch gearbeitet wurde (Bauriedl 1998). Ein großer Teil der Auseinandersetzung in der Psychoanalyse drehte sich um die Konsequenzen des dyadischen Settings. Die Patienten verliebten sich in ihre Psychotherapeuten, regredierten im therapeutischen Prozess und gerieten in eine Abhängigkeit zum Therapeuten. Es wurde aber nicht reflektiert, dass das therapeutische dyadische Setting diese Phänomene förderte, wenn nicht gar erzeugte, denn eine regressive Verschmelzung von Patient und Therapeut ist so nur denkbar, weil kein regulierender Dritter im Raum anwesend ist und diese allzu enge Kollusion verhindert. Man reinszenierte dyadische Verwicklungen, wodurch triadische Prozesse in den Hintergrund traten, und dies, obwohl gerade die Entdeckung der ödipalen (triadischen) Prozesse die Grundlage für das psychoanalytische Konzept darstellte:

Stellte die Beschreibung des ödipalen Dreiecks durch Freud am Übergang vom 19. zum 20. Jahrhundert die Geburtsstunde der Psychoanalyse dar, so wandte sich in der Mitte des letzten Jahrhunderts das Interesse der Psychoanalytiker der von Freud wenig verstandenen frühen, präödipalen Entwicklung zu und damit, wie es sich damals von selbst zu verstehen schien, der Beziehung zwischen Mutter und Kind. (…) der Vater fand höchstens am Rand Erwähnung und auch sonst schien es keinen Dritten zu geben. Dies entsprach der Realität der kleinbürgerlichen Lebenswelt jener Zeit: Während der Vater arbeitete, war die Mutter mit dem kleinen Kind zu Hause. Sie war es, die mit dem Kind zum Kinderarzt ging oder in die Forschungseinrichtung, in der nun neuerdings Kinder direkt beobachtet (…) wurden.
(Grieser 2011, S. 37 f.)

Wie Grieser (2011) überzeugend zeigt, gibt es auch gesellschaftliche Gründe, warum sich die dyadische Sichtweise so mächtig durchsetzte, obwohl es lange schon andere Ansätze gab, die triadische und polyadische Sichtweisen vertraten. Zu nennen sind hier z. B. die systemische Therapien und Konzepte (Übersicht in Kriz 1999; Schiepek 1999), die analytischen Familientherapien (Bauriedl 1980, 2004; Cierpka 2007; Sohni 2004) und gruppenpsychotherapeutische Ansätze (Hirsch 2008; Sandner 2013; Yalom 2003).

Seit den 1990er Jahren beschäftigt sich auch die Psychoanalyse verstärkt mit triadischen Perspektiven, die nunmehr so populär erscheinen, dass Reimund Reiche (1999, S. 579) meint, »*daß das Wort Triangularität die derzeit geltende Leitwährung der psychoanalytischen Wechselkurse darstellt*«. Auch wenn dies vielleicht etwas pointiert formuliert ist, so ist aber doch inzwischen klar, dass die psychische Entwicklung eines Menschen nicht allein von der Beziehung zur Mutter abhängig ist, sondern ebenso von den Erfahrungen mit einem oder mehreren Dritten. So kann das Kind seinen Horizont erheblich erweitern, wenn es auch z. B. zum Vater eine Beziehung aufbaut und dadurch eine ganz andere Art des Seins und der Beziehung erfährt. Viel wichtiger ist aber noch, dass durch die Erfahrung eines Dritten eine prinzipielle Erweiterung ermöglicht wird:

> *Dass man sich ein Bild von sich selbst, vom eigenen Selbst, machen kann, erfordert, sich zirkulär durch die Augen eines Dritten in der Interaktion mit einem Zweiten wahrnehmen zu können. Diese Fähigkeit entwickelt das Kind bis zur Mitte des zweiten Lebensjahres, wenn es sich im Rahmen eines Beziehungsdreiecks wahrzunehmen lernt und diese Wahrnehmung auch abspeichern und als inneres Bild aufrechterhalten kann. Das Kind schaut von der Mutter zum Vater, sieht, dass der Vater dabei zuschaut, wie es selbst mit der Mutter interagiert, sieht, dass der Vater die Mutter anschaut und schaut selbst die Mutter an, wie es der Vater tut. Dies geschieht immer wieder, auch in umgekehrter Rollenverteilung, und eröffnet eine Perspektive, einen Abstand zwischen Kind, Mutter und Vater, einen Raum.*
>
> (Grieser 2011, S. 49 f.)

Die Triangulierung und damit die Herauslösung aus der Mutter-Kind-Dyade bedeutet eine Erweiterung zur Welt, zum Dritten – es entsteht ein psychischer Raum. Die Bedeutung dieses Vorgangs kann gar nicht hoch genug geschätzt werden. Sie ist die Grundlage für den Aufbau eines Selbst, für die Symbolisierungs- und Mentalisierungsfähigkeit sowie für die Bildung von Repräsentanzen. Nur aus didaktischen Gründen trennt man diese Fähigkeiten; sie sind jedoch Aspekte eines einzigen Vorgangs (Bürgin 1998; Hopf 2014).

Versucht man die Entwicklung einer psychischen Erkrankung zu verstehen, so kann man die jeweiligen dyadischen Beziehungs- und Bindungsprozesse oder die triadischen Vorgänge betrachten. Beide Foci haben ihre Berechtigung und können nicht gegeneinander ausgespielt, aber auch nicht ersetzt werden. Aufgrund der oben beschriebenen Entwicklung der Konzepte sind wir allerdings mit der dyadischen Sichtweise sehr vertraut, während die triadische Betrachtung bei Weitem noch nicht so differenziert ausgearbeitet wurde. In der psychotherapeutischen Praxis erweist es sich aber als sehr hilfreich, einen triadischen Blick einzunehmen und sich zu fragen, ob ein Symptom auch auf eine Triangulierungsstörung verweist. In der üblichen Zweiersituation der Psychotherapie kann man allerdings nur dyadisches Geschehen live erleben. Mangels anwesender Dritter kann man triadische Muster nur indirekt durch die Erzählungen des Patienten erschließen oder in der Kindertherapie im Spiel erkennen. Der Therapeut sieht dabei zwangsweise nur die mehr oder weniger kreativ gestaltete Version des Patienten und hat keinen Blick für ein aktuell real vor sich gehendes triadisches Geschehen. Er kann sich nicht mit seinem Körper in das Geschehen einfühlen, sondern muss dies über seine Vorstellungskraft machen. Das macht einen großen Unterschied, da der Körper viel mehr wahrnimmt, als das Bewusstsein sich mittels Einfühlung vorstellen kann, wie wir im Kapitel 5 sahen.

Wenn wir einen Hund in die Psychotherapie einbeziehen und dieser Hund von Patient und Therapeut als *Dritter* im Raum gesehen wird, dann ist dies nicht so, als ob nur eine zusätzliche Pflanze im Raum wäre oder ein weiteres Spielzeug für die Kindertherapie bereitgestellt würde oder ein schön anzusehendes Aquarium in der Ecke stünde. Wenn der Hund als eigenständiges Subjekt anerkannt wird, wenn ihm Intentionen unterstellt werden, wenn er auf seine Art Kontakt mit den Patienten aufnehmen kann und darf, dann erweitert er die vormals therapeutische Dyade zur Triade. Triadische Prozesse werden wirksam und in Szene gesetzt, was die therapeutische Situation *grundsätzlich* verändert.

Bevor ich dies weiter theoretisch erörtere, möchte ich einen Fall beschreiben – um die Theorie auch mit Bildern und Erfahrungen nachvollziehen zu können –, der mir von einer Kollegin berichtet wurde, die gerade mit ihrer Hündin eine Ausbildung in tiergestützter Therapie machte. Die Kollegin arbeitete zuerst ohne Hund mit der Patientin, weshalb hier die Prozesse und Veränderungen nach der Einbeziehung der Hündin besonders deutlich wurden.

Fallbeispiel

Lena, 5 Jahre

Die fünfjährige Patientin Lena ist ein verängstigtes und unsicheres Kind, das keine Eigeninitiative zeigt und deshalb im Kindergarten auffällt. Sie zieht sich von anderen Kindern zurück, integriert sich nicht und kann keine Freundinnen finden. Sie wirkt einsam und depressiv. In der Therapie spielt sie einfache Regelspiele, die sie bereits kennt und wo sie weiß, dass sie es richtig macht. Schnell wird die Therapie langweilig und eintönig, aber Lena ist nicht für andere, spannendere Beschäftigungen zu gewinnen. Wahrscheinlich hat sie Angst, dabei zu versagen und ihr ohnehin schwaches Selbstwertgefühl zu verletzen. Zwar beschäftigen sich die Therapeutin und die Patientin mit etwas *Drittem*, dem gemeinsamen Spiel, aber dies ist uninteressant, nicht motivierend und nicht weiterführend.
Dieses Geschehen in der Therapie spiegelt sowohl die inneren Vorgänge in der Patientin als auch die familiäre Situation. Die depressive und frustrierte Mutter ist mit Lena oft alleine zu Hause und beschäftigt Lena mit Fernsehen, ohne echte emotionale Ansprache und Interesse. Die Kollegin schlägt Lena und den Eltern deshalb vor, die in Ausbildung befindliche Therapiehündin einzubeziehen, womit sie einverstanden sind.
Bei der ersten Begegnung der Patientin mit der jungen Therapiehündin leckt diese Lena zuerst an der Hand und gibt ihr dann einen »Hundekuss«, leckt ihr also über das Gesicht. Lena wehrt sich mit einem Ausdruck von Ekel und ruft »iieeh« und »igitt«.

> Die junge Hündin ist grundsätzlich begeistert von Kindern und freut sich ungemein, wenn sich ein Kind um sie kümmert oder zu ihr kommt. Im Überschwang leckte sie dann dessen Gesicht.
> Die Therapeutin ist sofort handlungsmäßig in die Szene geworfen. Selbstverständlich muss sie einschreiten und das Lecken unterbinden. Es gibt keine neutrale, abstinente Position, von wo aus sie rein beobachtend das Geschehen laufen lassen könnte. Nach den eintönigen, langweiligen Therapiestunden vorher war diese Situation nun emotional brisant, lebendig und aufregend, wenn auch weder gewollt noch angenehm. Die Therapeutin griff auch sofort ein und zog die Hündin am Brustgeschirr von der Patientin weg. Sie war selbst erschrocken, innerlich aufgewühlt und schickte die Hündin auf ihren Platz. Sie war sauer auf ihre Hündin und ganz persönlich emotional betroffen, insbesondere weil sie sowieso Zweifel hatte, ob ihre Hündin für einen Einsatz in der Therapie überhaupt geeignet war.
> Für Lena war die Situation nicht schlimm und sie spielte auch im Verlauf der nächsten Stunden mit der Hündin. Entgegen ihrer üblichen Art versuchte die Hündin immer wieder, die Hand und das Gesicht von Lena zu lecken, sodass die Therapeutin häufig eingreifen musste und Lena immer mehr den Spaß an dem Spiel mit der Hündin verlor. Es hatte sich eine szenische Darstellung etabliert, die in etwa so verlief: Die Hündin freut sich auf Lena und will sie »küssen« und pflegen, Lena findet dies eklig und fordert die Therapeutin auf, einzugreifen, um sie zu schützen, und das Verhalten der Hündin zu regulieren, was die Kollegin frustriert auch tut.

Wir werden später sehen, wie dieses Geschehen therapeutisch genutzt wurde. An dieser Stelle möchte ich zeigen, dass durch die Erweiterung der vormals dyadischen Situation ganz neue Aspekte in die Therapie kamen. Betrachten wir die Szene unter dem strukturellen Blickwinkel, dann löste die Interaktion zwischen zwei Beteiligten (Lena – Hündin) ein Gefühl und eine Reaktion bei einer Dritten (Therapeutin) aus. So wie z. B. der Vater emotional oder auch handlungsmäßig darauf reagiert, wenn Mutter und Kind miteinander agieren, so reagierte die Therapeutin auf die Interaktion zwischen Lena und der Hündin und dies beeinflusste die folgenden Interaktionen. Man könnte auch sagen: Es wird ein ganz anderes Spiel aufgeführt, eine andere Szene entsteht. Die Beziehung zwischen der Therapeutin und Lena hat sich anders entwickelt, als wenn beide weiterhin alleine miteinander gespielt hätten. Einerseits kommen andere Inhalte zum Tragen: Die Therapeutin malt nicht mehr mit Lena, sondern sie spielen mit dem Hund und bekommen durch das Lecken der Hündin ein Problem. Andererseits sind nicht nur die Inhalte verschieden, sondern auch die Strukturen. Das Geschehen wurde ein komplexes Spiel von Agieren, Beobachten, Reagieren, Beeinflussen usw. Dagegen erscheint die typische dyadische therapeutische Situation geradezu simpel und übersichtlich, obwohl ja eine Interaktion zwischen zweien schon sehr kompliziert sein kann. Die Einbeziehung eines Dritten bringt eine qualitative Veränderung. Dies nicht im Sinne von besser oder schlechter, sondern von (relativ) einfach zu komplex, von zweidimensional zu dreidimensional oder, wie Grieser (2011) sagen würde, es entsteht ein Interaktions-Raum, eine Dreier-Gruppe.

Drei sind eine kleinstmögliche Gruppe. In einer Gruppenpsychotherapie kann ich betrachten, wie eine Interaktion zwischen zwei Gruppenteilnehmern abläuft, und untersuchen, wie man diese verstehen kann. Ich kann aber auch fragen, was diese Interaktion mit den anderen in der Gruppe macht, wie diese Interaktion die Gruppe als Ganzes, das Gruppenklima, beeinflusst. Genau so kann ich in der hundegestützten Therapie beobachten, wie der Patient mit dem Therapiehund interagiert, wie sich diese Interaktion auf mich und wie sie sich auf das Gruppenklima auswirkt. Sobald drei im Raum sind, gibt es nicht nur einzelne Interaktionen, sondern immer auch die Auswirkungen der Interaktionen auf die oder den anderen, auf die Gruppe, auf das Gruppenklima und die Gruppenprozesse.

Dabei sind es nicht nur die Interaktionen zwischen Patient und Hund, die Wirkungen haben. Der Patient wird auch die Interaktionen des Therapeuten mit dem Hund wahrnehmen und darauf (emotional) reagieren; wie der Therapeut mit seinem Hund umgeht, hat erheblichen Einfluss auf die Atmosphäre im Raum. So könnte ein Patient z. B. eifersüchtige Gefühle entwickeln, wenn er sieht, wie der Therapeut seinen Hund liebevoll streichelt, oder auch Angst oder Empörung, wenn er findet, dass der Therapeut streng mit dem Hund umgeht.

Häufig kann man auch beobachten, dass die Interaktion zwischen dem Therapeuten und dem Patienten das Verhalten des Hundes beeinflusst: Herrscht eine angespannte oder aggressive Stimmung zwischen Therapeut und Patient oder aber ein entspannter, freudiger Dialog, wird ein feinfühliger Hund darauf reagieren, so wie Hunde oder Wölfe auf eine Stimmung im Rudel reagieren (s. Kap. 3).

In der hundegestützten Therapie kann ich Gruppenprozesse in den Blick nehmen – zusätzlich zu den dyadischen Prozessen.

Fallbeispiel

Lena, 5 Jahre, Fortsetzung

Lena wollte wegen des Leckens immer weniger mit der Hündin spielen und die Therapeutin schickte ihre Hündin immer öfter auf ihren Platz. Sobald die Hündin wieder frei laufen durfte, rannte sie zu Lena und leckte sie.
Die Kollegin brachte den Fall dann in die Supervision und erarbeitete folgende Sichtweise: Die Hündin will ihre Begeisterung und Zuwendungsbereitschaft ausdrücken, was sie hundegemäß durch Lecken tat. Die ärgerliche Reaktion der Therapeutin und die Ablehnung von Lena verunsicherten sie sehr. Die Hündin wurde dann zum großen Teil vom gemeinsamen Spiel ausgeschlossen, was für sie sicherlich frustrierend war. War sie dann frei zu handeln, wollte die Hündin unbedingt die Sympathie (durch ein beschwichtigendes Lecken) wieder herstellen, um wieder in die Gemeinschaft aufgenommen zu werden, was aber wiederum zum Ausschluss führte. Ein Teufelskreis hatte sich entwickelt.
In der Stunde nach der Supervision musste die Therapeutin zwar auch das Lecken verhindern, sie hatte aber ein anderes Gefühl dabei: Sie war nicht mehr wütend auf ihre Hündin, sondern verstand ihr Verhalten als positives Interesse und als Beziehungswunsch, den sie im Grunde begrüßte.
Dies erklärte die Therapeutin Lena dann auch so. Lena konnte das gut verstehen und erwiderte nun die Sympathiebekundungen der Hündin durch ausführliches Streicheln und freundliches Sprechen. Sie war durch die Erklärung der Therapeutin in der Lage, die Position der Hündin zu verstehen und konnte sich in sie hineinversetzen.
Die Therapeutin berichtete, dass sich die Atmosphäre im Raum durch die geänderte Sichtweise unmittelbar verwandelt hatte. Die Hündin fühlte sich gemocht und musste nicht mehr um Sympathie kämpfen, weshalb sie auch nicht mehr das Gesicht lecken musste. An der

> Hand durfte sie ab und zu lecken, was der Patientin dann auch gefiel. Die Hündin musste nicht mehr aus der Gemeinschaft ausgeschlossen werden, die Patientin hatte Spaß und die Therapeutin war entspannter.
> Wenn die Hündin dann doch mal im Überschwang des Spiels der Patientin zu nahe kam, regulierte Lena dies zunehmend selbst. Lena forderte also nicht mehr die Therapeutin auf, für sie zu sorgen, was einen erheblichen Zuwachs an Selbstwirksamkeit bedeutete.
> Der Blick in der Supervision auf das strukturelle, triadische Geschehen, auf den Ablauf des Gruppenprozesses hat ein Verstehen und eine anschließende Veränderung bewirkt.

Exkurs

Räumliches Hören

Warum sollten wir uns mit dem Thema Triade und Triangulierung überhaupt auseinandersetzen? Warum macht es Sinn, einen Dritten in die Therapie zu integrieren? Sind nicht die Vorgänge in einer Zweiertherapie schon komplex genug und lenkt ein Dritter nicht von der Therapie ab? Erlauben Sie mir, eine Analogie einzuführen, die aus meiner ganz persönlichen Erfahrung entstanden ist. Diese Anregung verdanke ich Josef Dantlgraber (2015), der vom »musikalischen Hören« in der analytischen Situation spricht (s. auch Bozetti et al. 2014).
Ich habe immer schon gerne Musik gehört und hatte in dieser Beziehung nichts vermisst. Zufällig stieß ich im Internet auf eine Diskussion von Hi-Fi-Liebhabern, in der es darum ging, welche Lautsprecher am besten räumliches Hören wiedergeben. Ich war erstaunt und setzte mich vor meine Boxen, um zu prüfen, ob ich die verschiedenen Instrumente und Stimmen an räumlich unterschiedlichen Stellen wahrnehmen konnte. Ich konnte es nicht. Alles kam irgendwie undifferenziert aus den Lautsprechern. Nun, mit der Musikanlage aus Studentenzeiten war dies wohl kein Wunder. Also kaufte ich eine neue Anlage und setzte mich wieder erwartungsvoll vor die Boxen. Aber Fehlanzeige. Der Klang war zwar besser als mit der alten Anlage, aber ich konnte die Musik nicht räumlich hören. Die Hardware war zwar vorhanden, aber dies reichte nicht. Ich informierte mich dann weiter in den einschlägigen Hi-Fi-Foren und erfuhr, dass ein räumliches Hören nur möglich ist, wenn der Raum, in dem die Musik gehört wird, dieses Hören auch ermöglicht. Die Schallwellen werden nämlich von Wänden, Fußboden und Decke reflektiert und treffen dann aus unterschiedlichen Richtungen auf das Ohr. So kann man eine Richtung, aus der der Schall kommt, nicht lokalisieren. Zum Glück kann man den Schall durch Filz oder Schaumstoffabsorber auffangen und so die problematischen ersten Reflexionen vermeiden. Je nach Raum ist dies mehr oder weniger aufwendig. Ich gestaltete nun also das »Stereodreieck« und den Raum. Dann setzte ich mich vor die Boxen und … wow … ich hörte tatsächlich die Instrumente und Stimmen räumlich an unterschiedlichen Stellen. Erst nachdem der »Hörraum« eingerichtet war, konnte ich anfangen, bestimmte Erfahrungen zu machen. So hörte ich jetzt, dass manche Interpreten mit dem Raum spielten, sie die Stimme mehr vorn oder hinten platzierten oder sich gar bewegten; die Hintergrundstimmen waren mal eher rechts oder links oder hinter dem Sänger; der Bass, die E-Gitarre, das Schlagzeug, das Klavier – alles hatte bestimmte Plätze im Raum. Die Tontechniker spielten manchmal zusätzlich noch mit Effekten, indem sie Klänge durch den Raum wandern ließen. Auch wenn ich früher Musik genossen hatte, eröffnete sich mir doch jetzt eine ganz neue Welt voller Differenzierungen und neuer Erfahrungen. Ich wusste früher nicht um diese Welt, obwohl sie immer schon da war. So kann ich nun mit neuen und erweiterten Foci die Musik hören, weil sie wesentlich differenzierter und reichhaltiger ist. Ich achte jetzt z. B. darauf,

ob ich die Persönlichkeit des Sängers durch seine Stimme heraushöre oder ob die verschiedenen Instrumente miteinander harmonieren; und manchmal muss ich lachen, wenn der Tontechniker eine nette Überraschung eingebaut hat.
Wie mit dem Musikhören erging es mir auch, als ich begann, mich mit der hundegestützten Arbeit auseinanderzusetzen. Vorher arbeitete ich zufrieden meist im dyadischen Setting und je nach Bedarf bezog ich Angehörige mit ein. Zunächst entstand nur eine Idee davon, dass es Prozesse gibt, die zwar da sind und wirken, die ich aber nicht bemerke und auch nicht bemerken kann, weil ich im Zweiersetting keine drei miteinander interagierenden Subjekte im Raum hatte. Nachdem Danka dann in der Praxis dabei war, war die »Hardware« vorhanden; also in unserer Musik-Analogie: Die Boxen waren aufgestellt. Dies ist zwar eine notwendige Voraussetzung, reicht aber nicht aus.
Wie ich durch die zahlreichen Rückmeldungen auf einen meiner Artikel (Ganser 2014) erfuhr, haben viele Psychotherapeuten ihren Hund mit in der Praxis, aber sie wissen nicht, wie sie ihn weiter einsetzen können. Und so bleibt der Hund meist eher passiv und außen vor. Wie beim Musikhören der Raum gestaltet werden muss, um räumlich-differenziertes Hören zu ermöglichen, so muss in der hundegestützten Psychotherapie ein Konzept, eine Idee vorhanden sein, welche Prozesse ich beobachten kann. Dies gilt für die bereits beschriebenen dyadischen Prozesse zwischen Mensch und Tier, aber eben auch für die triadischen Prozesse. Nur wenn ich eine Idee davon habe, was ich beobachten oder hören möchte, kann ich mit dieser Perspektive an das Geschehen im Raum herangehen bzw. eine bestimmte Erfahrung machen. Um bei unserer Musikmetapher zu bleiben, könnte man sagen, dass die differenzierte, reichhaltige Welt der Musik hörbar wird, wenn die Boxen vorhanden sind und der Raum entsprechend eingerichtet ist. In der hundegestützten Psychotherapie muss der Hund anwesend sein, zusätzlich muss ein Konzept den praktischen Einsatz und die Perspektive auf triadische Prozesse ermöglichen. So wie mein Musikhören komplexer geworden ist, genauso wird durch das Beachten und Bedenken von triadischen Aspekten die Therapie sicherlich komplexer, aber wer einmal diese Differenziertheit erlebt hat, wird sie schätzen und nicht mehr aufgeben wollen, so wie ich das räumliche Musikhören nicht mehr aufgeben möchte.
Mit dieser Metapher vom räumlichen Hören wollte ich verdeutlichen, dass wir in der Psychotherapie zwar hochdifferenzierte und komplexe Konzepte zu dyadischen Vorgängen entwickelt haben und diese auch im Zweiersetting anwenden, aber erst durch eine Erweiterung zur real anwesenden Dreiersituation können triadische Vorgänge in der Therapie im Hier und Jetzt, körperlich und nicht nur mental, erlebt werden. Um dieses Geschehen auch wahrnehmen zu können, ist die Einnahme einer spezifischen Perspektive erforderlich.

9.1 Triangulierung

So wie ich erst erfahren musste, dass man Musik auch räumlich hören kann, so brauchen wir in der Therapie mit dem Hund das Wissen, dass wir triadische Prozesse und die Triangulierungsfähigkeit des Patienten hören und sehen können und diese Prozesse für die Psychotherapie relevant sind. Deshalb sollen an dieser Stelle erst einmal einige Begriffe geklärt und deren Relevanz für die psychische Entwicklung betrachtet werden.
Triadische Kompetenz meint die Fähigkeit des Menschen, zu mehr als einer Person gleichzeitig eine Beziehung leben zu können (Grieser 2011, S. 16). Ob der Säugling primär dyadisch strukturiert ist und von seinem ›sicheren dyadischen Heimat-

hafen‹ die Welt entdeckt und triadische Beziehungsmuster entwickelt oder ob der Mensch grundsätzlich von Beginn an triadisch (bzw. polyadisch) strukturiert ist, wird in der Fachwelt kontrovers diskutiert (Katzenbach u. Ruth 2008, S. 65).

Triadifizierung bezeichnet nach Lebovici (1993) die Beziehungsregulation in einem Dreieck real anwesender Personen. Wenn zwei Personen aus ihrer dyadischen Bezogenheit treten, sich zu einem Dritten hin öffnen und diesen gleichberechtigt einbeziehen, geschieht eine Triadifizierung: »*So kann das kleine Kind, das sich im Konflikt mit der Mutter befindet, mithilfe des Vaters, der als Dritter dazukommt, eine Distanz zur Mutter entwickeln, was ihm ermöglicht, aus der Wut und der Angst, die es in dieser Situation mit der Mutter erlebt, herauszufinden und sich zu beruhigen.*« (Grieser 2011, S. 16 f.)

Triangulierung bezieht sich im Unterschied zur Triadifizierung auf Vorgänge in der inneren Welt. Wenn triadische Beziehungserfahrungen verinnerlicht werden, erwirbt das Kind die Fähigkeit zu triangulieren. Es kann dann, unabhängig von der realen Anwesenheit des Dritten, dessen Sicht einbeziehen: »*Aus entwicklungspsychologischer Perspektive stellt Triangulierung einen Prozess dar, in dem die Erfahrungen des kleinen Kindes mit der Mutter alleine, mit dem Vater alleine und mit Mutter und Vater als Paar verinnerlicht werden und als innere Objektrepräsentanzen die intrapsychische Struktur des Kindes bestimmen.*« (Dammasch et al. 2008, S. 9) Die Triangulierungskompetenz meint die Fähigkeit, aus einer dritten Position heraus auf sich selbst zu sehen – auch auf sich selbst in Beziehung zu anderen. Die Fähigkeit, innerlich einen Perspektivenwechsel vornehmen zu können, ist eng verbunden mit der Reflexionsfähigkeit und der Mentalisierung. Über mich selbst und über andere als motivationale Subjekte nachdenken zu können bedeutet immer auch, sich mit dem eigenen Selbst und dem Objekt wechselseitig zu identifizieren (Dammasch et al. 2008, S. 9).

Ich möchte auf einen Punkt aufmerksam machen: Triadifizierung und Triangulierung bezeichnen Prozesse, die über die reine Anwesenheit eines Dritten hinausgehen. Dass ein Dritter da ist, ist die Voraussetzung für diese Prozesse, aber sie finden nicht zwangsweise statt. Triangulierung bedeutet, »*dass in einem Dreiecksverhältnis das Verhältnis zwischen zwei Polen durch die Bezugnahme auf den dritten Pol reguliert wird*« (Grieser 2011, S. 15). Ist z. B. ein Vater zwar anwesend, nimmt aber keinen Einfluss auf die Mutter-Kind-Dyade oder wird er von dieser Dyade als nicht relevant betrachtet, so findet keine Triadifizierung statt und dementsprechend wird das Kind daraus keine triangulierenden innerpsychischen Beziehungsrepräsentanzen aufbauen können. Mitunter wird betont, dass doch jedes psychotherapeutische Gespräch triangulierend wirkt, weil ja ein Drittes, ein Thema, besprochen wird und eine Triade Patient-Therapeut-Thema entsteht. In gewisser Weise ist dies richtig, weil natürlich jedes Thema auch auf die therapeutische Dyade zurückwirkt, so wie auch ein anwesender Vater durch seine pure Gegenwart Einfluss ausübt. Die Fähigkeit zur Triangulierung meint aber im engeren Sinn die Kompetenz, eine dritte Position einnehmen zu können – auf sich selbst in Beziehung zum anderen zu schauen. Dies erfordert, sich in den Dritten hineinzuversetzen, seine Perspektive zu übernehmen, was nur Sinn macht, wenn dieser Dritte auch relevant ist. Diese

Relevanz kann dadurch entstehen, dass der Dritte aktiv real handelnd Einfluss nimmt oder dass er, dass seine Sicht von den anderen als relevant erachtet wird. Für die hundegestützte Psychotherapie bedeutet dies, dass der Hund entweder handelnd auf die Therapeut-Patient-Dyade Einfluss nehmen kann und darf, indem er z. B. zu einem weinenden Patienten geht und damit die Dyade erweitert, oder/und der Hund wird dadurch relevant, dass der Therapeut (oder auch der Patient) den Hund berücksichtigt bzw. seine Sicht als relevant in die Dyade einbringt. Mit der Frage, wie eine solche Bedeutung und Relevanz für die Therapie entwickelt werden können, beschäftigt sich das folgende Kapitel 10.

Der Begriff Triangulierung ist eng verbunden mit Entwicklung, Veränderung und Wachstum. Den ersten triangulierenden Entwicklungsschritt macht das Baby, wenn es den Vater als relevanten Dritten entdeckt, wenn es lernt, seine Perspektive einzunehmen und dadurch die Mutter-Kind-Dyade erweitert wird. Es erfährt dann die größere, weitere, komplexere Welt außerhalb der sicheren, aber engen Mutter-Kind-Dyade. Ernst Abelin (1986), ein Mitarbeiter von Margaret Mahler, spricht von der »frühen Triangulierung«, in der es darum geht, dass das Kind sein eigenes Selbst in Abgrenzung zu dem der Mutter herausbildet. Dies ist ein Loslösungs- und Individuationsprozess in den ersten drei Lebensjahren, der dazu führt, dass das Kind die Grenzen zwischen dem eigenen Selbst und den Anderen aufrechterhalten kann. Später kann das Kind sich selbst und seine Familie aus der Sicht eines anderen Dritten, also z. B. der Lehrerin, sehen. In der Adoleszenz wird dann die Sicht der Peergroup auf die Familie relevant und es folgt entwicklungsgemäß eine Trennung von der dann allzu engen Welt der Eltern, indem jugendtypisch alternative Sichtweisen übernommen werden. Auch alle weiteren Entwicklungsschritte erfordern ein Verlassen der alten Position und eine Hinwendung zu erweiterten, neuen Sichtweisen auf das Leben – sei es bei der Übernahme einer beruflichen Identität oder der Gründung einer Familie, dem Vater- oder Mutterwerden, wenn die Kinder dann die Eltern verlassen, das Aufgeben der beruflichen Tätigkeit, das Loslassen des Lebens selbst.

Auch eine Psychotherapie kann triangulierend und entwicklungsfördernd wirken, wenn der Patient neue Sichtweisen entdeckt und seine Probleme aus anderen Positionen heraus betrachtet. Die Fähigkeit, Altes zu verlassen und Neues anzunehmen, ist im Grunde immer mit der Triangulierungsfähigkeit verbunden:

> *Bernd Oberhoff sieht im Ablösungsprozess aus der Mutter-Kind-Dyade das ›Ur-Modell persönlichkeitsverändernden Lernens‹, bei dem es immer darum gehe, Abschied zu nehmen und neu zu beginnen; Bindungen auf einer niedriger strukturierten Stufe aufzugeben, um neue Bindungen auf einer komplexer strukturierten Stufe einzugehen; sich von der dyadischen Mutter zu lösen, um sich in reiferer Form mit der Mutter als einem getrennten Objekt wieder neu zu verbinden.*
>
> (Grieser 2011, S. 298)

Man kann sich allerdings nicht ständig verändern und neue Wege beschreiten. Genauso wichtig wie die Veränderung ist die Konsolidierung, das Festigen und gründliche Erforschen der gegebenen Möglichkeiten. Wie wichtig, ja überlebensnotwendig eine gute, sichere Mutter-Kind-Dyade für das Baby ist, hat die Bindungsforschung eindrucksvoll gezeigt:

Die Triade schafft ein Ungleichgewicht und dadurch einen Entwicklungsanreiz, der Gewohntes und Bekanntes infrage stellt, während die Dyade mit Übereinstimmung und Harmonie verbunden ist, was aber auch zu Stillstand führen kann.
(Metzger 2002, S. 36)

Letztlich geht es in der Psychotherapie, wie im Leben, um ein Hin und Her, ein Pendeln zwischen dyadischen und triadischen Modi, zwischen »*unmittelbarem Erleben und selbstbeobachtender Reflexion*« (Dammasch 2008, S. 26), zwischen Konsolidierung und Veränderung.

Die Triangulierungsfähigkeit ist individuell unterschiedlich entwickelt und entscheidet wesentlich darüber, ob ich bestimmte Entwicklungsaufgaben oder aber auch belastende Lebenssituationen bewältigen kann oder nicht. Wie auch andere grundlegende Funktionen wird die Triangulierungsfähigkeit wesentlich in der kindlichen Entwicklung geprägt. Konnten alle Triangulierungsschritte bis ins Erwachsenenalter erfolgreich durchlaufen werden, dann ist die Fähigkeit, die folgenden Entwicklungsschritte zu bewältigen, natürlich höher, als wenn schon in frühen Phasen Entwicklungsschritte gescheitert sind oder blockiert wurden.

9.2 Triangulierungsstörungen

Aus Sicht der Triangulierungsforschung sind alle psychischen Erkrankungen auch Ausdruck von Triangulierungsstörungen. Entwicklungsschritte wurden nicht vollzogen, Konflikte wurden nicht gelöst und bleiben virulent, weil sie keine Auflösung ins erweiterte Dritte finden, traumatische Erfahrungen bleiben eingefroren und konnten nicht überwunden oder verarbeitet werden.

Thea Bauriedl, die Begründerin der analytischen Familientherapie, meint, dass alle »*Erscheinungsformen der Psychopathologie, von der Schulleistungsstörung bis zu psychotischen Zuständen als Symptome von Beziehungsstörungen in Triaden verstanden werden können*« (Bauriedl 1998, S. 131). Und weiter: »*Ich kann in dieser Sichtweise nicht annehmen, daß es Störungen gibt, die ausschließlich aus der Mutter-Kind-Beziehung hinreichend verstanden werden können. Spätestens vom Zeitpunkt der Zeugung an ist für jeden Menschen das Dreieck zwischen ihm und seinen Eltern von zentraler Bedeutung. Auch wenn der Vater unbekannt ist oder nicht mehr lebt, hat er für die Phantasie von Mutter und Kind und für deren Beziehung zueinander eine ebenso wichtige Bedeutung im Dreieck wie Mutter und Kind selbst.*« (Bauriedl 2004, S. 301)

Wie kann man Triangulierungsstörungen erkennen, diagnostizieren und in ein beschreibbares Konzept bringen? Was ist eine normale triadische Kompetenz und ab wann bzw. in welchem Fall können wir von Triangulierungsstörung sprechen? Es gibt aktuell keine durchgehend anerkannte Systematik, sondern verschiede Ansätze, Konzepte und Herangehensweisen. Ich bin mir nicht sicher, ob es für die hundegestützte Psychotherapie hilfreich wäre, ein klares Konzept zu haben, wie und unter welchen Aspekten die triadischen Interaktionen zu beurteilen sind. Vielleicht wird sich solch ein Konzept noch entwickeln, zurzeit sind wir aber noch darauf angewiesen, Konzepte, die familiäre Triaden beschreiben, anzusehen und zu untersuchen, ob wir daraus sinnvolle Fragestellungen für die Mensch-Mensch-Hund-Interaktion entwickeln können. Man kann weder die hypothetisch hergeleitete Vater-Mutter-Kind-Situation noch die experimentell beobachteten familiären Interaktionen eins zu eins auf die Interaktionen in der hundegestützten Arbeit übertragen. Selbstverständlich macht es einen großen Unterschied, ob die Interaktion z. B. vom eigenen Vater beobachtet wird oder vom Therapiehund. Wir können uns aber von den Fragen, Sichtweisen und Aspekte der vorhandenen Konzepte anregen lassen, um so unsere Sicht zu erweitern bzw. auf die Mensch-Mensch-Hund-Situation übertragen.

Jürgen Grieser beschreibt prototypisch familiäre Konstellationen, aus denen Triangulierungsstörungen erwachsen können (Grieser 2011, S. 231 ff.):

1. **Die Mutter-Kind-Dyade ist gegen Dritte abgeschlossen:** Die Mutter-Kind-Dyade ist gegen den Vater, aber auch gegen weitere Dritte abgeschlossen. Mutter und Kind sind häufig aufeinander bezogen, der Vater tritt als Dritter nicht oder nur wenig in Erscheinung, weil er psychisch oder real abwesend ist. Ob die Mutter den Vater fernhält, das Kind den Vater ablehnt oder der Vater den Kontakt meidet, ist strukturell zunächst dasselbe. Der Vater wird je nachdem von Mutter und Kind entweder als potenzieller Retter herbeigesehnt oder als Eindringling abgelehnt und gefürchtet. Dies ist die häufigste klinische Störung.
2. **Die Vater-Kind-Dyade ist gegen Dritte abgeschlossen:** *»Die Vater-Kind-Dyade ist gegen die Mutter abgeschlossen: Der Vater baut eine exklusive Beziehung zum Kind auf und schließt die Mutter aus. Zum Problem wird die Nicht-Abwesenheit des Vaters.«* (Grieser 2011, S. 232) Die Mutter hat keinen Einfluss auf die Situation in der Vater-Kind-Dyade. In extremer Ausformung geschieht dies häufig auch beim sexuellen Missbrauch durch den Vater. Nach Lang (1999) ist dies eine fragile Triangulierung, die in einer Borderline-Persönlichkeitsstörung enden kann.
3. **Die Mutter-Vater-Dyade ist gegen das Kind abgeschlossen:** Die Eltern sind in ihren narzisstisch-dyadischen Wünschen oder Konflikten ganz aufeinander ausgerichtet (z. B. bei unerwünschtem Kind) und das Kind wird affektiv nicht wirklich besetzt, die Bedürfnisse des Kindes werden nicht wahrgenommen. Im Extremfall führt dies zur Vernachlässigung oder gar zur Kindstötung.
4. **Die Verbindung zwischen zwei Polen ist unterbrochen:** Ein Elternteil lehnt den anderen ab oder beide bekämpfen sich oder versuchen das Kind als Bundesgenossen für sich zu gewinnen, z. B. bei getrennten Eltern, die nicht mehr miteinander kommunizieren. Es sind zwei konkurrierende Dyaden, zwischen denen sich das Kind in einem Loyalitätskonflikt hin und her bewegt. Typischerweise findet man diese Störung auch in Patchwork-Familien, wenn die Verbindung zwischen Kind und Stiefelternteil nur über den Elternteil läuft. Der Stiefvater soll oder will sich dann z. B. nicht in die Erziehung der Mutter einmischen, um Konflikte zu vermeiden.
5. **Die Triade ist gegen außen abgeschlossen:** Die Familie schließt sich gegen die Normen, Werte und Gesetze der Außenwelt ab und bildet eine eigene familiäre Welt. Im Extremfall entstehen inzestuöse und psychotische Verhältnisse.

6. Die Borderline Triade: Menschen werden polarisiert als gut oder böse erlebt, wobei die Positionen auch schnell wechseln können. Die Mutter ist gut, der Vater ist böse und plötzlich gilt das Gegenteil. Es gibt keine integrierten Ganzobjekte mit guten und bösen Eigenschaften. Vater und Mutter sind in einer triadischen Struktur präsent, jedoch sind es weder die Geschlechtsunterschiede noch ihre Funktionen, die diese Objekte zutiefst voneinander unterscheiden, sondern das gute und das schlechte Objekt oder die Nichtexistenz und die beherrschende Präsenz. Die Beziehung zwischen den Eltern hingegen wird entweder gar nicht wahrgenommen oder mit verzerrten sexualisierten und aggressiven Fantasien ausgestaltet. Ein Elternteil macht den anderen zum bösen Partner und sein Kind zum guten Partner, wodurch es ein ödipaler Sieger wird.

Grieser (2011) versucht anhand der Triangulierungsstörungen eine Diagnostik zu entwickeln und die Entwicklung von psychischen Krankheiten daraus abzuleiten. Eine psychosomatische Erkrankung wäre dann z. B. eine Notlösung für eine mangelnde Triangulierung:

Wenn der Platz des realen Vaters leer bleibt, kann das Kind auf seinen eigenen Körper als Drittes zurückgreifen. Klassische neurotische Störungen bilden sich im Dreieck Kind-Mutter-Vater, in den psychosomatischen Störungen steht das Dreieck Selbst-Objekt-Körper im Zentrum. In der frühen Triangulierung wird die konflikthafte Spannung in der Beziehung des Kindes zur Mutter entschärft, indem das Kind einen Teil seiner Aggressionen und Ängste von der Mutter weg in die Beziehung zum Vater verschiebt. Ist der Vater nicht verfügbar, so kann an dessen Stelle der kranke oder von Krankheit bedrohte Körper des Kindes zum Träger dieser Affekte werden.

(Grieser 2011, S. 254 f.)

Systemische Therapeuten würden wohl hervorheben, dass das Symptom in der Familiendynamik entstanden ist und insofern einen Sinn macht. Das erkrankte Familienmitglied ist dann lediglich der *Symptomträger* eines pathogenen Familiengeschehens, weshalb idealerweise auch die gesamte Familie in die Therapie einbezogen werden sollte.

Inken Seifert-Karb (2008) berichtet über ihren Einsatz des Lausanner Trilogspiels (»Lausanne Triadic Play«, Fivaz-Depeursinge 1998; Fivaz-Depeursinge u. Corboz-Warnery 2001), bei dem Eltern dabei beobachtet werden, wie sie mit ihren Babys umgehen. Für uns ist dieses Vorgehen besonders interessant, weil hier, wie in der hundegestützten Psychotherapie, reale und direkt beobachtbare triadische Interaktionen untersucht werden. Die Eltern bekommen die Aufgabe, in drei Spielabschnitten jeweils eine Dyade mit einem beobachtenden Dritten zu bilden (Vater/Mutter – Baby; Mutter/Baby – Vater; Vater/Baby – Mutter) und im vierten Spielabschnitt ein Dreierspiel durchzuführen. Beobachtet wird dabei nicht nur die Interaktion der beiden Handelnden, sondern auch, wie es dem Dritten damit geht. Das beobachtete Spiel wird nach den folgenden vier Aspekten ausgewertet:

- Ist jeder am Spiel beteiligt? Wenn nicht, sprechen die Autorinnen von »gestörten Allianzen«. Wenn alle in das Spiel einbezogen sind, stellen sich die nachfolgenden Fragen.
- Ist jeder in seiner Rolle? Stimmt die Organisation der Familienrollen? Falls dies nicht der Fall ist, herrschen »kollusive Allianzen«.
- Nimmt jeder mit seiner Aufmerksamkeit an dem Spiel teil? Wenn Nein, sind dies »angespannte Allianzen«.
- Ist jeder mit jedem in einem affektiven Kontakt? Wenn nicht, bleibt es bei der »angespannten Allianz«, wenn Ja, dann nennen die Autorinnen dies eine »kooperative Allianz«, die dann auch das wünschenswerte Ideal einer familiären Triade darstellt.

Auch die Operationalisierte Psychodynamische Diagnostik im Kindes- und Jugendalter (Arbeitskreis OPD-KJ 2003) bietet ein Schema, um triadische Aspekte zu erfassen. Bei Kindern und Jugendlichen werden diese standardmäßig mehr beachtet als bei Erwachsenen.

Im Gegensatz zum Erwachsenen neigen Kinder und oft auch Jugendliche weniger dazu, über sich selbst und ihre Beziehungsprobleme zu berichten, sondern viel mehr dazu, diese Beziehungsprobleme unmittelbar handelnd in die Beziehung zum Untersucher/Therapeuten einzubringen. Bei der Einschätzung entlang der Beziehungsachse der OPD-KJ verlassen wir uns deshalb weniger darauf, dass uns unsere Patienten typische Beziehungsepisoden von sich erzählen, sondern mehr darauf, dass der Patient eine solche typische Beziehungsepisode mit dem Untersucher oder mit wichtigen Beziehungspersonen direkt und unmittelbar gestaltet.

(Arbeitskreis OPD-KJ 2003, S. 50)

Ergänzen könnte man, dass in der Arbeit mit Erwachsenen oft kein Dritter in die Therapie einbezogen ist und auch der handelnde Ausdruck, die Möglichkeit, durch das Spiel etwas in Szene zu setzen, weitgehend eingeschränkt ist, weshalb Interaktionen und besonders triadische Interaktionen nicht vorhanden sind bzw. nicht unmittelbar beobachtet werden können. Für unsere Zwecke ist es auch günstig, dass die OPD-KJ im Unterschied zur OPD-Erwachsene nicht nur dysfunktionales Verhalten kodiert, wodurch der Blick auf Ressourcen frei bleibt und positive, förderliche Interaktionen (in unserem Fall Therapeut-Patient-Hund) erfasst werden. Laut OPD kann man u. a. die folgenden Beziehungsstrukturen bei Familien beobachten (Arbeitskreis OPD-KJ 2003, S. 65 ff.):

- **Beliebige Besetzungswechsel.** In einer »chaotischen Dreisamkeit« wird ein Dritter unvermittelt und unvorhersehbar aus der Dreisamkeit ein- oder ausgeschlossen.
- **Ein Dritter ist interessiert auf die anderen beiden bezogen.** Der Dritte respektiert eine dyadische Interaktion und interessiert sich wohlwollend für sie, auch wenn er gerade nicht in die Aktion einbezogen ist. Unterscheiden kann man noch, ob der Dritte später auch einbezogen wird oder dauerhaft in der dritten Position bleibt.

- **Liebevolle und rhythmisch wechselnde Dialoge.** Triadische und dyadische Interaktionen wechseln sich je nach Situation ab und sind von einer liebevollen und lebendigen Zuwendung getragen, die auch Differenzen und Spannungen akzeptiert.
- **Starre Besetzungen.** Die Interaktionsmuster werden starr beibehalten, Änderungen scheinen nicht möglich. Dies ist oft mit einer kargen Emotionalität verbunden.
- **Ausschluss eines Dritten.** Der Dritte wird von den anderen ausgeschlossen oder schließt sich selbst aus, wobei der Ausgeschlossene entweder immer derselbe bleibt oder wechselt. Es herrscht eine eher feindselige Atmosphäre.

9.3 Triadische Szenen in der Praxis

9.3.1 Ist der Hund ein Dritter?

Die oben dargestellten Theorien und Konzepte beziehen sich auf die gemeinsame Interaktion von mindestens drei *Menschen*. Es stellt sich die Frage, *ob ein Hund ein Dritter sein* kann wie ein Mensch ein Dritter ist. Die eindeutige Antwort lautet Nein. Ein dritter Mensch ist ein ganz anderer Dritter als der Hund ein Dritter ist. Dies liegt alleine schon darin begründet, dass ein Mensch den sprachlichen Dialog versteht. Stellen wir uns vor, ein Student säße bei einer dyadischen Therapie dabei und beobachtet bzw. hört den Dialog zwischen Patient und Therapeut. Selbst wenn dieser Student völlig still ist, sich kaum bewegt, vielleicht nicht einmal den Patienten begrüßt, so ist doch dem Patienten wie auch dem Therapeuten bewusst, dass das Gesprochene verstanden wird. Vielleicht vergessen Therapeut und Patient mit der Zeit die Anwesenheit des Studenten. Unbewusst wissen sie aber immer um das Beobachtet- und Verstandenwerden. Liegt dagegen ein Hund in der Ecke des Therapieraumes, wissen Therapeut und Patient, dass der Hund den Inhalt des Gespräches nicht versteht. Solange der Patient das Gegenteil noch nicht erfahren hat, weiß der Patient auch noch nichts darüber, dass der Hund zwar den Inhalt nicht versteht, durchaus aber die Atmosphäre im Raum wahrnimmt. Der nur anwesende, aber nicht agierende Hund kann für den Patienten kein Dritter sein – er kann für den Patienten völlig irrelevant sein, während ein menschlicher Beobachter wohl immer eine gewisse Relevanz hat, und sei es auch nur ein irritierender oder störender Faktor am Rande des Bewusstseins.

Ob ein Hund zum für den Patienten relevanten Dritten wird, ist davon abhängig, ob der Hund handelnd in die Szene verwickelt und dieses Handeln relevant ist. Den Willen und die Fähigkeit, sich in die therapeutische Szene einzubringen, muss der Hund mitbringen bzw. in seiner Ausbildung gelernt haben. Die Aufgabe des Therapeuten ist es, dieses Handeln des Hundes für die Therapie relevant zu machen. Wenn der Therapeut das Verhalten des Hundes z. B. achselzuckend wegschiebt, wird der Hund für den Patienten kein relevanter Dritter sein. Vielleicht denkt der Patient dann, dass der Hund des Therapeuten dabei ist, damit er nicht alleine in der Wohnung bleiben muss. Unter diesen Umständen wird kein triadifizierendes Geschehen initiiert. Der Hund ist für das Beziehungsgeschehen zwischen Patient und Therapeut dann irrelevant und insofern kein Dritter. Psychotherapeuten, die ihren Hund in der Praxis *dabeihaben*, machen oft diese Erfahrung und sehen entsprechend auch keine bedeutsame triadischen Prozesse.

Die durch die Einbindung des Hundes hergestellte Dreiersituation im psychotherapeutischen Setting ermöglicht, dass sich eine triadische Szene entwickelt – es besteht die *Chance* einer Triadifizierung, also einer Beziehungsregulation in einem Dreieck real anwesender Subjekte. Ist der Therapiehund handelnd in die therapeutische Szene eingebunden und verändert sein Verhalten die Situation, die therapeutische Szene *und* wird dieses Verhalten vom Therapeuten auch als relevant bewertet, dann muss sich der Patient dazu *verhalten*. Er kann sich nicht »nicht verhalten«, so wie man nicht »nicht kommunizieren« (Watzlawick 1983; Watzlawick et al. 1969) kann – jedes Verhalten wird vom Therapeuten als bedeutsam bewertet. Der Patient kann den Hund vielleicht wegschieben, ignorieren, abwerten, aber er muss sich irgendwie verhalten und sein Verhalten hat Einfluss darauf, ob und wie sich die Beziehung zum Hund weiterentwickelt. Es hat auch einen Einfluss darauf, wie der Therapeut weiter mit seinem Hund interagiert und insofern ist die Beziehungsregulation der Triade tangiert (= Triadifizierung).

In der oben beschriebenen Szene sahen wir, wie Lena die Hündin wegschieben und später auch ausschließen wollte. Dieses Verhalten hatte erheblichen Einfluss auf das triadische Beziehungsgeschehen. Die Hündin war eine Dritte, die ausgeschlossen werden sollte bzw. die sich scheinbar durch ihr Verhalten selbst ausschloss, was die Therapeutin emotional aufwühlte. Eine Rückkehr in die vormals zwar langweilige, aber stabile Dyade war mit der Anwesenheit der Hündin nicht mehr möglich. Das triadische Geschehen wiederum war konflikthaft, ja schmerzhaft. Ein triadischer Konflikt wurde inszeniert und konnte deshalb auch bearbeitet werden.

Ein Psychotherapeut bietet mit der Einbindung eines Therapiehundes eine Möglichkeit, ein Beziehungsangebot, auf das der Patient trifft, wenn er die Praxis betritt. Jeder Patient zeigt eine einmalige, spezifische Art und Weise, mit dem Therapeuten eine Beziehung einzugehen. Gleiches gilt für die Begegnung mit dem Hund und dafür, wie der Patient die triadische Situation gestaltet. Die Fähigkeit des Patienten, sich auf eine Beziehungsregulation zwischen den drei real anwesenden Subjekten einzulassen (= Triadifizierung), verweist auf seine triadische Kompetenz und damit auch auf seine Triangulierungsfähigkeit, d. h. die Fähigkeit des Selbst, unterschiedliche innerpsychische Bestrebungen durch die Einnahme einer dritten Position zu regulieren. Es ist nur schwer vorstellbar, dass der Patient innerpsychisch eine gute Triangulierungsfähigkeit besitzt, aber mit äußeren Objekten keine triadischen Beziehungen leben kann. Oder anders herum betrachtet: Ein Patient, der nicht in der Lage ist divergierende Selbstanteile zu regulieren, wird kaum in der Lage sein, Beziehungen zu anderen Menschen erfolgreich und befriedigend zu gestalten. Wie ich Beziehungen zu anderen Menschen gestalte, ist immer auch ein Spiegel meiner inneren Prozesse und Fähigkeiten. Meine Bindungs- und Beziehungsfähigkeit spiegelt sich in der Beziehung zum Therapeuten und meine Triangulierungsfähigkeit spiegelt sich in den Beziehungen in der therapeutischen Triade. Beide Aspekte sind für die psychische Gesundheit entscheidend.

Nachfolgend soll anhand von Fallsequenzen untersucht werden, ob triadische Prozesse (Kompetenzen und Störungen) in einer hundegestützten Psychotherapie sichtbar und therapeutisch nutzbar gemacht werden können.

9.3.2 Triadische Kompetenzen

Fallbeispiel

Frau U., 46 Jahre

Danka lag während eines Gesprächs neben meinem Sessel. Plötzlich stand sie auf und legte sich etwas weiter entfernt wieder hin. Ich fragte die Patientin, ob sie eine Idee hätte, warum Danka das gerade getan hat. Sie meinte, dass Danka wohl einfach Abwechslung braucht. Ich nahm das Weggehen von Danka als Anlass, nachzuspüren, was gerade im Raum ist, und bemerkte, dass ich mich mit der Patientin in einem sehr angestrengten, mühsamen Gespräch befand und die Atmosphäre äußerst angespannt war. Die Patientin gab mir recht, sie empfand es auch so. Auf meine Frage meinte sie, dass Danka durchaus das Recht habe, wegzugehen, weil sie ja nichts ändern könne an der Stimmung. Sie selbst sei immer erstarrt, wenn die Eltern gestritten hätten, und habe nicht die Möglichkeit gesehen, einfach wegzugehen. Dieses Blockiertsein, das Nicht-ausweichen-Können, erlebe sie heute noch intensiv, wenn sie mit ihren Kindern streite; und wenn sie nachdenke, habe sie es gerade eben im Gespräch mit dem Therapeuten auch so erlebt.
Es ist leicht nachvollziehbar, dass sich die Atmosphäre durch die Reflexion verändert hat – und tatsächlich kam Danka nach kurzer Zeit wieder zu uns. Diesmal nahm die Patientin Dankas Kommen als Zeichen für eine entspanntere Atmosphäre – sie gab dem Verhalten von Danka also von sich aus eine Bedeutung.

In dieser kurzen Szene werden mehrere der oben angesprochenen Aspekte sichtbar:

- Erstens handelte Danka als eigenständiges Subjekt. Sie war frei, sich nach ihrem Befinden zu verhalten und ihr Bedürfnis wegzugehen auch umzusetzen.
- Zweitens gebe ich dem Verhalten von Danka eine Bedeutung, indem ich ihr Verhalten als Reaktion auf Vorgänge im Raum interpretiere. Später schreibt auch die Patientin dem Verhalten Dankas einen Sinn zu.
- Drittens hat dies dazu geführt, dass zunächst ich selbst und dann die Patientin ihre Aufmerksamkeit auf die Atmosphäre im Raum richteten. Unser gemeinsamer Blick auf die Stimmung zwischen uns hatte eine triangulierende Wirkung. Wir haben, wie von außen bzw. hypothetisch aus der Perspektive von Danka, *gemeinsam* auf unsere Interaktion gesehen, was unsere Beziehung und unser Thema augenblicklich verändert hat. Wir sind aus dem angestrengt-verwickelten Beziehungskampf ausgestiegen. Sowohl die Patientin als auch ich durchliefen innerlich einen triangulierenden Prozess, der die Situation und unsere Beziehung verändert hat. Das Heraustreten aus dem dyadischen Kampf hat die Atmosphäre im Raum verändert, worauf Danka vermutlich dann reagiert hat, indem sie wieder zu uns kam.
- Viertens zieht die Patientin selbst eine Parallele zwischen dem Geschehen im Raum und ihrer eigenen Lebensgeschichte. Danka fühlte sich frei, bei einem Streit wegzugehen, wozu sie nie in der Lage war. Die Patientin gewinnt eine in-

haltliche Erkenntnis über ihr Handeln und ihre (Übertragungs-)Beziehung zum Therapeuten, wodurch sie ihr momentanes Handeln als Ergebnis ihrer früheren Erfahrungen begreift, was tiefenpsychologisch betrachtet Veränderungsprozesse fördert.

- Fünftens sieht man, dass die Triangulierung unsere dyadische Verstrickung unterbricht und dadurch potenziellen regressiven Bestrebungen entgegenwirkt. Eine Triangulierung ist immer verbunden mit dem Verlassen einer etablierten dyadischen Position, hin zu einer komplexeren triadischen Struktur. – Will man aber in der Therapie eine dyadische Verstrickung reinszenieren und eine Regression fördern (wie in der klassischen Psychoanalyse), ist die Einbeziehung eines Hundes eher hinderlich, weil sie triangulierende und entwicklungsfördernde Prozesse anstößt.
- Sechstens erfährt man aber auch einiges über die triadische Kompetenz der Patientin. Sie war in der Lage, sich in Danka hineinzuversetzen und damit eine Außenperspektive zu sich selbst einzunehmen. Dazu sind längst nicht alle Patienten in der Lage, was für die Triangulierungs- und Mentalisierungsfähigkeit dieser Patientin spricht.

In dieser therapeutischen Triade ist niemand dauerhaft ausgeschlossen, es wird auch nicht rigide am Zusammensein festgehalten. Der Rückzug Dankas wurde ja durchaus akzeptiert und nicht als Böswilligkeit, Regelbruch oder Abwertung interpretiert. Insgesamt ist das Zusammensein von einer positiven Grundstimmung geprägt, die auch Konflikte und Spannungen zulässt und diese dann ins Mentale bringen kann, um sie besser zu verstehen.

Oft sitze ich mit Kindern zu Beginn der Therapiestunde auf dem Boden und wir streicheln Danka, während mir das Kind seine Neuigkeiten erzählt. Meist entsteht so eine harmonische, liebevolle Atmosphäre beim gemeinsamen sich kümmern um Danka. Die Situation fühlt sich oft leicht, gut und stimmig an und alle genießen dieses Zusammensein. Im Lausanner Trilogspiel (s. Kap. 9.2) würde diese Form der Dreisamkeit als »kooperative Allianz« bezeichnet werden: Alle sind beteiligt und auch die Rollen stimmen. Die Aufmerksamkeit ist gegeben und jeder ist mit jedem im affektiven Kontakt. Dies sind optimale Bedingungen für entspannte Gespräche mit Kindern. Sie stehen nicht im Fokus des Therapeuten, nicht unter *Beobachtung*. Für Kinder ist das gemeinsame Streicheln oft eine sehr angenehme und entspannende Tätigkeit und wir können wie nebenbei positive Beziehungserfahrungen miteinander teilen. Die OPD-KJ kodiert diese Situation so: »*Rhythmisch wechselnd finden in der Triade liebevolle und lebendige Dialoge statt*« (Arbeitskreis OPD-KJ 2003, S. 66).

Kinder, die in die ambulante Psychotherapie kommen, sind nicht automatisch, grundsätzlich und permanent unfähig zur genussvollen Dreisamkeit; dieses höchst förderliche und angenehme Beziehungserleben kann in der hundegestützten Therapie reichlich genutzt werden. Patienten erleben im günstigsten Fall eine positive, stützende, evtl. korrigierende Beziehungserfahrung mit dem Therapeuten und ggf. erleben sie in der hundegestützten Psychotherapie, wenigstens situativ, eine positive, harmonisch-liebevolle Triade. Wenn ein solches harmonisches Geschehen der gemeinsamen Dreisamkeit möglich ist, spricht dies für die Triangulierungskompetenz des Patienten. Wir wissen dann noch nicht, ob das triadische Geschehen die Erfahrungen in der Familie widerspiegelt oder ob der Patient dies ersehnt, aber in der Ursprungsfamilie nicht erlebt hat. Jedenfalls ist er aber in der Lage, sich auf eine solche Situation und wenigstens partiell auf die Bedürfnisse des Therapiehundes einzulassen und dessen Perspektive einzunehmen und zu berücksichtigen. In der Regel ist auch nicht die Frage, ob der Patient überhaupt triangulieren kann, sondern welche Einschränkungen er hat.

Kinder agieren die Dreisamkeit meist im aktiven Spiel aus. Viele junge Patienten und auch Danka lieben es, wenn Danka versucht, einen Ball zu erjagen, den ich mir mit dem Patienten zuwerfe oder rolle. Mit erhobenem Schwanz stolziert sie dann zum Patienten, wenn sie den Ball erwischt hat, um sich ein Leckerli abzuholen. Ein anderes gemeinsames Spiel besteht darin, dass einer mit Danka ins Wartezimmer geht und der andere versteckt im Praxisraum Leckerli, die Danka und der je andere dann suchen müssen. Mit großen Hallo wird der Finder dann gefeiert. Oder einer macht ein Wettrennen mit Danka: wer zuerst das am anderen Ende des Raumes liegende Kuscheltier erreicht. Der andere ist dann der Startrufer: Auf die Plätze – fertig – los! Diese Spiele machen allen Spaß und lockern die Therapieatmosphäre erheblich auf. Es ist schön, zu erleben, wenn Kinder dann voller Vorfreude und positiver Erwartung zur Therapie kommen. Allzu oft sind wir als Psychotherapeuten ja auf die Probleme fixiert, obwohl solch positive Therapieerfahrungen sicherlich sehr förderlich sind. Ist ein Hund in die Therapie integriert, dann haben wir die Möglichkeit, Spaß und Freude in einer mehr als dyadischen Gemeinschaft zu erleben, und dies sollten wir auch ausführlich nutzen.

Meist wird dieses Geschehen von Kindern aktiv körperlich in Szene gesetzt. Aber auch bei Erwachsenen und Jugendlichen kommt es zu harmonischen Dreier-Situationen, wenn der Patient dazu willens und in der Lage ist. Die gemeinsame Beschäftigung drückt sich bei Erwachsenen dann oft im Gespräch über Danka aus. Wir beobachten gemeinsam Dankas Verhalten, schicken sie ein Kuscheltier holen, lachen gemeinsam über drolliges Verhalten, tauschen uns über Hunde und Danka aus und das Ganze kann ebenso von einer liebevollen Atmosphäre getragen sein.

Auch Danka scheint Spaß an Dreierspielen zu haben und daran, den Patienten und mich zusammenzubringen. So kommt sie z. B. manchmal mit einem Kuscheltier im Maul zu mir, aber wenn ich das Kuscheltier nehmen will, lässt sie nicht los, sondern bringt es dem Patienten. Mein spielerisches Beleidigtsein und Jammern über den *Verrat* amüsiert dann alle, was Danka mit heftigen Schwanzwedeln kommentiert. Sie hat wohl gelernt, dass dieses Verhalten Freude und Spaß bei den Menschen auslöst. Ab und zu sorgt Danka auch dafür, dass sie von beiden Menschen gestreichelt wird, indem sie sich beim Gestreicheltwerden geschickt so dreht, dass sie den anderen Menschen mit der Schnauze erreichen kann, seine Hand anstupst und zum Streicheln auffordert.

Auch manch Erwachsener freut sich auf Danka und unser gemeinsames Tun, wenn er die Praxis betritt. Hier sehe ich ebenfalls die Fähigkeit zur gemeinsamen Aktivität und zum liebevollen Gespräch über die Dritte im Raum als Ressource und fördere sie, wann immer es geht und passt.

9.3.3 Triangulierungsstörungen

Ausschluss des Dritten

Betrachten wir den in der Einleitung zu Kapitel 9 vorgestellten Fall der fünfjährigen Lena, die sich vor dem Hundekuss ekelte und die Therapeutin zum Handeln zwang, sodass die Hündin ausgeschlossen wurde.

Die OPD kodiert dieses triadische Muster so: Der Dritte wird ausgeschlossen oder schließt sich selbst aus, wobei die ausgeschlossene oder sich ausschließende Person stets dieselbe bleibt und das Verhalten einen mindestens leicht feindseligen, rigiden Charakter aufweist (Arbeitskreis OPD-KJ 2003, S. 66; s. Kap. 9.2). In der Einteilung des Lausanner Trilogspiels (s. Kap. 9.2) würde man von einer »gestörten Allianz« sprechen, weil nicht alle am Spiel beteiligt werden. Wollte man Griesers Schema als Diagnoseinstrument nutzen, so müsste man wissen, für welches Familienmitglied die Hündin in der therapeutischen Übertragung steht (Grieser 2011): Repräsentiert die Hündin das von den Eltern kaum beachtete, ja vielleicht abgelehnte Kind? Bildet Lena mit Vater oder Mutter eine Allianz gegen den je anderen Elternteil? Das kann man nicht lediglich aufgrund der beschriebenen Szene erkennen. Hierfür bräuchte es mehr Hintergrundinformationen und Beobachtungen aus der Therapie.

Wie der weitere Therapieverlauf zeigte, mussten sich weder die Therapeutin noch der Supervisor auf eine Zuschreibung der Übertragung festlegen, um eine therapeutisch wirksame Intervention zu finden. Das triadische Geschehen erzeugte eine leicht zu verstehende Szene – mit einer ihr innewohnenden Logik und Evidenz.

Lena, die Therapeutin und auch die Hündin hatten die Störung des Miteinander unzweifelhaft empfunden. Für keine der Beteiligten war der Ablauf befriedigend oder angenehm. Eigentlich ist es erstaunlich, wie relativ leicht die Veränderung initiiert und vollzogen werden konnte im Vergleich mit den oft mühsamen und langwierigen Prozessen, die es braucht, um eine dyadische Beziehung zu verändern. Der entscheidende Punkt an dieser Stelle war der Perspektivenwechsel, der augenblicklich wirkt, sobald man eine neue Perspektive eingenommen hat. Nachdem die Therapeutin Lena ihre neue Sichtweise nahegebracht hatte, verstand diese das Lecken der Hündin ebenfalls sofort anders und empfand das vormals negativ bewertete Verhalten als positiv zu sehenden Wunsch nach Nähe.

Natürlich ist durch das erfolgreiche Etablieren von triadischem Erleben in der Therapie weder die familiäre Störung beseitigt noch eine grundsätzlich verbesserte Triangulierungsfähigkeit erreicht, aber ein erster Schritt ist getan.

Ausschluss/Ignorieren des Dritten

Fallbeispiel

Klaus, 12 Jahre

Klaus ging schon viele Monate wegen seiner ungeschickten, groben, schlecht koordinierten Bewegungen, aber auch wegen seines »komischen« Sozialverhaltens in Ergotherapie. Er habe zwar keine Freunde zu Hause, werde aber im Gymnasium auch nicht gemobbt –

wehren könne er sich gut und durchaus brutal, wenn es nötig sei. Klaus ist nach Aussagen der Mutter immer sehr gerne in die Ergotherapie gegangen. Jetzt hatte der Ergotherapeut aber unvermittelt die Behandlung abgebrochen, nachdem Klaus sich vor ihm entblößt hatte und sagte, er sei bereit. Im Raum stehe nun die Frage, ob es früher einen sexuellen Missbrauch gegeben habe, der das jetzige Verhalten erklären könne. Höchst schwierig sei auch das Verhältnis zum von der Mutter geschiedenen Vater des Patienten. Sowohl die Mutter als auch Klaus werteten den Vater massiv ab, ließen keine gute Seite gelten und Klaus gehe an Wochenenden nur noch hin, um, wie er sagt, »Geld abzuzocken«.

Mit Hunden hatte der Patient viel Kontakt und er äußerte auch, Hunde zu mögen. Die Begrüßungsszene mit Danka gestaltete er so: Klaus nahm von mir das Futterstückchen entgegen, hielt es in der Faust, blieb aufrecht stehen und wartete, bis Danka kam und die Faust anstupste. Er öffnete die Faust und Danka fraß das Leckerli. Kommentarlos und ohne Danka anzusehen blieb er bewegungslos stehen und ging dann mit mir zum Spieltisch. Während der Stunde und auch beim Abschied ignorierte er Danka konsequent, die wiederum ihrerseits Klaus ignorierte. Sie kam auch nicht zu uns gelaufen, wenn etwas Emotionales geschah. Bei anderen Patienten machte sie dies.

In dieser ersten Therapiephase akzeptierte ich seinen Ausschluss von Danka, brachte aber von mir aus ihre Anwesenheit immer wieder zur Sprache, was Klaus jedoch nicht zu hören schien. Er spielte mit mir Regelspiele und wir hatten dabei durchaus Spaß. Im Verlauf der Therapie traute er sich dann öfter an den Sandtisch, wo er kriegerische Rollenspiele inszenierte, bei denen es stets um den vernichtenden Krieg von zwei Parteien ging. Ich brachte immer wieder einen Dritten ein: ein Fernsehreporter berichtete und interviewte vom Schauplatz, als Soldat telefonierte ich mit Verwandten und Freunden und schließlich erfand ich noch eine dritte Kriegspartei, mit der man sich verbünden konnte. Parallel lief die Arbeit mit Klaus' Eltern.

Nach und nach veränderten sich mehrere Dinge gleichzeitig: Die Mutter sah die destruktive Wirkung ihrer Abwertung des Vaters ein und hörte auf, schlecht über den Vater zu sprechen. Der Vater signalisierte mehr Interesse an Klaus und begann, die Wochenenden interessanter zu gestalten. Im Sandspiel wurden die gespielten Konflikte komplexer und die dritten Parteien bekamen mehr Gewicht und Bedeutung. Klaus fing an, sich für Danka zu interessieren, er stellte mir Fragen zu ihr und beobachtete sie. Seine Körpersprache muss sich auch für Danka geändert haben, denn sie begann ihrerseits Kontakt zu Klaus zu suchen. Wenn im Sandspiel die Affekte hochschlugen, kam sie angelaufen und wollte mitmachen. Bei der Begrüßung am Beginn der Stunde blieb Klaus jetzt immer länger mit Danka im Kontakt und schließlich streichelte er sie sogar, was diese mit einem fürsorglichen Ablecken seiner Hand quittierte.

Gegen Ende der Therapie spielte ich mit ihm und Danka Dreierspiele, er ging gerne und oft zum Vater, hatte sich seine vormals sehr langen Haare abgeschnitten und auch seine steifen, unharmonischen Bewegungen schienen lockerer geworden zu sein.

Beim Abschied aus der Therapie meinte er, dass er froh sei, seinen Vater wieder gernhaben zu dürfen, und er sei auch froh, dass er Danka kennengelernt habe. Danka sei eigentlich schon ein »cooler Hund«.

Zu Beginn der Therapie sehen wir den Ausschluss des Vaters aus der familiären Triade, und zwar einerseits real durch den mangelnden Kontakt und andererseits auch innerpsychisch als Unfähigkeit zur Triangulierung. In der intensiven, fast symbiotischen Beziehung zur Mutter fand Klaus zwar Sicherheit und Bindung, aber gleichzeitig musste er viele Wünsche und Bedürfnisse einfrieren, was sich auch körperlich in seinen Bewegungen zeigte. Wahrscheinlich gab es keinen sexuellen Missbrauch in der Vergangenheit. Als er dem Ergotherapeuten seine sexuelle Bereitschaft signalisierte, drückte er wohl seine Bereitschaft zur dyadischen Verschmelzung aus. Klaus schien Beziehungen nur dyadisch leben zu können. Er hatte die missbräuchlich allzu enge Beziehung zur Mutter auf den Ergotherapeuten übertragen und diesen Wunsch, befeuert durch seine beginnenden pubertären Fantasien, so ausgedrückt.

Die Integration von Danka hat die Therapie in mehrerer Hinsicht unterstützt: Zunächst konnte ich anhand der beeindruckend klaren Szene schnell erkennen, dass bei Klaus eine ausgeprägte triadische Problematik vorliegt. Ohne Danka wäre eine intensive dyadische Beziehung entstanden, ohne dass die *Lücke* für mich unmittelbar erlebbar gewesen wäre. Beeindruckend war auch die körperlich-habituelle Veränderung des Patienten. Klaus erlebte die Abstimmungsprozesse mit Danka und wie er ihr immer näher kommen konnte, und zwar unter meiner mentalisierenden und gewähren lassenden Haltung. Er konnte erleben, wie ich mich freute, wenn er mit Danka Nähe herstellen konnte, während er früher von seiner Mutter Kritik und Abscheu vermittelt bekam, wenn er sich dem Vater emotional näherte.

Betonen möchte ich an dieser Stelle, dass eine hundegestützte Psychotherapie kein isoliertes Verfahren ist. Für die erfolgreiche Therapie von Klaus waren all die Interventionen hilfreich und notwendig, die ein Psychotherapeut, je nach Verfahren, anwendet.

Gegen außen abgeschlossene Triade

Nicht selten wird die Inszenierung des triadischen Geschehens erst verständlich, wenn man die Lebensgeschichte und die familiäre Situation kennt und berücksichtigt. Die im Kapitel 6 bereits erwähnte Arween stellte eine ausgesprochen enge Beziehung sowohl zu Danka als auch zu mir her. Es entstanden körperlich habituell und emotional intensive harmonische Abstimmungsprozesse, die eine liebevolle gemeinsame Situation schufen, in der sich alle Beteiligten ausgesprochen wohlfühlten. Die OPD-KJ (Arbeitskreis OPD-KJ 2003, S. 66; s. Kap. 9.2) spricht von »*rhythmisch wechselnden, liebevollen und lebendigen Dialogen in der Triade*« und auch das Lausanner Trilogspiel (s. Kap. 9.2) würde von einer »kooperativen Allianz« sprechen und keine Triangulierungsstörung diagnostizieren.

Fallbeispiel

Arween, 18 Jahre, Fortsetzung

Arween stammt aus einer gut situierten Familie. Die Mutter ist Ärztin, der Vater erfolgreicher Kunstmaler. Beide Eltern mussten sich ihren Erfolg hart erarbeiten, indem sie durch eigene Psychotherapien Abstand von ihren Eltern erlangten und sich von der konservativen Welt ihrer Eltern distanzierten. Sie lebten dann in der Familie ein vorbildhaftes biologisch-ökologisch, sozial links engagiertes Leben und führten auch ihre Partnerschaft vorbildlich mit intensiven Paardialogen und Selbsterfahrungskursen mit Paar-Couching. Für Arween war das Leben der Eltern fraglos ideal und sie glaubte, dass sie vom Schicksal besonders

> bevorzugt sei, solche Eltern zu haben. Für die Eltern wiederum war die Entwicklung von Arween ihr ganzer Stolz und Freude und sie unterstützten Arween, wo sie nur konnten. Die Hausaufgaben machte der Vater grundsätzlich nachmittags mit Arween zusammen. Nichts schien die drei erschüttern zu können.
> Zwei Jahre vor Beginn der Psychotherapie verliebte sich der Vater in eine andere Frau und trennte sich von der Mutter der Patientin. Für Arween brach ihre Welt zusammen. Sie begann in der Schule zu versagen, verließ ohne Abschluss das Gymnasium und versank in eine Depression. Sie ging kaum noch aus ihrem Zimmer und verlor ihre sozialen Kontakte, sodass die Mutter sie schließlich zur Psychotherapie anmeldete.

In der Psychotherapie stellte sie nun ihre ursprüngliche ideale Familiensituation wieder her und sorgte für ein intensives, positiv affektives, ja ideales harmonisches Zusammensein. Danka und ich wurden zur *neuen idealen Familie* und zum Mittelpunkt ihres Denken und Fühlens. So verzichtete sie auf einen Umzug in eine andere Stadt und konnte weiterhin keine Energie für Aktivitäten außerhalb aufbringen oder sich gar für eine Arbeit, Lehre oder weiterführende Schule engagieren. Sie reinszenierte also ihr früheres triadisches Paradies in der Therapie.

Grieser (2011) kodiert diese Triangulierungsstörung im fünften Punkt: Die Triade ist gegen außen abgeschlossen und bildet ihre eigene familiäre Welt, die bis zu inzestuösen und psychotischen Verhältnissen führt. Arween zeigte zu Beginn der Therapie wahnhafte, selbstverletzende und delinquente Tendenzen. Aufgabe der Therapie war nicht, wie oben eine dritte Person zu finden und allzu enge dyadische Verstrickungen zu erweitern, sondern der Triade zu ermöglichen, die Welt zu entdecken und der Realität Geltung zu verschaffen. Auch dieser Schritt ist ein triangulierender, nämlich die Erweiterung der engen familiären Situation hin zur Welt und damit zu komplexeren Strukturen und neuen Positionen.

Es ist eine interessante, wenn auch hypothetische Frage, wie ich die Psychodynamik verstanden hätte, wenn ich dyadisch mit Arween gearbeitet und nicht gesehen hätte, wie sie Danka als Dritte einbindet. Wenn auch nicht zu beantworten ist, wie die Therapie im Zweiersetting abgelaufen wäre, so bin ich mir doch sicher, dass sie ohne Danka einen anderen Verlauf genommen hätte, weil die triadische Störung so nicht live sichtbar und spürbar geworden wäre. Ein triadifiziertes Geschehen, also ein Geschehen zwischen real anwesenden Subjekten, ist unmittelbarer erlebbar und leichter identifizierbar als eine innerpsychische Triangulierung, die nur indirekt erschlossen werden kann.

Die Borderline-Triade

In seiner Typologie beschreibt Grieser (2011) die Borderline-Triade: Vater und Mutter wurden polarisiert als gut oder böse erlebt, wobei diese Besetzungen auch schnell wechseln konnten, sodass das Kind nicht in der Lage war, *stabile Ganzobjekte* zu entwickeln. Beziehungspartner können dann später nicht in ihren guten *und* schlechten Anteilen gesehen werden, sondern sie werden *entweder* übermäßig idealisiert *oder* abgewertet. Manche Patienten mit einer Borderline-Struktur halten diese einseitigen Besetzungen eher eine längere Zeit aufrecht, bei manchen wechselt die Besetzung innerhalb kürzester Zeit.

In der Praxis wird der Therapeut von diesen emotional instabilen Patienten sehr gefordert, es kommt auch häufig zu Therapieabbrüchen, weshalb spezielle Therapieprogramme für Borderline-Patienten entwickelt wurden (z. B. Bateman u. Fonagy 2008; Rudolf 2012).

Nun könnte man vermuten, dass diese Patienten in der hundegestützten Therapie ebenfalls die Besetzungen ändern, wie sie es mit anderen Menschen tun. Der Hund wäre einmal böse und der Therapeut gut und dann würde die Besetzung, mehr oder weniger schnell, wechseln. Dies scheint, nach meiner Erfahrung, so aber nicht zu passieren. Die Besetzung des Hundes bleibt i. d. R. stabil. Dies gilt nicht nur für den Hund des Therapeuten, sondern für Tiere allgemein. Letzteren werden keine bösen, versteckten, hinterhältigen Motive unterstellt, sodass vor allem Hunde und Pferde zuverlässig und dauerhaft liebevoll von Menschen mit Borderline-Struktur versorgt werden können. Tiere scheinen diese Menschen zu stabilisieren. Der eigene Hund wird nicht plötzlich als unerträglich empfunden und abgelehnt, so wie es mit einem menschlichen Partner häufig passiert. Borderline-Patienten können liebevolle, zuverlässige Hundehalter sein. Sie scheinen das Böse und Schmerzhafte, das ihnen von anderen Menschen angetan wurde, nicht auf Tiere zu übertragen:

Übertragung ist ein ubiquitäres Phänomen, das eine automatische Brücke herstellt zwischen den uns prägenden Erfahrungen und dem Geschehen im Hier und Jetzt. Indem wir Übertragungsauslöser, Ähnlichkeiten zu früher, wahrnehmen, aktivieren wir unsere Erfahrungen mit wichtigen Bezugspersonen. Wir ordnen dann unser gegenwärtiges Erleben von Beziehungen mithilfe der Übertragung in unsere affektiven und kognitiven Bewertungssysteme ein und können auf diese Weise schnell nach bestem (Erfahrungs-)Wissen entscheiden.

(Bolm 2009, S. 107)

Hintergrund einer Borderline-Persönlichkeitsstörung sind oft *traumatische Erfahrungen.*

Menschliche Gegenüber, also z. B. auch der Psychotherapeut, können durch ihre Eigenschaften, Gesten oder Worte auch unbewusst an den Täter bzw. die traumatisierende Situation erinnern – mit den entsprechenden Auswirkungen auf die Übertragungsbeziehung. Hunde lösen aufgrund ihrer Andersartigkeit und der Nicht-Beteiligung an traumatisierenden Situationen nicht oder viel unwahrscheinlicher solche Erinnerungen aus, weshalb die Übertragungen auf den Hund häufig nicht von den traumatischen Mustern belastet sind.

Mit anderen Worten: Der Therapiehund ist zwar eine Projektionsfläche und implizite Beziehungsmuster werden mittels körperlicher Abstimmungsprozesse in Szene gesetzt, es werden aber kaum Erinnerungen an Traumata ausgelöst, sondern frühes Bindungsgeschehen angesprochen, welches oftmals als positive Ressource vorhanden ist.

In der Psychotherapie mit Borderline-Patienten kann der Hund eine stabilisierende Wirkung entfalten. Wenn die Emotionen hochschlagen und die Übertragung massiv wirkt, sodass die Realität verloren geht, dann kann ein Kontakt mit dem Therapiehund äußerst hilfreich sein. Er repräsentiert Realität, Körperbewusstsein und Freundlichkeit, sodass es leichter fällt, den *mentalisierenden Pausenknopf* (s. Kap. 11) zu drücken. Borderline-spezifische Therapien legen Wert darauf, die Übertragung nicht eskalieren zu lassen, sowohl eine Idealisierung als auch eine Dämonisierung rechtzeitig zu unterbrechen und eine Metaposition einzunehmen. Insbesondere wenn der Therapiehund von sich aus auf eskalierende Emotionen und Stimmungen im Raum reagiert, nehmen Borderline-Patienten diese Unterbrechung vom Hund eher an als vom Therapeuten, dem in diesem Moment vielleicht böse Absichten unterstellt werden.

Menschen und Hunde interagieren auf der lokalen analogen Ebene. Innerhalb von Sekundenbruchteilen werden Beziehungen eingegangen, reguliert und beeinflusst und dies meist unbewusst. Wie im Kapitel 2 ausgeführt, kann der Kontakt mit einem Hund das Bindungssystem ansprechen und tiefe ursprüngliche innere Programme auslösen. Menschen reagieren reflexhaft auf das Weinen oder Lachen von Babys mit entsprechenden inneren Vorgängen. Es ist fast unmöglich, auf das Lachen des Babys nicht zu reagieren, da dies evolutionär tief im Bindungssystem verankert ist. Kommt nun der Therapiehund zum Patienten, stupst ihn an und fordert zum Streicheln auf, werden diese tief verankerten Reaktionen angesprochen. Sie würden wiederum nicht ausgelöst werden, wenn ein Mensch, also z. B. ein Co-Therapeut oder Gruppenmitglied, interveniert hätte.

Diese innere Reaktion unterbricht sehr wirkungsvoll die Übertragungsdynamik und bringt den Patienten zurück ins Hier und Jetzt und in seinen (vielleicht den Hund streichelnden) Körper. Die Aufgabe des Therapeuten ist es, diesen Vorgang zu bemerken, zu verbalisieren und dem Patienten bewusst zu machen. Einen *Pausenknopf* in der Praxis zu haben, der mittels Aktivierung von automatisch ablaufenden inneren Prozessen (Oxytocin-Reaktion) den Patienten in seinen Körper zurückholt, ist wohl eine exklusive therapeutische Ressource der hundegestützten Psychotherapie.

Natürlich ist die Unterbrechung von malignen Übertragungsgeschehen, von depressiven Gedankenkreiseln, von eingefrorenen traumatischen Feedback-Schleifen nicht nur für Borderline-Patienten wichtig, sondern kann im Prinzip in jeder Therapie hilfreich sein.

9.4 Triadische Szene

Den Fokus auf die Szene zu legen hat für das Verständnis der psychotherapeutischen Behandlung enorme Konsequenzen. Meist ist es das Symptom, die psychische Erkrankung und dessen Heilung, worum sich der therapeutische Dialog dreht. Vielleicht wird ein Auftrag und ein therapeutisches Vorgehen vereinbart, wie die Behandlung ablaufen soll und welche Techniken der Therapeut einsetzt. Rücken wir aber die Szene in die Aufmerksamkeit, kommen die handelnden Personen in den Blick und wichtig ist, was zwischen den beiden Akteuren geschieht. Nicht die ›Erkrankung‹ des Patienten wird mit der ›Behandlungstechnik‹ des Therapeuten kuriert, vielmehr sind bei einer szenischen Betrachtung der Patient und der Therapeut als Person, als Subjekt, als Mensch relevant. Dies führt zur Frage, wie es mit der Abstinenz des Therapeuten bestellt ist, wenn er als Person erkennbar wird. Laimböck formuliert:

> *Die sich natürlich auch entwickelnde Szene wird in der ärztlichen Praxis zugunsten der scheinbar unpersönlichen, auf medizinischer Wissenschaft basierenden Behandlungen der Erkrankung weitgehend in den Hintergrund gedrängt. Wenn aber, wie in der psychoanalytischen Behandlung, die Szene ins Zentrum der Aufmerksamkeit gestellt wird, treten die handelnden Personen und nicht mehr die Krankheit in den Vordergrund. Diese szenische Sicht wird durch den psychoanalytischen Rahmen und vor allem durch die dazu gehörende Abstinenz des Analytikers, der Analytikerin unterstützt. (…) Damit erhält die szenische Gestaltung durch den Patienten, die Patientin großen Spielraum und die Aktivitäten des Analytikers, der Analytikerin treten in den Hintergrund.*
>
> (Laimböck 2015, S. 33; Hervorhebung G. G.)

Zustimmen möchte ich Laimböck darin, dass die handelnden Personen in den Vordergrund treten, wenn man die Szene betrachtet. Der Psychotherapeut sollte dem Patienten Raum geben, sich selbst und seine Beziehungsmuster zu inszenieren, allerdings sollte man angesichts der Erkenntnisse über die unbewusst ablaufenden Abstimmungsprozesse nicht davon ausgehen, dass man »nicht handeln« (Watzlawick 1983; Watzlawick et al. 1969) könnte. In einer triadischen Szene, und erst recht bei Einbeziehung eines Hundes, ist nun die Illusion einer »Neutralität«, eines »Nicht-Handelns«, gänzlich aufzugeben, wie ich nachfolgend zeigen möchte.

Wir sahen z. B., wie die Kollegin eingreifen musste, als ihre Hündin Lena im Gesicht leckte. In dieser Szene nicht zu handeln ist unmöglich bzw. nicht vertretbar. Würde der Therapeut in der hundegestützten Psychotherapie versuchen, nicht zu handeln und z. B. schweigend gewähren lassend den Patienten etwas mit dem Hund machen lassen, dann wäre dies sicherlich keine neutrale oder abstinente Position, sondern z. B. die Reinszenierung eines körperlich anwesenden, aber sprachlich-emotional abwesenden Vaters.

In einer Triade spielt jede Person eine Rolle, nimmt eine Position ein und beeinflusst durch ihr Handeln und Nicht-Handeln die je anderen und den Ablauf der Interaktionen, der Szene. Wenn der Therapeut seinen Hund in die Therapie integriert, sieht der Patient, wie der Therapeut mit dem Hund umgeht, er erlebt die Beziehung zwischen Therapeut und seinem Hund und ist wenigstens zeitweise in der Position des beobachtenden (und bewertenden) Dritten. Er sieht die feinen Abstimmungsprozesse der Therapeut-Hund-Dyade. Er sieht, wie sich der Therapeut über den Hund freut, ärgert, ihn streichelt, rügt und wie der Therapeut manchmal unbeholfen und ratlos wirkt. Er sieht, wie der Therapeut die Beziehung gestaltet und erkennt daran die Werte, Intentionen und Ansichten des Therapeuten. Der Therapeut wird damit für den Patienten transparenter, sichtbarer, konkreter und als Mensch bzw. auch als Hundehalter erlebbar. Der Psychotherapeut ist dadurch weit entfernt von dem hinter der Couch sitzenden, unsichtbaren Analytiker oder dem distanziert-unnahbaren Fachmann für Verhaltenstherapie. Im triadischen Geschehen kann sich der Therapeut nicht heraushalten oder *neutral* verhalten. Er ist ein Teil des triadischen Geschehens, wie auch der Patient und der Hund Teile der Triade sind.

Die Psychoanalytikerin Claudia Frank berichtet von einer 32-jährigen Patientin, die zum Erstgespräch kommt:

Kaum hatte sie Platz genommen, sagte sie mit lauter, gereizter Stimme, sie leide seit zwei Jahren unter gynäkologischen Beschwerden. Von Freundinnen, besser Bekannten, kam die Idee, es könnte auch etwas Psychisches sein, deshalb sei sie hier. Ob sie jetzt etwa die ganze Stunde erzählen solle? In vorwurfsvollem Ton fuhr sie fort, dass sie dachte, es handele sich um ein Gespräch. Ob es so gedacht sei, dass ich gar nichts sage?! Ich verspürte einen großen Druck angesichts der Dringlichkeit, mit der die Patientin fordernd loslegte. Habe ich mich schuldig gemacht? Was habe ich möglicherweise versäumt? Ich realisierte zugleich, dass ich de facto bis dahin noch kaum die Chance gehabt hatte, etwas zu sagen. Und ich hatte den Impuls, die Sachlage richtig zu stellen. Aber um den Inhalt des Vorwurfs ging es offensichtlich nicht wirklich. Worum dann? Das konnte ich nicht wissen. Ich empfand einen Impuls, mich entweder zu erklären oder ärgerlich solche Vorwürfe abzuweisen, nach den Fakten zu fragen etc. Das galt es zu registrieren, ohne – wie eventuell in einer entsprechenden alltäglichen Situation – diesem Muster zu entsprechen.

(Frank 2015, S. 22)

Frank erzählt nachvollziehbar, wie die Patientin ihre Beziehungsmuster und die Erwartung, abgelehnt zu werden, mit in die Therapie bringt und unmittelbar in Szene setzt. Es gelte nun, so Frank weiter, diese Inszenierung eben nicht mitzuagieren, quasi darauf hereinzufallen, sich zu verteidigen, zu erklären etc., sondern sich bewusst zu machen, dass man nicht weiß, was hinter diesem Agieren steckt. Also bleibt sie zunächst passiv, spricht nicht und erarbeitet im Inneren eine Frage, die dann auch weiterführt, ohne die Erwartungen der Patientin zu erfüllen aber auch ohne ein alltägliches Gespräch zu starten. Aus ihrer Haltung des *Nicht-Wissens* (die ich wertvoll finde) erwächst für sie die Konsequenz des *Nicht-Handelns* (was ich nicht so sehe). Aus meiner Sicht ist ihr Nicht-Handeln und Schweigen eine Botschaft, wie auch ihr Sprechen etwas vermittelt. Man muss ja nicht jeden Ball aufnehmen, der vom Patienten zugespielt wird, jede Aufforderung oder Beeinflussung, auf eine bestimmte Art zu reagieren, erfüllen, aber man kann die Unmöglichkeit, nicht zu reagieren, anerkennen und seine eigene Reaktion zum Thema machen, wenn dies gerade geht.

Was hätte Frau Frank gemacht, wenn ihr Hund in der Praxis gewesen wäre und die Patientin hätte z. B. ein Zerrspiel initiiert oder verlangt, dass der Hund die Praxis verlässt? Hätte sie ihren Hund gestreichelt, wenn dieser zu ihr gekommen wäre? Hätte sie auf eine Begrüßung des Hundes bestanden und das Begrüßungsritual erklärt? Was, wenn die Patientin die ganze Leckerli-Dose verfüttern wollte? Oder ihr zufällig mitgebrachtes Wurstbrot? Der hundegestützt arbeitende Therapeut kann sich nicht auf eine nicht-handelnde, scheinbar neutrale, passive Position zurückziehen und zunächst eine *innere Arbeit* leisten, bis er weiß, was er sagen kann, ohne das *Spiel*, die Inszenierung des Patienten, mitzuagieren. Er kann nur tatsächlich intersubjektiv arbeiten, indem er sich als Person einbringt, sich ansehen lässt, selbst agiert und später die ganze Szene mit dem Patienten reflektiert. In einer Triade ist jeder per se Akteur und Beobachter; alles, was einer macht, verändert die gesamte Triade und wird von den anderen gesehen und bewertet. Das heißt nicht, dass der Psychotherapeut seine professionelle Rolle verlassen soll, aber seine Rolle ist wesentlich komplexer und er verliert in gewisser Weise seine »überlegene Position« (die »überlegene Position« ist nach Rainer Baudis [1995] Ausdruck einer süchtigen Haltung und ein Abwehrmechanismus; durch die Überlegenheit sollen unerwünschte, schmerzliche Gefühle vermieden werden). Seine Rolle hat zusätzliche Inhalte und er ist in einer erweiterten Struktur, nämlich einer Triade, in der er sich bewegt.

Im oben beschriebenen Fall sahen wir, dass die Therapeutin von Lena selbst die Hündin ausschloss und damit eigentlich eine Triangulierungsstörung praktizierte bzw. das Zustandekommen einer erwünschten Triade verhinderte. Wir sahen, dass die Kollegin gar keine andere Wahl hatte. Erst durch die Triangulierungskompetenz der Therapeutin, unterstützt durch die Supervision, konnte die Therapeutin der Patientin »vorausgehen« (Rudolf 2012), die Störung der Triade zunächst selbst verstehen und dann die Patientin »mitnehmen«.

Es ist nicht selbstverständlich, dass ein Psychotherapeut zu intensiven dyadischen Beziehungen in der Lage ist. In der Ausbildung wie später in der Supervision wird er immer wieder seine Beziehung mit dem Patienten mit einem Dritten reflektieren, um sich aus dyadischen Verstrickungen zu lösen. Genauso ist seine Triangulierungskompetenz gefragt, wenn im Dreiersetting der hundegestützten Psychotherapie eine Störung erscheint. Auch dies gilt es explizit in den Blick zu nehmen und zu reflektieren. Störungen in der Triade sind wichtige Hinweise auf die Triangulierungsfähigkeit, die es zu nutzen gilt.

Ich bin z. B. nicht in der Lage, bei jedem Patienten innerlich frei den Kontakt mit Danka zu erlauben und das Geschehen achtsam zu akzeptieren. Bei manchen Patienten habe ich etwas Sorge um Danka, ob sie wohl gut behandelt wird. Bei manchen Patienten habe ich eher Sorge, ob Danka vielleicht bellen und die Patienten damit erschrecken könnte. Wenn es um den eigenen Hund geht, ist kein Hundehalter neutral und unbedingt gewährend und wertschätzend, wie man dies auch bezüglich seiner eigenen Kinder nicht ist und auch nicht sein kann. In der hundegestützten Psychotherapie ist der Therapeut aktiv handelnd und agierend, ein Mitspieler der triadischen Szene, er ist subjektiv, persönlich betroffen und in einem echten interpersonellen Austausch ohne Chance auf eine abgehobene, außenstehende Position. Und das ist gut so! Es geht bei der Entwicklung der Triangulierungsfähigkeit nämlich nicht um die reine Anwesenheit eines Dritten, sondern darum, dass die Beziehung zwischen Zweien durch den Bezug auf den Dritten reguliert wird. Hält sich der Psychotherapeut als Person zurück, dann ist er wie ein abwesender Vater nicht regulierend präsent. Der passive, nicht involvierte, schweigende Therapeut wäre Ausdruck und Träger einer Triangulierungsstörung und nicht hilfreich. Wenn er durch seine emotionale Distanziertheit eine familiäre Störung in Szene setzt und nicht die Chance eröffnet, dass es in der Therapie anders sein kann – dass in der Therapie ein Dritter integriert sein darf –, dann verhindert die Abstinenz des Therapeuten eine korrigierende triadische Erfahrung. Positive wie negative Erfahrungen werden in der hundegestützten Arbeit zunächst gemacht, dann reflektiert und neue Wege gesucht. Dieses Vorgehen erinnert an Gendlins Prinzip des »Interaktion first« (s. Kap. 5). Basis für alles ist die Interaktion, das Erleben, und erst im zweiten Schritt folgt die Reflexion, das Mentalisieren, das Verstehen dessen, was erlebt wurde, es geht um ein Pendeln zwischen unmittelbarem Erfahren und Verstehen.

Nur um Missverständnissen vorzubeugen: Ich plädiere nicht dafür, mit einem Patienten 50 Minuten lang aktiv triadische Szenen zu agieren, sondern *wenn* es zu einer triadischen Szene kommt und z. B. fünf Minuten mit dem Hund gemeinsam interagiert wird, *dann* sollte man sich der Beteiligung bewusst sein, sie annehmen und gestalten. Das *Darübersprechen* und natürlich das Besprechen der Sorgen und Nöte des Patienten, die er von sich aus einbringt, füllt auch in der hundegestützten Psychotherapie den größten zeitlichen Raum. Wie dieses *Darübersprechen* aussehen kann, damit beschäftigen sich die Kapitel 11 und 12.

10 Therapeutische Grundhaltung

Um dyadische und triadische Szenen in der hundegestützten Psychotherapie nutzen zu können, muss der Therapeut eine bestimmte therapeutische Grundhaltung einnehmen. Die Haltung des Therapeuten gegenüber dem Patienten, dem Hund und dem Geschehen im therapeutischen Raum ermöglicht erst die gewollten Prozesse. Es geht weniger um ein gezieltes methodisches Vorgehen oder eine isolierte therapeutische Technik, sondern um eine Sichtweise, die sich allerdings auch im konkreten Handeln des Therapeuten ausdrücken muss. Diese Haltungsaspekte sind bisher schon angesprochen, aber nicht noch nicht systematisch ausgearbeitet worden. In diesem Kapitel sollen zentrale Begriffe dieser Haltung explizit und differenziert beschrieben werden. Auf der Grundlage dieser Haltung wird dann im folgenden Kapitel 11 beschrieben, mit welcher Gesprächstechnik die Prozesse nutzbar gemacht werden können, indem sie mentalisiert werden.

10.1 Intentionale Kommunikation

Im Verlauf des Buches wurde bereits erwähnt, dass es in der hundegestützten Psychotherapie nicht darum gehen kann, dass ein Hund passiv in der Ecke liegt oder ein Patient einen Hund streichelt, um seine Oxytocin-Produktion zu steigern. Im ersten Fall werden die reichhaltigen Möglichkeiten des Hundes nicht entwickelt und im zweiten Fall wird der Hund funktionalisiert und auf sein Kuschelig- oder Freundlichsein reduziert. Es geht darum, eine echte Kommunikation zwischen Mensch und Hund zu suchen und zu ermöglichen. Ob es zu einer *echten Kommunikation* zwischen dem Patienten und dem Hund kommt, ist wesentlich von der (agierten, gezeigten, gelebten) Haltung des Therapeuten abhängig. Nicht der Patient muss mit einer Absicht und Fähigkeit zur Kommunikation mit dem Hund zur Therapie kommen, sondern es ist die Aufgabe des Therapeuten, eine Situation herzustellen, in der jeder Patient diese Erfahrung machen kann, egal, wie er anfangs zu Tieren und Hunden stand.

Wie können wir aber mit einem Tier kommunizieren und in einen wechselseitigen Austausch kommen, wenn die sprachliche digitale Welt als Kommunikationsmittel nicht zur Verfügung steht? Dass in der Interaktion zwischen Mensch und Hund Abstimmungsprozesse stattfinden, haben wir bereits ausführlich besprochen. Wie entsteht aber aus den unbewusst und in Sekundenbruchteilen ablaufenden Abstimmungsprozessen auf der analogen Ebene eine bewusste, gewollte, reflektierte Kommunikation zwischen einem reflexiven und einem nicht sprachbegabten Subjekt? Es ist eine bestimmte Haltung gegenüber den Abstimmungsprozessen, die diese zur Kommunikation macht. Diese Haltung möchte ich anhand der Mutter-Baby-Interaktion und des Inneren Dialogs im Focusing verdeutlichen:

Wodurch wird ein Schrei, wodurch werden absichtslose, spielerische Lautungen des Kindes kommunikativ? Indem Eltern so tun, als ob ihnen ihr Kind damit etwas

> *sagen wollte. Sie machen aus dem ungerichteten Ausdruck einer Befindlichkeit eine Mitteilungsabsicht. Sie machen aus einem Unlustschrei den Ruf nach Abhilfe und selbst noch aus einem Hust- oder Prustlaut einen absicht-getragenen Akt. Sie unterstellen quasi dem Kind eine Mitteilungsabsicht, geben ihm ein Ziel und zeigen ihm so, wie es seine Stimmproben oder auch eine Geste als Kommunikationsmittel einsetzen kann. (…) Es lernt auch schon ›antworten‹, es genügt gewissermaßen seiner Antwortpflicht. Später erst merkt es, daß man noch mehr tun muss, weil in einer Frage noch mehr steckt, als es bisher in seiner Antwort zurückgegeben hat.*
> (Butzkamm u. Butzkamm 2008, S. 68)

Mütter sprechen mit ihren Babys, als ob diese sie verstehen könnten, auch wenn sie natürlich wissen, dass das Baby den Inhalt ihrer Sätze noch nicht erfassen kann. Sie tun so, als ob das Baby eine Absicht, eine Intention hätte. Sie nehmen eine intentionale Haltung gegenüber dem noch nicht intentionalen Baby ein und fördern genau dadurch den Erwerb von Selbstwirksamkeit und Urheberschaft. Fonagy et al. (2011) sehen in diesem Vorgang auch eine wesentliche Voraussetzung für den Erwerb eines sicheren Bindungsstils und den Erwerb der Sprache. Indem die Mutter eine Kommunikationsabsicht unterstellt, obwohl diese vielleicht noch gar nicht vorhanden sein kann, entsteht die Kommunikationsfähigkeit.

Diesen *Trick* der Mütter, Kommunikation durch das Unterstellen von Intention zu fördern, können wir auch für die Begegnung mit dem Hund nutzen. – Wahrscheinlich ist *Trick* dafür kein guter Begriff, da dieses Vorgehen wohl sehr tief im Menschen angelegt ist und unbewusst, automatisch und spontan von Müttern in allen Kulturen praktiziert wird. Auch wenn das Kind noch nicht angemessen antworten kann, so erfährt es doch durch die Ansprache, dass es gemeint ist und dass mit ihm kommuniziert wird. – Ein Hund versteht ebenso, wenn er angesprochen wird, auch wenn er die Bedeutung der Worte oder der Gesten (noch) nicht kennt. Er weiß, *dass* mit ihm kommuniziert wird, *dass* er gemeint ist und er eine *Antwort* geben kann. So wie in einer mütterlichen Ansprache ihre Vorstellungen, ihre Kultur, ihre persönliche Entwicklung, ihre Projektionen enthalten sind, so ist dies auch bei der Interaktion mit dem Hund der Fall und wird bestimmen, welche Intention unterstellt wird. Für die Kommunikation ist zunächst einmal noch nicht entscheidend, ob die Ansprache *richtig* ist, sondern *dass* sie stattfindet.

Den selben *Trick* nutzt man im Focusing. Der *felt sense* wird angesprochen, als ob er antworten könnte, als ob er eine Absicht, eine Bedeutung hätte. Wie auch ein Baby und ein Hund, ist der *felt sense* körperlich da und hat keine eigene Sprache. Die Sprache wird ihm vom reflexiven Ich gegeben und er gibt eine körperliche Antwort. Der *felt sense* im Inneren des Körpers wird behandelt, als ob er ein *Etwas* oder ein *Jemand* sei, mit dem man kommunizieren kann, und gerade durch dieses Herangehen kann man dann auch mit ihm kommunizieren. Wollen wir in der hundegestützten Psychotherapie einen Dialog zwischen Patient und Hund befördern, so können wir dies, indem wir dem Handeln des Hundes Bedeutung beimessen und eine Intention unterstellen. Die intentionale Haltung ist notwendig und förderlich, selbst wenn wir mit der konkreten Deutung danebenliegen.

Fallbeispiel

Patientin A., 23 Jahre

Während eines Therapiegesprächs mit einer Patientin A. kam Danka von ihrem Liegeplatz zu uns herüber und legte sich mit einem tiefen Seufzer zwischen der Patientin und mir ab. Ich kommentierte dies damit, dass Danka wohl die Schwere der Atmosphäre hier im Raum wahrnimmt und uns vielleicht etwas dabei unterstützen will. Tatsächlich wusste ich nicht, ob dies wirklich Dankas Intention war, aber die Kommunikation über die Atmosphäre im Raum war damit eröffnet. Die Patientin bestätigte, dass sie die Stimmung ebenfalls als schwer empfindet, und sie wandte sich Danka zu, um sich spielerisch bei ihr für die Hilfe zu bedanken. So angesprochen stand Danka auf und schmiegte sich an die Patientin, um sich die Ohren kraulen zu lassen. Bei ihrem dann wohligen Gurren mussten die Patientin und ich lachen und wir waren uns einig, dass Danka tatsächlich geholfen hat und die Stimmung nun nicht mehr so schwer ist.

In diesem Beispiel habe ich Danka eine Absicht unterstellt und dadurch die Kommunikation zwischen der Patientin und mir bezüglich der Stimmung im Raum eröffnet. Im folgenden Beispiel unterstellt der Patient eine Intention und kommt dadurch mit Danka in einen Dialog:

Fallbeispiel

Patient B., 53 Jahre

Danka kam mit einem ihrer Kuscheltiere, einer Ente, im Maul zum Patienten B. und setzte sich vor ihn hin. Der Patient fragte: »Willst Du mir die Ente bringen?«, und griff danach. Danka ließ die Ente los und der Patient bedankte sich bei ihr mit einem Leckerli. Danka nahm daraufhin die Ente wieder ins Maul und lief mit ihr zurück zu ihrer Decke, kam aber sofort wieder mit der Ente zum Patienten gelaufen. Sie setzte sich wieder vor den Patienten, der lachte und fragte: »Willst Du mir die Ente wiederbringen? Du willst wohl wieder ein Leckerli?«, und griff nach der Ente. Diesmal ließ Danka die Ente aber nicht los. »Soll ich sie nicht nehmen?«, fragte der Patient. Danka blieb einfach mit der Ente im Maul sitzen. »Ja, was willst Du denn?«, fragte der Patient. Danka stellte sich daraufhin mit beiden Vorderfüßen auf die Knie des Patienten, dieser schien nun zu verstehen und kraulte Danka am Kopf, was sie sichtlich genoss.

In der Psychotherapie mit Kindern geht es in der Regel nicht darum, *ob* Danka intentional handelt, sondern *welche* Absicht sie hat. Für Kinder ist es normalerweise völlig selbstverständlich, dass ein Hund Absichten, Gefühle und Wünsche hat. Hier dreht sich dann die Kommunikation meist um die Frage, *was* Danka wohl ausdrückt.

Fallbeispiel

Patientin C., 8 Jahre

Ich sitze mit meiner Patientin auf dem Boden und streichle mit ihr zusammen Danka, die zwischen uns liegt.

Die Patientin ist in der Therapie, weil sie sehr aggressiv und frech zur Mutter ist und sich selbst verletzt, wenn sie in Wut gerät. Sie schlägt dann mit dem Kopf gegen die Wand, was den Hausarzt alarmiert hatte, da sie oft mit Beulen und Blutergüssen auf der Stirn vorstellig wurde. In der Schule ist die Patientin dagegen sehr schüchtern, zurückhaltend und ängstlich.

Danka stand in dieser Situation auf, streckte sich und gähnte, wobei sie ihre beeindruckenden Zähne zeigte. Die Patientin bekam Angst und versteckte sich hinter meinem Rücken. Sie hatte das Gähnen als bedrohlich empfunden. Es folgte ein Dialog über die Frage, ob man äußerlich ganz lieb sein kann, aber eigentlich fürchterlich bedrohliche Sachen in sich hat – so wie aus der kuscheligen Danka plötzlich ein zähnefletschendes Monster und aus ihr, dem braven, zurückhaltenden Mädchen, eine außer Kontrolle geratene Furie werden kann.

Das Unterstellen von Intentionen des Hundes eröffnet und ermöglicht nicht nur den Dialog, sondern führt darüber hinaus auch zur Frage, welche Intentionen der Hund hat. Je nach Beobachtungsfähigkeit, Hundekenntnis und Erfahrungen mit dem speziellen Hund kann die Unterstellung mehr oder weniger richtig sein. In der Psychotherapie geht es im Unterschied zu Hundetraining und Ausbildung nicht vorwiegend darum, den Hund richtig lesen zu lernen. Vielmehr verweist die Unterstellung auf die Vorstellungen und Projektionen des Unterstellers selbst. Ein Sprichwort sagt, dass immer nur ein Finger auf den Gegenstand zeigt, aber die anderen Finger der Hand auf sich selbst zeigen. So zeigte sich bei der jungen Patientin C. im eben beschriebenen Fall, dass sie verborgene Aggressionen im Hund vermutet, was viel über sie selbst aussagt. Der Patient B. ging davon aus, dass es Danka um das Fressen geht, war aber in der Lage, seine Meinung zu ändern, nachdem Danka etwas nachgeholfen hatte. Im ersten Beispiel mit der Patientin A. zeigte sich meine eigene Unterstellung, nämlich dass Danka auf die Stimmung im Raum reagiert, was etwas über mich und meine Sichtweise auf den Hund ausdrückt.

Indem ich dem Hund eine Intention unterstelle, wird er für mich in dieser Situation zu einem handelnden Subjekt. Dies eröffnet die Möglichkeit, den Hund als ein *Du* zu sehen und nicht als ein funktionierendes Ding oder eine Sache. Sachen oder Maschinen haben keine Intention, sondern lediglich Funktionen. Martin Buber (2008) führt dazu aus, dass es kein Ich als Einzelnes gibt, sondern immer nur ein Ich in Relation entweder zu einem *Du* oder einem *Es*. Nur mit einem *Du* kann es zu einem *echten Gespräch* kommen. Insofern müssen wir uns in jeder Interaktion entscheiden, als was wir den oder das andere(n) sehen, und so wie ich Menschen *verdinglichen* und funktionalisieren kann, so kann ich ein Tier als *Du* oder als *Es* sehen.

Den Hund als *Du* zu sehen, als intentionales Subjekt, scheint mir eine unabdingbare Voraussetzung für einen Ich-Du-Dialog und damit für die Psychotherapie mit Hund, wie sie hier vertreten wird. Eine echte Kommunikation, ein echtes Gespräch zwischen Patient und Hund, ein intersubjektiver Dialog ist nur möglich, wenn dem Hund die Fähigkeit zur absichtsvollen Handlung zugeschrieben bzw. unterstellt wird.

Gegen eine solche Haltung wird mitunter angeführt, dass man das Tier dadurch *vermenschlichen* würde. Bei diesem Begriff denkt man sofort an den frisierten und mit Pullover bekleideten Pudel, der als Schmuckstück funktionalisiert wird, oder an den Hund, der als Partnerersatz für den einsamen Menschen missbraucht wird. Wie Margarete Weiler in einem Vortrag ausführte, können wir aber gar nicht anders, als mit einer menschlichen Sicht die Tiere und die Natur zu betrachten. Wir können nur mithilfe unserer menschlichen Fähigkeiten, mit unserem Denken und Erfahren, die Welt beurteilen. Wir können nicht mit der Wahrnehmung einer Fledermaus oder mit dem Geruchssinn eines Hundes unsere Konzepte entwickeln. Sie sind immer menschlich und insofern ist eine *Vermenschlichung* unausweichlich. Wir können uns unsere menschliche Sichtweise bewusst machen sowie die Grenzen unserer Erkenntnis im Auge behalten und, wenn möglich, berücksichtigen. Ethisch bedenklich ist nicht die *Vermenschlichung* der Natur, sondern deren Ausbeutung und ungehemmte Funktionalisierung zu unserem Nutzen. Die hier entwickelte Haltung gegenüber dem Hund ist nun gerade das Gegenteil der Funktionalisierung auf der Grundlage einer unvermeidlichen, aber reflektierten menschlichen Sichtweise.

Nicht nur wir können einem Hund Intentionen unterstellen, sondern der Hund unterstellt auch dem Menschen Absichten. Jeder Hund erkennt den Unterschied zwischen einem versehentlichen und einem absichtlichen Tritt. Danka weiß genau, ob ich ein Leckerli versehentlich fallen ließ oder es ihr hinwerfe und sie reagiert entsprechend unterschiedlich. Danka kann meine Absichten sogar manchmal lesen, auch wenn ich mich bemühe, sie nicht zu zeigen. Sie fährt z. B. nicht gerne Auto. Wenn ich den Weg zu meiner Praxis einschlage und die Absicht habe, dort in das Auto zu steigen, bleibt sie stehen und es braucht eine gewisse Überredungskunst und viel Zeit, sie zu bewegen, mitzukommen. Will ich nicht mit dem Auto wegfahren, läuft sie denselben Weg ganz normal mit. Woran sie das merkt, habe ich bis heute nicht herausgefunden, obwohl ich mögliche Signale (Schlüssel, Rucksack, Mantel) verändert oder vermieden habe. Woran auch immer Danka erkennt, dass ich mit dem Auto fahren will, sie erfasst jedenfalls meine Absicht und reagiert darauf.

Der Hund unterstellt dem Menschen Intentionen und kann sie aufgrund der ausgeprägten Verbundenheit mit dem Menschen auch lesen, weshalb er wohl eine Sonderstellung unter allen Tieren für den Menschen einnehmen kann. Früher waren die Wölfe darauf angewiesen, die Absichten der Rudelmitglieder zu verstehen und per »Stimmungsübertragung« (Kotrschal 2014b) zu kommunizieren. Heute kommuniziert der Hund vorwiegend mit dem Menschen und versucht, dessen Absichten zu verstehen. Wenn ich von einem intentionalen Dialog zwischen Patient und Hund spreche, meine ich einen tatsächlich stattfindenden gegenseitigen Austausch und nicht nur Projektionen, denn nicht nur der Mensch unterstellt dem Hund Absichten, sondern auch der Hund sieht den Menschen als intentionales Wesen und bemerkt, ob der Mensch seine Absichten versteht und berücksichtigt.

Zusammenfassend lässt sich sagen, dass der Psychotherapeut eine intentionale Haltung gegenüber der szenischen Mensch-Hund-Interaktion einnimmt und dadurch eine echte Kommunikation und einen Ich-Du-Dialog befördert und ermöglicht.

10.2 Bedeutung finden und schaffen

Für die Integration des Hundes in die Psychotherapie ist es nicht nur notwendig, dass dem Hund Intentionen unterstellt werden, sondern auch, dass das intentionale Verhalten des Hundes auf den Patienten, den Therapeuten und das Geschehen im Raum bezogen wird – ihm Bedeutung für die Therapie gegeben wird. Diese vom Therapeuten einzubringende Sichtweise auf das Geschehen entscheidet, ob es zu einer therapeutisch wirksamen Einbeziehung des Hundes kommt oder nicht. Ich möchte dies anhand der oben aufgeführten Beispiele erklären:

Hätte ich im Gespräch mit der Patientin A. das Kommen von Danka und deren seufzendes Niederlegen zwischen uns damit kommentiert, dass Danka wohl müde ist und gleich mal Gassi gehen muss, so hätte diese Interpretation und Unterstellung der Intention nichts mit dem Therapiegespräch oder der Patientin zu tun und insofern hätte Dankas Verhalten keine Bedeutung für die Therapie entfaltet. Erst meine Interpretation, dass Dankas Verhalten eine Reaktion auf die Atmosphäre im Raum ist, hat dieses Verhalten für uns bedeutsam gemacht und den Dialog darüber eröffnet. Beim Patienten B. wurde die Szene bedeutsam, indem wir im folgenden Gespräch seine Unterstellung (»es geht Danka ums Futter«) in seinen menschlichen Bezügen wiederfanden als Tendenz, materiell zu versorgen. Mit der Patientin C. konnte ich ihre Angst vor versteckten, zunächst nicht sichtbaren Aggressionen besprechen, die sie anderen Menschen und eben auch Danka unterstellte.

Wie die Mutter dem Baby Intentionen unterstellt und dadurch eine Kommunikation erst initiiert, so unterstellt der Therapeut dem Handeln des Hundes eine Bedeutsamkeit für den therapeutischen Prozess; genau durch diese Unterstellung wird die Suche nach dem Sinn angeregt. Die Unterstellung von Intention und Bedeutung ermöglicht erst einen hundegestützten psychotherapeutischen Prozess, wie er hier vertreten wird.

In der Psychoanalyse ist dieses Vorgehen des Therapeuten ebenfalls zentral und wird dort *Subjektivierung* genannt (Laimböck 2015). Das Verhalten des Patienten wird auf die Therapie und die Person des Therapeuten bezogen und gefragt, welche Bedeutung dieses Verhalten hat. Kommt ein Patient z. B. zu spät zur Therapiestunde, kommt es in Therapiepausen zu Verschlechterungen, meidet der Patient bestimmte Themen, so wird gefragt, was dies mit der Therapie zu tun hat, welchen Sinn dies ergibt und welche Bedeutung dieses Verhalten in Bezug auf den therapeutischen Fokus oder die Beziehung hat. Die Bedeutung und den Sinn des eigenen Denkens, Fühlens und Handelns zu ergründen ist nicht nur innerhalb der Therapie wichtig, sondern essenziell für ein befriedigendes authentisches Leben. Auch wenn man umgangssprachlich sagt, dass der Sinn und die Bedeutung gefunden werden, so ist dies eigentlich kein passiver Vorgang, also so, als ob der Sinn verborgen sei und nur *entdeckt* werden müsse. Sinnfindung ist immer ein aktiver und kreativer Akt. So gesehen werden Sinn und Bedeutung genauso *geschaffen* wie *gefunden*, können aber nicht beliebig oder willkürlich hergestellt werden (Frankl 1972, 1987, 2009). Wie Jaenicke (2006) ausführt, hat die moderne intersubjektive Psychoanalyse ihren biologischen Ansatz überwunden, sodass es in der Psychotherapie darum geht, Sinn und Bedeutung der eigenen Gefühle und des eigenen Verhaltens zu entdecken:

Bedeutung ersetzt unserer Ansicht nach die Triebe als zentrale, organisierende Motivatoren des menschlichen Erlebens. Das Verständnis unserer subjektiven Gefühle, die sich in unseren intersubjektiven Feldern entwickeln und äußern, ist das Medium, durch das wir zu Bedeutung und Authentizität finden. (...) Die basale Verlagerung – oder der Paradigmenwechsel – der Psychoanalyse vom Primat der Triebe zum Primat der Affekte, das heißt, zum subjektiven emotionalen Erleben, hat zu einem kontextuellen Verständnis aller Aspekte des menschlichen Seelenlebens geführt.

(Jaenicke 2006, S. 90; H. i. O.)

Ich möchte dies an einer kleinen Fallsequenz verdeutlichen:

Fallbeispiel

Frau Rabe, 21 Jahre

Ich zeigte zum Beginn der Stunde Frau Rabe ein neues Spiel, das ich gerade mit Danka entdeckt hatte. Dabei legte ich Danka ein Leckerli auf die Nase, sagte »Halt!« und gab dann mit einem »Frei!« die Erlaubnis, das Futterstückchen zu fressen. Dies klappte zwar noch nicht ganz so gut, weil Danka oft schon das Leckerli verschlang, bevor ich »Frei!« gesagt hatte. Trotzdem machte das Spiel Danka und mir viel Spaß.

Frau Rabe wollte das auch probieren: Sie legte Danka das Leckerli auf die Nase und sagte »Frei!«. Danka bewegte sich nicht. Erst als das Leckerli von der Nase rutschte, fraß sie es schnell auf. Frau Rabe wiederholte das Spiel noch mehrmals und immer traute sich Danka nicht so recht.

Ich hätte diese Szene damit kommentieren können, dass Danka wohl eine eher ängstliche Hündin ist (was auch stimmt) und vielleicht müsste ich ja mit ihr das »Frei!« noch besser trainieren. Ich hätte dadurch zwar Danka eine Intention zugestanden, es wäre aber keine Bedeutung für die Patientin entstanden. Ich äußerte in dieser Situation, dass Danka sich wohl *bei der Patientin* nicht traut, das Leckerli zu nehmen, und bezog damit das Verhalten von Danka auf die Beziehung zwischen ihnen.

Die Patientin berichtete daraufhin, dass sie dies nicht verstehe, genauso wie sie nicht nachvollziehen könne, warum eine Therapeutin in der psychotherapeutischen Klinik (aus der sie vor Kurzem entlassen worden war) sagte, sie sei eine Anführerin und hetze die anderen Patienten gegen die Therapeuten auf. Sie selbst empfinde sich nicht als stark, führend und selbstsicher; sie hatte die Aussage der Therapeutin rundweg abgelehnt und auf deren Eifersucht zurückgeführt.

Dass Danka nun offensichtlich auch eher Angst bzw. Respekt vor ihr habe, gebe ihr dann doch zu denken.

Um eine Bedeutsamkeit zu entdecken oder zu kreieren, ist meist keine ausführliche Erklärung oder gar tiefe Deutung notwendig. Im Gegenteil: Es sind eher kurze Interventionen, Fragen und ein staunendes Bemerken eines Vorgangs, der eine sinnsuchende Bewegung auslösen kann. Die fragende Haltung ist dabei sogar zentral. Erklärt der Therapeut das Verhalten des Hundes aus einer wissenden Position heraus, gerät er eher in eine Diskussion über den Hund und dessen Motivationen als über das Geschehen und die Bedeutung in und für die Therapie.

Einige bedeutende Psychotherapeuten stellten die Sinngebung und die Suche nach Bedeutung in den Mittelpunkt ihrer Therapie. Zu nennen wären Viktor Frankl und seine Logotherapie (Frankl 1972, 1987, 2009), Ludwig Binswangers Daseinsanalyse (Binswanger 1922, 1983) und Irvin Yaloms Existenzielle Psychotherapie (Yalom 2010a, b, 2015). In den humanistischen Psychotherapien, aber auch in der Tiefenpsychologie ist die Suche nach Bedeutung und Sinn ein wesentlicher Wirkfaktor der Therapie und bestimmt zu einem großen Teil das Vorgehen des Therapeuten, indem Orientierung gesucht wird, um zunächst anscheinend Unfassbares, nicht erklärbare Gefühle, Gedanken, Symptome, zu verstehen. Verstehen bedeutet immer auch, Muster zu erkennen, die die Dinge verbinden (Bateson 1985, 1987), oder die *Gestalt* zu erkennen, d. h. scheinbar isolierte, unverständliche Dinge bekommen im Rahmen der *Gestalt* plötzlich einen Sinn. Erst wenn ich den Kontext eines Phänomens erfasse, kann ich dessen Bedeutung verstehen: *Dinge bekommen über ihre Beziehung zueinander dadurch eine Bedeutung, dass sie Teil von etwas Größerem sind, das gesehen und verstanden werden kann* (Harrer 2016, S. 147).

Durch die Integration des Hundes wird der Kontext, der Zusammenhang, die Gestalt des Verhaltens des Patienten verändert. Das gemeinsame Größere ist dann die mit dem Hund geteilte Ebene des Säugetiers. Frau Rabe aus dem obigen Fallbeispiel wurde damit konfrontiert, dass nicht nur Menschen Angst und Respekt vor ihr haben, sondern eben auch ein Hund. Ihr Verhalten wirkt also offensichtlich auch auf der größeren, übergeordneten Ebene des Säugetiers. Dies eröffnete der Patientin eine neue Perspektive auf ihr Verhalten. Mit dieser neuen Perspektive kann dann der Therapeut je nach seiner spezifischen Ausrichtung weiterarbeiten.

10.3 Achtsamkeit und Respekt

Der Begriff Achtsamkeit wurde ursprünglich in den buddhistischen Meditationspraktiken verwendet, aber zunehmend auch für die westliche Psychotherapie übernommen.

Nach Jon Kabat-Zinn (2011) ist *Achtsamkeit* eine spezifische Form der Aufmerksamkeit, die sich auf den gegenwärtigen Augenblick (hier und jetzt) bezieht, die mit Absicht eingenommen wird und nicht wertend ist.

Achtsamkeit bedeutet, dass ich meine Aufmerksamkeit selbst reguliere (Selbstregulation), und zwar auf das gegenwärtige Erleben meiner Gedanken, Gefühle und Sinneseindrücke mit einer Haltung der Neugier, Offenheit und Akzeptanz.

Abzugrenzen ist die Achtsamkeit von der Konzentration, da diese den Fokus auf ein bestimmtes Objekt oder einen Objektbereich einengt. Achtsamkeit meint eher das Gegenteil, nämlich den Fokus zu erweitern, um einen weiten, wachen, umfassenden Blick zu erreichen (Weitwinkelperspektive).

In der Psychoanalyse setzten sich schon C. G. Jung und Erich Fromm intensiv mit dem Begriff auseinander und Freuds Anleitung des *freien Assoziierens* für die Patienten und die *gleichschwebende Aufmerksamkeit des Analytikers*, auch *kritiklose Selbstbeobachtung* genannt, würde man heute als Anleitung zur achtsamkeitsbasierten Haltung lesen (Harrer 2016). Bekannt ist gleichfalls die Integration der Achtsamkeit in der Psychodynamisch Imaginativen Traumatherapie (PITT) nach Luise Reddemann (2007, 2014). Die humanistische Psychotherapie empfiehlt dem Therapeuten eine achtsame, akzeptierende Haltung gegenüber dem Patienten und übt auch teilweise konkret mit dem Patienten das achtsame, nicht-bewertende Bemerken der inneren Vorgänge, so wie beim Focusing und der Hakomi-Methode (Kurtz 1985). Verhaltenstherapeutische Ansätze wurden durch Jon Kabat-Zinn und seine Methode der Achtsamkeitsbasierten Stressreduktion (Mindfulness-Based Stress Reduction, MBSR) bekannt und bei einigen kognitiven Therapieverfahren angewandt. Insbesondere die Akzeptanz- und Commitmenttherapie (ACT) (Hayes 2014; Russ 2009) und die Achtsamkeitsbasierte Kognitive Therapie (Mindfulness-Based Cognitive Therapy, MBCT) (Segal et al. 2008) konnten auch erste Wirksamkeitsnachweise erbringen.

Je nach grundlegender therapeutischer Ausrichtung wird eher die Achtsamkeit des Therapeuten als Haltung gegenüber dem Patienten betont. Oder dem Patienten wird durch Übungen beigebracht, wie er Abstand zu seinen Gedanken und Gefühlen herstellt, um sie schließlich besser akzeptieren zu können. Eine achtsame Haltung fördert sowohl den inneren Dialog als auch den Dialog zwischen zwei Personen. Gendlin (1998) empfiehlt den Therapeuten, eine akzeptierende, achtsame Haltung gegenüber den Patienten einzunehmen, wodurch der Patient ein Vorbild für diese wachstumsfördernde Haltung erlebt. Gleichzeitig wird der Patient durch das Erlernen des Focusing zur achtsamen Wahrnehmung des inneren Erlebens geführt – ein achtsamer innerer Dialog wird angestoßen und begleitet.

Für die hundegestützte Psychotherapie ist eine achtsame Haltung des Therapeuten essenziell. Ähnlich wie Freud seine Patienten aufforderte, frei zu assoziieren, fordern wir den Patienten auf bzw. geben ihm die Möglichkeit, in einen freien Handlungsdialog mit dem Hund zu treten. Es gibt keine Vorgaben, wie die Interaktion zu verlaufen hat. Es ist ein Teil der achtsamen Haltung, dass der Dialog zunächst neugierig und offen akzeptiert wird, ohne ihn in Kategorien wie richtig oder falsch einzuteilen. Hiermit ist natürlich nicht gemeint, zu akzeptieren, dass Hund und Patient gegenseitig ihre Grenzen verletzen und sich schlagen oder beißen. Grenzverletzendes Verhalten wird in keiner Psychotherapie akzeptiert. Es geht vielmehr um die subtilen Bewertungen im Therapeuten, die eine freie Begegnung erschweren können.

Fallbeispiel

Im Rahmen einer eigenen Supervision konnte ich auf dem aufgenommenen Video sehen, dass ich immer dann, wenn der Patient Danka aufforderte, den Ball zu holen, selbst eine leichte Bewegung mit der Hand in Richtung Ball machte. Dies war mir nicht bewusst. Ich befürchtete wohl, dass Danka nicht auf den Patienten hören würde, und wollte ihm diese Erfahrung ersparen. Ich hatte also ungewollt Einfluss auf die Interaktion zwischen Danka und dem Patienten genommen, sie nicht frei aushandeln lassen, ob es zwischen den beiden funktioniert.

Eine achtsam-akzeptierende Haltung ist letztlich wohl ein Ideal, das nie ganz zu erreichen ist, da ich meine eigenen Strukturen und Sichtweisen immer mitbringe und anwende. Als Ideal, als anzustrebende Richtung, ist Achtsamkeit aber korrekt und wichtig.

Vielleicht wird das deutlicher, wenn man ein gegenteiliges Vorgehen betrachtet. Dieses wäre dann zielorientiert und methodisch festgelegt: Der Patient bekäme eine klare Anweisung, was er zu tun hat, und der Hund wäre auf gewolltes Verhalten trainiert. – Dieses Vorgehen ist in der tiergestützten Therapie und Pädagogik weitverbreitet und wird teilweise als notwendig erachtet.

Ein anderer wichtiger Aspekt der Achtsamkeit ist die *Hinwendung zum Hier und Jetzt*, also zur *gegenwärtigen Situation*. Hintergrund dieser Forderung ist unsere menschliche Neigung, aus dem aktuellen Geschehen auszubrechen und uns in Gedanken und Gefühlen in der Vergangenheit oder der Zukunft aufzuhalten. Leicht wird auch ein psychotherapeutisches Gespräch zu einem Diskurs über Vergangenes oder Zukünftiges und es werden lediglich Erfahrungen außerhalb der therapeutischen Situation besprochen. Gleichzeitig wird der Körper und damit die aktuelle Erfahrung der Situation nicht in den Blick genommen oder, wie Gendlin (2015) sagt, »herausgerechnet«.

In einer Interaktion zwischen Patient und Hund ist demgegenüber immer der Körper beteiligt und die Erfahrung geschieht hier und jetzt in der therapeutischen Situation. Der Hund ist sowieso immer im Hier und Jetzt, aber dadurch, dass er handelnd den Patienten anspricht und in einem Handlungsdialog mit dem Patienten ist, kommt auch dieser ins körperliche Handeln. Der Hund *zieht* den Patienten in die gegenwärtige Situation. Dies erleichtert dem Therapeuten, ebenfalls die jetzige Situation zu bemerken und das Jetzt, die Erfahrung der Interaktion, zu beachten und bewusst zu machen.

Fallbeispiel

Frau Ü., 26 Jahre

Die depressiv erkrankte Frau Ü. klagte, dass sie sich *schon immer* und *ständig* schlecht fühle, keine Freude empfinde und auch nicht glaube, dass sich dies je ändern werde. Im Gespräch kam Danka ohne erkennbaren Grund zur Patientin gelaufen und brachte ihr ein Kuscheltier. Die Patientin war gerührt und nahm das ›Geschenk‹ mit einem Ausdruck der (verhaltenen) Freude an. Sie streichelte Danka etwas, die dann zufrieden wieder ging. Ich teilte der Patientin mit, dass ich den Eindruck hätte, dass sie gerade jetzt in einer etwas besseren Stimmung sei. Ob dies sein könne? Die Patientin bestätigte es und konnte auch meiner Intervention folgen, wo im Körper sie denn dieses *etwas Leichtere* spürte. Die Interaktion mit Danka hatte sie auf eine leichte und angenehme Art ins Hier und Jetzt gebracht. Nebenbei bemerkt: Natürlich hätte ich das Verhalten von Danka auch nutzen können, um deren Intention und die Bedeutung für die Patientin zu erkunden: Wollte sie die Patientin trösten? Übernahm Danka vielleicht, triadisch gesehen, eine *Lücke* im Beziehungssystem oder auch einen nicht ausgeführten Handlungsimpuls von mir? Reagiert der Therapiehund von sich aus auf ein Geschehen im Raum, sind immer zahlreiche therapeutische Interventionen möglich.

Ansonsten ist es oft sehr schwer, Patienten in die gegenwärtige Situation zu bringen und eine aktuelle Erfahrung im Körper zu spüren. Fragt man sie, wie sie sich gerade fühlen, bekommt man als Antwort oft ihr Selbstbild präsentiert und nicht die gegenwärtige Körperstimmung. Noch schwieriger und heikler ist es, wenn man nach dem aktuellen Beziehungsempfinden fragt, wenn die einzige Beziehung im Raum die mit dem Therapeuten ist.

Achtsamkeit in der hundegestützten Psychotherapie bedeutet, das Geschehen im Raum, die Interaktion mit dem Hund zunächst zuzulassen, ohne direkt eine Wirkung anzustreben oder ein Ziel zu verfolgen.

Diese therapeutische Haltung wird auch in den Konzepten der »Dritten Welle der Verhaltenstherapie« vertreten. Die Dialektisch-Behaviorale Therapie nach Marsha Linehan (1996) spricht vom Prinzip der »radikalen Akzeptanz« als notwendige Haltung und Gegenpol zu Veränderungsbemühungen. Beide Pole stehen in einer dialektischen Beziehung zueinander, was schon im Namen der Methode ausgedrückt wird.

Zindel Segal, ein Mitbegründer der Achtsamkeitsbasierten Kognitiven Therapie, berichtet über einen Besuch in der Klinik von Jon Kabat-Zinn, wo er erleben konnte, wie die Leiter mit schmerzlichen Gefühlen in der Gruppe umgingen:

Sie versuchten nicht, die angesprochenen Probleme zu beheben oder Lösungsvorschläge anzubieten. Wenn Patienten erzählten, dass sie traurig oder ängstlich seien oder dass sie verurteilende oder hoffnungslose Gedanken hatten, wurden sie einfach ermutigt, diese Schwierigkeiten in ihr Gewahrsein zu bringen und mit ihnen zu atmen. Es ging hier also um mehr als nur um eine Frage der Feinabstimmung des Trainings der Aufmerksamkeitskontrolle. Die Kursleiter vermittelten einen radikal anderen Ansatz, bei dem die Teilnehmer ermutigt wurden, das Vorhandensein dieser schwierigen Gedanken und Gefühle einfach ›zuzulassen‹, ihnen eine sanfte Aufmerksamkeit entgegenzubringen und eher eine Haltung des ›Willkommen-Heißens‹ als des ›Beheben-Wollens‹ einzunehmen. Wenn wir auch nur einen Schritt weiterkommen wollten, so müssten wir das Wesen dieses Unterschieds verstehen.

(Segal et al. 2008, S. 69 f.)

Mit einer solchen Haltung der Achtsamkeit und der Akzeptanz sollten wir nicht nur den Patienten begegnen, sondern auch unseren Hunden und dem Geschehen, den Interaktionen im therapeutischen Raum. Diese Haltung wird vom Patienten wahrgenommen, insbesondere wenn der Therapeut die Haltung dem Hund gegenüber zeigt, da er dann von außen beobachten kann und nicht ausschließlich selbst Objekt der therapeutischen Handlung ist.

10.4 Neues Erleben

Menschen, die zur Psychotherapie kommen, erhoffen sich eine Veränderung; sei es, dass sie an unbefriedigenden privaten oder beruflichen Beziehungen leiden oder in schmerzlichen Gefühlen und finsteren Gedanken feststecken. Manchmal genügen ein paar therapeutische Anstöße, ein freundliches Entgegenkommen und ein offenes Ohr oder die Vermittlung einer speziellen Übung, um eine Veränderung zu initiieren. Dies wären die *erfolgreichen* Patienten aus der Untersuchung, von der Gendlin (1985) berichtet (s. Kap. 5.2). Die Veränderungsprozesse im Patienten laufen dann leicht – weniger wegen der Methode des Therapeuten, sondern weil die Patienten selbst die notwendigen Fähigkeiten mitbringen, um den therapeutischen Raum zu nutzen.

Meistens ist eine Psychotherapie aber nicht so einfach und gerät häufig ins Stocken und in *Sackgassen*. Tiefenpsychologisch ausgedrückt wäre eine Sackgasse eine strukturell wirksame Beeinträchtigung oder ein innerpsychischer Konflikt, der sich in der Interaktion mit dem Therapeuten ausdrückt und in Szene setzt:

In einer Psychotherapie kann es zwei Arten von Sackgassen geben: In die erste gerät man, wenn die Therapie ohne einen auf Erleben beruhenden Prozess nur aus Interpretation und Schlussfolgerung besteht. In der zweiten Sackgasse bleibt man stecken, wenn es zwar ziemlich konkrete Emotionen gibt, diese jedoch immer von neuem wiederholt werden.

(Gendlin 1998, S. 19)

Wahrscheinlich wird der Patient nicht nur mit dem Therapeuten und anderen Bezugspersonen unbefriedigende bzw. konfliktreiche Beziehungen erleben, sondern auch im inneren Dialog in dieser Sackgasse sitzen. Folgt er unserer Einladung der körperlich-handelnden Interaktion mit dem Hund, kommt er fast unausweichlich ins *Erleben*, was gegen die erste Sackgasse wirkt. Der Patient muss seine verbale, vielleicht intellektualisierende Position verlassen, weil er auf dieser Ebene gar nicht mit dem Hund interagieren kann. Körperliches Handeln ist aber immer situationell und mit Erleben verbunden, selbst wenn das Erlebte nicht bewusst wird. Der Therapeut kann dann dieses tatsächlich stattfindende Geschehen ansprechen und so die Möglichkeit eröffnen, dass der Patient bewusst erlebt, was er gerade embodied in Szene setzt.

Fallbeispiel

Herr O., 25 Jahre

Herr O. sprach in der Therapiestunde, ohne irgendwelche erkennbaren Gefühle oder Betroffenheit, ausufernd über das Versagen seiner Eltern. Nie hätten sie ihn wirklich gesehen und sie seien immer nur auf sich selbst bezogen gewesen. Der Patient war völlig im Da und Dort seiner Vergangenheit, absolut losgelöst von seinem jetzigen Befinden. Es hörte sich mehr nach einer klugen, rationalen Analyse als nach einem therapeutischen Gespräch an.

Ich selbst wurde angesichts dieses schon oft gehörten Monologs sehr müde und kraftlos, bis ich realisierte, was in unserem Dialog fehlte: Ich rief Danka herbei und erklärte ihr, dass Herr O. von seinen Eltern nicht beachtet wurde, ich aber nicht verstehe, *wie* das für ihn war. Danka stieg, so angesprochen, auf meine Knie und kam mit dem Kopf ganz nahe an mein Gesicht. Ich sprach noch einige Sätze liebevoll mit Danka und als ich aufblickte, liefen bei Herrn O. die Tränen.

> Über mangelndes Geliebt-Werden abstrakt zu sprechen und die Erfahrung des Geliebt-Werdens zu sehen macht einen Unterschied. Die hundegestützte Intervention hat das vorher abstrakte Thema ins Erleben, ins Hier und Jetzt gebracht. Der Dialog mit dem Patienten konnte nun viel tiefer, bedeutsamer fortgesetzt werden und meine Müdigkeit war wie weggeblasen. Auch konnte ich mit Herrn O. auf der Metaebene besprechen, was gerade passiert war. Wenn er in folgenden Stunden wieder allzu sehr rationalisierte, drohte ich ihm, halb spaßhaft, dass ich Danka rufen würde, wenn er so weitermacht. Das wurde zu einem Running Gag zwischen uns.

Besonders in der Therapie mit Jugendlichen schätze ich das belebende Element, das durch die Interaktion mit Danka hinzukommt. Gerade pubertierende Jungen haben häufig Schwierigkeiten, sich mit Worten auszudrücken und sich auf ihr Erleben zu beziehen, aber sie sind auch schon zu alt, um mit ihnen an den Sandtisch zu gehen oder etwas zu malen, was jüngere Kinder ja oft gerne tun. Meist können diese Jungs zwar stundenlang über das neueste Videospiel reden, aber sobald es um ihre Gefühle geht, wird es seltsam still.

Hier kann dann eine Aktion mit Danka eine Brücke schlagen. Viele haben nämlich Lust, etwas mit Danka zu machen, mit ihr zu spielen, ihr Befehle zu geben oder sie zu streicheln. Ich behaupte dann manchmal, dass Danka auf die gerade von ihr gezeigte Art und Weise reagiert, weil sie die Gefühle des Patienten wahrnehmen bzw. riechen kann. Sie komme z. B. so vorsichtig zu ihm, weil sie wohl spürt, dass er gerade ärgerlich ist. Kam Danka letzte Stunde nicht viel freudiger? Egal, ob ich mit der Vermutung recht habe oder nicht, der Patient spürt häufig aufgrund dieser Intervention in sich hinein, wodurch wir bei seinem inneren Erleben angekommen sind. Frage ich Jugendliche direkt, also ohne Danka als Brücke, ob sie gerade ärgerlich sind, bekomme ich häufig zur Antwort: »Quatsch, wie kommen Sie denn darauf? Ich bin nur müde!« Ob Danka ein Gefühl richtig erfasst, ist für Jugendliche oft eine interessante Frage, die sie nur durch die Hinwendung zum Hier und Jetzt, zu ihrem Erleben beantwortet können.

Die zweite von Gendlin (1998) beschriebene Sackgasse der *unveränderlichen Gefühle* ist wohl auch jedem Psychothherapeuten bestens bekannt. Patienten haben dann zwar starke Gefühle, von denen sie auch berichten können, aber diese Gefühle ändern sich nicht. Sie erleben z. B. die Angst, spüren sie auch im Körper, wissen, wann sie auftaucht und wovor sie Angst haben, aber das Reden über die Angst verändert sie nicht. Dieses Problem wird in den unterschiedlichen therapeutischen Schulen jeweils anders angegangen. Gemeinsam ist aber die Suche nach etwas Neuem, einer *therapeutischen Bewegung*. Eine endlose Wiederholung der immer gleichen Gefühle bringt nicht weiter. Etwas Neues, eine erweiterte Sichtweise, eine vertiefte Erkenntnis liegt, wie Gendlin (1998) sich ausdrückt, am »unklaren Erlebensrand«. In der humanistischen Therapie geht man davon aus, dass sich der Organismus, das Selbst, weiterentwickeln will. Rogers (1973) nennt diese dem Organismus innewohnende Tendenz zur Entwicklung die *Aktualisierungstendenz*. Gendlin (1998) spricht von der *Fortsetzungsordnung* und dem »carrying forward« (Weitertragen, Fortsetzen) und meint damit, dass im aktuellen Erleben immer schon ein nächster Schritt angelegt, impliziert ist. Man weiß zwar noch nicht, welcher Schritt eine Erweiterung, eine Veränderung bringt, hat aber bereits ein unklares Gefühl, eine Ahnung, die körperlich (*felt sense*) gespürt wird. Ein passender Schritt, also eine kleine Veränderung in eine gute Richtung, wird im Körper als Erleichterung gespürt (*felt shift*).

Entwicklungsschritte sind nicht beliebig, sondern folgen einer inneren Ordnung, weshalb sie gefunden werden müssen und nicht mit Zwang oder Anstrengung herstellbar oder erzeugbar sind. Machen beispielsweise die nächtliche Angst des Kindes und seine Flucht ins Ehebett einen übergeordneten Sinn für die Familie, z. B. für bzw. gegen eine drohende Trennung der Eltern, dann hilft auch noch so gutes Trainieren nicht, diese Angst abzustellen. Eine blockierte Entwicklung, ein Feststecken in immer wiederkehrendem Erleben und Verhalten wird aufrechterhalten, indem es von der natürlich voranschreitenden Weiterentwicklung ausgeschlossen bleibt. Dieses Erleben und Verhalten ist dann isoliert und nicht in die Komplexität des Selbst integriert, weshalb es ›klar‹ und eindeutig erscheint:

Meistens entstehen Sackgassen-Gefühle und bleiben unverändert, weil sie recht klar und endgültig erscheinen; sie haben keine unklaren Ränder, die zur Erforschung dieser Gefühle einladen. Der Klient sagt nicht: ›Ich habe Angst, aber ich weiß nicht warum; da ist noch viel mehr dran, nur weiß ich das nicht alles.‹ Vielmehr sagt er: ›Ich habe Angst davor‹; und der Therapeut antwortet: ›Erzählen Sie mir mehr davon. Bitte gehen Sie tiefer. Wie ist das denn, auf diese Art und Weise Angst zu haben?‹ Darauf sagt der Klient: ›Ich habe Angst, das ist alles. Können Sie das nicht verstehen? Haben Sie noch nie Angst gehabt? Nun? Genau das empfinde ich.‹
(Gendlin 1998, S. 27)

Durch die Einbeziehung des Therapiehundes eröffnet sich die Chance einer ganz *neuen* Erfahrung für den Patienten. Wahrscheinlich hat er schon oft selbst über sein Sackgassen-Gefühl nachgedacht und auch mit anderen Menschen darüber gesprochen. Dies sind bekannte, vielleicht auch schon eingespielte Dialoge und Abläufe. Der Patient kennt die Reaktion der Menschen auf sein Problem und bezieht eine ihm bekannte Selbst-Position im Mensch-Mensch-Dialog. Das Problem des Patienten ist interpersonell entstanden und im Spiegel der Mensch-Mensch-Beziehung bekannt, aber im Spiegel der Mensch-Hund-Beziehung neu.

Oft ist es ja schon hilfreich, wenn der Patient von einem Therapeuten angesprochen wird, der eine andere Position ihm gegenüber hat als seine Freunde und Bekannten. Der Psychotherapeut verkörpert eine professionelle Rolle, ein therapeutisches Konzept und stellt eine spezielle therapeutische Situation her, die aber auch in eine Sackgasse führen kann.

Wie wir im Kapitel 8 sahen, wird der Patient von einem Tier auf andere Selbstaspekte angesprochen und die Kommunikation verläuft anders, weil es einen Unterschied macht, von wem und wie ich angesprochen werde. Es entsteht eine neue Erfahrung durch das Erleben einer Kommunikation auf der körperlichen Ebene, auf welcher der Mensch seine embodied gespeicherten Erfahrungen und Muster mitbringt und dort einem real anwesenden Tier begegnet. In dieser Begegnung liegt ein Potenzial zu einer neuen Erfahrung, zu einer erweiterten Sichtweise. Die *Pro-*

blemtrance, das Kreisen um die immer wiederholte Schlaufe im Mensch-Mensch-Dialog, kann durchbrochen werden, indem völlig neue Aspekte auftauchen. Kinder wehren sich oft intuitiv gegen eine Fokussierung auf das vorgetragene Problem. Sie wollen vom Therapeuten nicht als *Problemfall* gesehen werden und nehmen die Erweiterung des therapeutischen Fokus durch die Integration des Hundes oft dankbar an. Kindertherapeuten kennen es, dass Kinder gar nicht über ihr Problem sprechen wollen, was sie in ein Dilemma bringt, insbesondere wenn die Eltern vehement fordern, dass der Therapeut das Problem des Kindes ansprechen und behandeln soll – was oft mit Beseitigen des Symptoms gleichgesetzt wird. Diese neue Erfahrung ist zudem häufig angenehm und kann eine öffnende Wirkung entfalten. Ich erinnere hier an die Untersuchungen der Bindungsforscher, die im Kapitel 2 beschrieben wurden.

Ein Teil des Neuen an der Erfahrung kann auch sein, dass sich der Patient in der Therapie in Beziehung zum Hund als positiv, wirksam und stark fühlen kann. Er kann hier eine Selbst-Position einnehmen und erleben, in der er dem Therapeuten positive Seiten von sich zeigen kann. Nach Fabian (2015) gilt es in der Therapie die kreativen und gesunden Persönlichkeitsanteile zu beachten und zu stärken, die oftmals aber durch eine Fokussierung auf die kranken und problematischen Anteile nicht zur Geltung kommen.

10.5 Fokus: Beziehungsmuster

In der hundegestützten Psychotherapie betrachten wir, wie sich der Patient in der Interaktion mit dem Hund in Szene setzt. Wir gehen davon aus, dass der Patient auf seine spezielle Art und Weise mit dem Hund in einen Dialog tritt und dadurch seine impliziten Beziehungsmuster sichtbar werden. Was sehen wir, wenn wir den Blick *weit stellen* und die Situation, das gegenwärtige Erleben der Interaktionen, in den Blick nehmen? Hilfreich finde ich für diese Fragestellung eine in der Psychoanalyse entwickelte Theorie, die Objektbeziehungstheorie (Balint 1963, 1993, 2012; Fairbairn 2007; Ferenczi 2004; Kernberg 1980, 2013, 2014; Kernberg et al. 2009; Klein 2015; Klein u. Riviere 1983; Kohut 1976, 1981; Sandler u. Sandler 1999; Stern 2005, 2011; Stern et al. 2012; Winnicott 1969, 2002, 2008). Caligor et al. (2010) beschreiben die psychodynamische Objektbeziehungstheorie wie folgt:

In der psychodynamischen Objektbeziehungstheorie gelten internalisierte Beziehungsmuster als zentrale Organisatoren ›psychischen Funktionierens‹. Diese Beziehungsmuster werden auch als innere Objektbeziehungen bezeichnet und als Selbstbild konzeptualisiert, welches mit einer anderen Person – dem sogenannten Objekt – über bestimmte affektive Zustände interagiert. (…) Kernberg spricht von inneren Objektbeziehungen als Folge emotional besetzter Interaktionen mit bedeutsamen Anderen, welche im Laufe der Entwicklung internalisiert und als überdauernde Erinnerungsstrukturen gespeichert werden. (…) Obwohl innere Objektbeziehungen über die Zeit hinweg relativ stabil bleiben, sind sie doch potenziell veränderbar.
(Caligor et al. 2010, S. 5 f.; H. i. O.)

Unsere internalisierten Beziehungsmuster wurden durch die Erfahrung mit unseren wichtigen Beziehungspersonen geprägt und gestalten heute die Art und Weise, wie wir die Welt, die Beziehungen und uns selbst erleben. Aus diesem Selbst und Weltbild heraus leben wir die Begegnungen mit anderen Menschen und eben auch mit dem Therapiehund.

Für die Psychotherapie sind nun diese internalisierten Beziehungsmuster, die hinter den Problemen des Patienten stehen, besonders interessant. Dabei können eher strukturelle Beeinträchtigungen wie z. B. eine Borderline-Struktur oder mangelnde Mentalisierungsfähigkeit oder aber innere Konflikte relevant sein. Meist sind uns unsere internalisierten Beziehungsmuster nicht bewusst. Wir wissen dann nicht, warum wir in der Schule gemobbt werden oder keine befriedigende Liebesbeziehung eingehen können. Ein innerer Konflikt, z. B. zwischen Autonomiebestreben und Abhängigkeitswunsch, erzeugt zwar innere Spannungen und evtl. auch psychische Symptome, läuft jedoch unbewusst ab.

Psychodynamische Behandlungsmodelle gehen von der Vorstellung aus, dass ein Großteil dessen, was Menschen tun und fühlen, unbewusst motiviert ist. Von daher kann erst durch das Aufdecken dieser unbewussten Konflikte, die die manifesten Gefühle und Verhaltensweisen bedingen, den vermeintlich irrationalen Schwierigkeiten, unter denen die Patienten leiden und mit denen sie den Therapeuten aufsuchen, Sinn und Bedeutung verliehen werden.

(Caligor et al. 2010, S. 17; H. d. G. G.)

Das Aufdecken innerer Konflikte und problematischer internalisierter Beziehungsmuster ist notwendig, trifft aber nach einem psychodynamischen Verständnis auf einen Widerstand, weil die entsprechenden Erkenntnisse und Einsichten auch innerpsychisch abgewehrt werden. Das Selbst hat sich so entwickelt, dass es psychisch stabil sein kann, evtl. eben auch mithilfe oder auf Kosten eines bestimmten Symptoms oder eines eingeschränkten sozialen Lebens.

Abwehrmechanismen erfüllen wichtige psychische Funktionen. Durch Abspaltung des bewussten Selbsterlebens schützen sich Patienten vor schmerzlichen und bedrohlichen Aspekten ihres Innenlebens.

(Caligor et al. 2010, S. 3)

In der Psychotherapie suchen wir nicht wie ein Detektiv die *Ursache* oder den *Konflikt*, um das Problem benennen zu können; es geht nicht darum, »*eine Wahrheit durch Erinnerung ans Licht zu bringen, sondern sich mit den Überzeugungen einer bestimmten Konstruktion, die pathologische Wirkung entfaltet, auseinanderzusetzen. Deshalb muss es die Aufgabe von tiefenpsychologisch fundierter Psychotherapie sein, eine gegenwärtige Erfahrung zu ermöglichen, die den bislang pathologieerhaltenden Konstruktionen einen anderen Sinn verleiht*« (Jaeggi u. Riegels 2009, S. 69; H. d. G. G.).

Das Erkennen von Konflikten und erworbenen problematischen Beziehungsmustern muss mit einem emotionalen Erleben derselben verbunden sein und eine gegenwärtige Erfahrung ermöglichen, die eine Umstrukturierung, eine andere Bedeutung, einen anderen Sinn ergibt. Für die Übertragungsfokussierte Psychotherapie führen Caligor et al. (2010) aus:

Das allgemeine Vorgehen besteht darin, eine spezifische Beziehung zwischen Therapeut und Patient zu etablieren, die das Bewusstwerden dieser Konflikte fördert, indem diese sich in den Beziehungen des Patienten – die Beziehung zum Therapeuten miteingeschlossen – in Szene setzen können. (…) Je mehr ein Patient in der Lage ist, konflikthafte Selbst- und Fremdbilder voll und ganz zuzulassen und diese in sein bewusstes Erleben zu integrieren, desto mehr wird es zu einem Aufweichen starrer Abwehrmechanismen kommen. Die Abwehr wird flexibler, die Persönlichkeit weniger rigide, das emotionale Erleben insgesamt tiefer und differenzierter.

(Caligor et al. 2010, S. 3 f.)

Durch die Einbeziehung des Hundes setzt der Patient nun nicht nur seine Beziehung mit dem Therapeuten in Szene, sondern auch mit dem Hund, sodass eine zusätzliche Möglichkeit entsteht, die Beziehungsgestaltung des Patienten zu beobachten und für die Therapie zu nutzen. Im Unterschied zu den erzählten Inhalten des Patienten sieht der Therapeut das Wirken der Beziehungsmuster *live* und unter Beteiligung seiner körperlichen Empfindungs- und Wahrnehmungsfähigkeit. Er kann sich aus einer etwas distanzierteren Sicht, ohne dass er direkt gemeint ist, in das Objekt des Handelns, in den Hund, einfühlen und erleben, wie es ist, vom Patienten auf diese Art angesprochen zu werden. Hinzu kommt dann noch die tatsächliche Reaktion des Hundes als weitere Rückmeldung und Erweiterung. Wir sahen bereits, dass die Mensch-Hund-Interaktion eine besondere Begegnung ist und spezielle Selbstpositionen ermöglicht bzw. anspricht. Der achtsame, intentionale, erlebensbezogene Blick richtet sich auf das Verständnis, welche internalisierten Beziehungsmuster zum Ausdruck kommen. Ein weiteres Beispiel einer therapeutischen Szene soll dies verdeutlichen:

Fallbeispiel

Thea, 14 Jahre

Thea interpretierte das Begrüßungsspiel auf ihre Weise. Eine für sie typische Szene entstand, indem sie Danka zu Beginn der Stunde rief und ihr ein Leckerli aus der Dose gab. Danka blieb vor ihr sitzen und sie nahm ein weiteres Leckerli aus der Dose, gab es Danka, schloss die Dose, behielt diese aber auf ihrem Schoß. Nach einiger Zeit nahm sie wieder ein Futterstückchen, gab es Danka, machte die Dose wieder zu, wartete eine Zeit, öffnete die Dose, fütterte Danka, schloss die Dose – und dies ging so weiter, bis die Dose leer war. Danka blieb einfach vor ihr sitzen und die Patientin tat nichts mehr. Danka und die Patientin saßen sich gegenüber und keiner bewegte sich. Ich hatte den Eindruck, dass die Spannung stieg, sich eine zunehmend beklemmende Leere ausbreitete, ein Nicht-weiter-Wissen entstand. Die Szene war wie eingefroren und ich löste die Starre auf, indem ich intervenierte.
Meine Beziehung zur Patientin war noch nicht genügend gefestigt, um so eine unangenehme Erfahrung tragen zu können. Außerdem wusste ich zunächst nichts über die Bedeutung dessen, was da passierte. Erst später verstand ich besser, was die Patientin in Szene setzte.

Sie berichtete, dass sie unbekannte soziale Situationen zutiefst verängstigten. Vor einer unbekannten Situation versuchte sie immer, alle Möglichkeiten zu bedenken. Wenn sie z. B. zum Arzt musste, überlegte sie, was sie sagen muss, was wohl der Arzt sagen könnte, was sie darauf antworten sollte, damit er keinen falschen Eindruck bekommt, was der Arzt wiederum sagen könnte usw. Natürlich werden wie beim Schachspielen mit jedem Zug die Möglichkeiten immer vielfältiger und sie überlegt dann zu Hause stundenlang, wie in Trance, die richtigen Antworten und das richtige Verhalten. Diese Unsicherheit hat sie in allen sozialen Situationen: im Bus, auf dem Weg nach Hause, in der Schule. Sie ist den Tag über damit beschäftigt, sich Möglichkeiten und Reaktionen zu überlegen. In der Interaktion mit Danka hatte sie soweit geplant, dass sie ihr das Leckerli gibt. Sie war sich sicher, dass dieses Verhalten von mir erwünscht war. Da sie kein weiteres sicher gewolltes Verhalten kannte, wiederholte sie dieses Verhalten, solange es ging. Dann machte sie zunächst nichts. Sie wusste nicht weiter. Danka wiederum erspürte an ihr kein Signal, dass jetzt Schuss mit Leckerli ist, was die meisten Menschen in dieser Situation wohl ausstrahlen würden. Also blieb sie einfach sitzen.

Die Begegnung mit Danka hatte ein zentrales Beziehungsmuster und das Problem der Patientin äußerst exakt und anschaulich in Szene gesetzt. Interessanterweise hatte ich dieses Muster im Kontakt zu mir nicht wahrgenommen. Im Gespräch mit mir wirkte die Patientin wie eine lebenslustige Jugendliche und noch nicht einmal besonders schüchtern. Sie hatte gut gelernt, sich im Mensch-Mensch-Kontakt zu verstellen bzw. soziale Konventionen zu erfüllen und ihre verbale Kompetenz zu nutzen, um ihre Gefühle unsichtbar zu halten. Mit Caligor et al. (2010; s. o.) könnte man sagen, dass es gelungen ist, eine Situation herzustellen, die das Bewusstwerden der Konflikte und Beziehungsstrukturen ermöglicht, indem sie in Szene gesetzt wurden. Dies ist eine Voraussetzung dafür, die Konflikte dann psychotherapeutisch bearbeiten zu können.

10.6 Interaktion, Begegnung und Beziehung

Bisher haben wir überwiegend mikroskopisch auf einzelne Interaktionen geschaut. Vieles ist aus der genaueren Betrachtung der Interaktionen, also dem *»wechselseitigen Einwirken zwischen zwei Akteuren«* (Wikipedia; s. Kap. 3.1), schon zu erkennen. Es kommt dabei zu einer Begegnung, einem Zusammentreffen zweier Subjekte, die mit der Zeit ein wechselseitiges Verhältnis zueinander, eine Beziehung aufbauen. Während die Interaktion eine kurze Zeitspanne beschreibt, hat eine Beziehung immer auch eine zeitliche Qualität im Sinne von einer gemeinsam erlebten Vergangenheit und einer Zukunftsperspektive.

Patienten haben nicht nur einzelne kurze Interaktionen und Begegnungen mit dem Therapiehund. Mit der Zeit lernen sich Mensch und Hund immer besser kennen und es entsteht eine spezifische Art, wie die beiden ihre Beziehung gestalten. Manche internalisierten Beziehungsmuster zeigen sich nicht im Mikroblick, sondern erst in der Entwicklung der Beziehung. So kann z. B. ein zunächst harmonisch erscheinender Dialog im Laufe der Zeit Schwierigkeiten erkennen lassen. Wiederum können sich zunächst schwierige Kontakte in eine positive Richtung entwickeln. Eine sich positiv entwickelnde Hund-Patient-Beziehung kann für die Therapie sehr förderlich sein, aber eine sich verschlechternde Patient-Hund-Beziehung kann auch ausgesprochen belastend sein, was therapeutisch aufgegriffen werden muss.

Fallbeispiel

Igor, 12 Jahre

Igor ist zu Beginn der Therapie zwölf Jahre alt und kommt, weil er in der Schule furchtbar gemobbt wird. Seine Eltern denken, er sollte sich einmal wehren, dann würden die anderen Kinder schon aufhören. Die Eltern hätten ihm das auch schon oft gesagt, aber er glaubte eher, dass es dann noch schlimmer wird. Igors Eltern leben in einer paranoiden, zurückgezogenen und isolierten Welt und verlassen das Haus nur, wenn es nicht anders geht. Sie gehen davon aus, dass die Menschen böse und aggressiv sind, was man ja auch an den unmöglichen Kindern in Igors Klasse und den aus ihrer Sicht unfähigen Lehrern sehen könne. Igor kommt durchaus gerne zur Therapie und genießt meine positive Beachtung. Mit Danka kommt er aber nicht klar. Er findet es unmöglich, ihr jedes Mal ein Leckerli zu geben, wenn sie kommt. Sie müsse auch so zu ihm kommen, einfach weil sie ihn mag oder gehorcht, aber nicht durch »Bestechung« mittels Futter. Manchmal ärgert er Danka und tut so, als ob er ihr ein Leckerli geben will, gibt ihr aber keines. Igor ist auch unverschämt zu mir und meint, ich sei ein ziemlich unfähiger Therapeut, weil meine Tipps wegen des Mobbings Blödsinn seien. Er erklärt mir dann, wie man Kabel lötet, welchen Schaden Funkwellen anrichten und wie ungesund ich Danka ernähre. Die Angriffe mir gegenüber sind für mich noch leicht auszuhalten, wenn er aber zu gemein Danka gegenüber wird, greife ich ein. An dieser Stelle bin ich sehr empfindlich und Igor weiß das genau. Er testet immer wieder aus, wie weit er gehen kann.

Im Verlauf eines Jahres mit einer wöchentlichen Therapiestunde verändert sich Igors Benehmen langsam und wir können zunehmend auch sein Verhalten zur Sprache bringen. Es zeigt sich seine Sehnsucht, gemocht zu werden, und zwar so, wie er ist. Deshalb kann er Danka auch kein Leckerli geben. Im Gespräch erkennt er aber immer mehr, dass auch er keine Lust hätte, mit jemandem befreundet zu sein, der ihn nur schlecht behandelt und nichts *gibt*. So fängt Igor an, sich Danka freundlicher zu nähern. Diese allerdings ist nicht gut auf ihn zu sprechen und kommt auf sein Rufen nicht. Zu oft hatte er sie enttäuscht. Die Beziehung zwischen Igor und Danka war schlecht und im Gegensatz zu mir sah Danka auch keinen Grund, dies zu ändern. Mit Igor konnte ich inzwischen darüber reflektieren und er sah selbst die Parallelen zu seinen Kontakten mit anderen Kindern. Es war in der Praxis jetzt wie in der Schule. Er sehnte sich nach Kontakt mit Danka bzw. anderen Kindern und konnte dies nun mittlerweile auch zugeben. Im Verlauf von mehreren Stunden begannen wir das Projekt »Kontakt mit Danka«. Nach und nach verbesserte sich die Beziehung zu Danka tatsächlich, die inzwischen auch Leckerli von Igor annahm, was sie zwischenzeitlich nicht getan hatte. Parallel begann sich die soziale Situation für Igor zu ändern. Er ging neuerdings in einen Schachklub und fing an, dort positive Kontakte zu erleben. Die Beziehung mit Danka wurde schließlich so gut, dass Igor Danka auch streicheln wollte, diese den körperlichen Kontakt zuließ und später dabei auch entspannen konnte.

Auch bei Igor sehen wir, wie er sein implizites Beziehungsmuster in Szene setzt, und zwar gegenüber dem Therapeuten wie auch zum Therapiehund. Schon in den ersten Interaktionen kam sein Muster zum Ausdruck. Des Weiteren ist erkennbar, dass die

Begegnungen mit Danka Konsequenzen zeigen und eine problematische Beziehung zwischen den beiden entsteht, die auch die therapeutische Beziehung belastet. Ich habe Schwierigkeiten, ihn zu mögen und eine positive Übertragungsbeziehung aufzubauen, wenn er Danka schlecht behandelt. Trotzdem entwickelt sich letztlich die zunächst problematische Beziehung zwischen Igor und Danka zu einer Chance, ganz konkret an Igors Überzeugungen und seinem Selbstbild zu arbeiten.

Die Beziehungen zwischen den Patienten und dem Therapiehund verlaufen zunächst wie zwischenmenschliche Beziehungen: Zu Beginn ist der andere fremd und unbekannt und beide Partner wissen nicht, wie der andere handelt und reagiert. Typisch ist anfangs ein vorsichtiges Herantasten, ein Beschnuppern des anderen, mit der Zeit aber kann man den anderen immer besser einschätzen. Der Therapiehund wird vertrauter und die Patienten sind mutiger, mehr mit dem Hund zu machen. Sie sind häufig sehr bemüht um eine gute Beziehung zum Hund, bringen Leckerli oder Spielzeug mit und sind enttäuscht, wenn der Hund einmal nicht dabei sein kann.

Manchmal zeigen Patienten aber auch ein umgekehrtes Muster: Sie sind am Anfang begeistert und bemüht um den Therapiehund, aber mit der Zeit wird er immer uninteressanter oder unattraktiver, wie das folgende Beispiel zeigt:

Fallbeispiel

Isa, 18 Jahre

Isa streichelte und spielte in den ersten Stunden der Therapie ausführlich und mit einer hohen emotionalen Beteiligung mit Danka und es entstand eine außergewöhnliche, fast intime Nähe zwischen den beiden. Im Verlauf der Psychotherapie veränderte sich die Beziehung: Die Patientin streichelte Danka zwar noch am Beginn der Stunde, fand es aber zunehmend unangenehmer, dass Danka beim Streicheln Haare verlor. Die Patientin fand dann eine Art, Danka zu streicheln, indem sie mit der flachen Hand so durch das Fell strich, dass wirklich alle losen Haare herausfielen. Sie war dabei mindestens so effektiv, als ob sie eine Hundebürste benutzt hätte. Dann strich sie ihre Hände ab, sodass die Haare demonstrativ auf den Teppich vor uns fielen, und kommentierte, dass das ja wohl ziemlich eklig sei.
Es ist kaum verwunderlich, dass sie so auch mit ihren zahlreichen Liebschaften umging. Nach der anfänglichen Begeisterung folgten mehr oder weniger rasch eine Entwertung und die Trennung.
Die therapeutische Beziehung gestaltete sie ebenfalls nach diesem Muster. Parallel zur Entwertung Dankas kippte auch die anfängliche Idealisierung zu mir. Bevor das therapeutische Bündnis aber brach, konnten wir betrachten, wie sie Danka erlebt hatte und jetzt erlebt, und wir konnten Parallelen zu ihren Liebesbeziehungen aufdecken. Dabei war es äußerst hilfreich, dass sie Danka kein Versagen oder einen schlechten Charakter vorwerfen konnte, was sie Menschen gegenüber zu tun pflegte. Isa verstand, dass sie Danka am Anfang liebte, obwohl diese schon immer Haare verlor, und dass ihr ablehnendes Gefühl von ihr selbst erzeugt wurde und mit Danka nichts zu tun hatte.

Nimmt man nicht einzelne Interaktionen, sondern den Verlauf der Beziehung zwischen Patient und Therapiehund in den Blick, so werden Beziehungsmuster in ihrem zeitlichen Ablauf deutlich. Die Interaktionen verändern sich und zeigen damit häufig einen für den Patienten typischen Verlauf. Dabei ist es äußerst hilfreich, dass die Beziehung zwischen Patient und Therapiehund nicht so komplex wie eine zwischenmenschliche Beziehung ist. Die Mensch-Hund-Beziehung ist auf das Wesentliche reduziert, ist konkreter, handlungsbezogener und bringt die oft verbal maskierten impliziten Beziehungsmuster eher auf den Punkt. Insbesondere wenn die Beziehung zum Therapiehund schwierig oder irritierend ist, eröffnen sich Chancen, wichtige Muster des Patienten zu erkennen und mit ihm ganz konkret an einer Beziehungsgestaltung zu arbeiten – nicht außerhalb der Therapie, sondern *live* in der Begegnung von Patient und Hund. Dadurch kann der Therapeut die Abstimmungsprozesse ganz konkret sehen und sich einfühlen, was viel mehr Information ermöglicht, als wenn der Patient erzählt, wie jemand auf ihn reagiert hat.

Baut der Patient eine Beziehung mit dem Therapiehund und gleichzeitig mit dem Therapeuten auf, erleben wir eine Beziehungsgestaltung am eigenen Leib und eine aus einer Beobachtungsposition. Dies ergibt die Chance, zu vergleichen und sowohl Unterschiede als auch parallele Verläufe zu erkennen. Damit es aber überhaupt zu einer komplexen Beziehungsgestaltung von Patient und Hund kommen kann, muss die anfänglich ritualisierte Interaktion in einen freien Möglichkeitsraum kommen. Patient und Hund können ihre Beziehung dann aushandeln und beide haben die Möglichkeit, eine einmalige Beziehung miteinander aufzubauen. Hunde erinnern sich an die Interaktionen mit dem Patienten, sie bilden sich daraus ihre eigene Haltung ihm gegenüber und zeigen diese auch unverfälscht sowie ohne Rücksicht auf soziale Konventionen – wenn sie es dürfen. Gleiches gilt für die Patienten, auch sie benötigen manchmal eine Ermunterung und die Erlaubnis, selbst aktiv und kreativ zu werden.

10.7 Risiko Intersubjektivität

Fallbeispiel

Eine Bekannte berichtete mir von ihrer Entscheidung für eine Psychotherapeutin. Die Therapeutin war aus ihrer Sicht sehr analytisch und rational, sodass sie sich unsicher war, ob sie bei so einer nüchternen Analytikerin in die Therapie gehen sollte. Eines Tages war dann der Hund der Therapeutin anwesend und die Bekannte erlebte, wie die Analytikerin den Hund liebevoll auf seine Decke schickte. Die Kollegin arbeitete nicht mit dem Hund, sondern ließ ihn nur dabei sein. Für die Bekannte war diese Szene aber entscheidend: Wenn die Therapeutin so liebevoll mit ihrem Hund umgeht, dann könne sie wohl doch nicht so kalt sein wie befürchtet.

Patienten sehen, wie wir mit dem Hund umgehen, und erfahren dadurch sehr viel über den Psychotherapeuten. So wie wir etwas über den Patienten erfahren, wenn wir ihn bei seiner Interaktion mit dem Therapiehund beobachten, so sieht der Patient, wie wir mit unserem Hund interagieren, welche Beziehung wir miteinander haben. Der Therapeut zeigt sich als Mensch, als Herrchen, ist also wesentlich sichtbarer und erkennbarer.

Er ist auch verletzlicher, wie wir im obigen Fallbeispiel bei Igor sahen. Wenn ein Patient meine Hündin schlecht behandelt, kann ich nicht in einer neutralen

Position bleiben – weder emotional noch handlungsmäßig. Kein Hundebesitzer bleibt emotional unberührt, wenn sein Hund leidet (oder sich freut). In gewisser Weise ist der Hund ein Teil des Therapeuten bzw. des von ihm geschaffenen und aufrechterhaltenen therapeutischen Raums. Selbst der stets um Neutralität und Objektivität bemühte Freud wurde undifferenziert und aggressiv, wenn es um seine Hündin Josie ging. Er soll gesagt haben: »*Wen Josie nicht mag, mit dem stimmt etwas nicht.*« Wir sahen, wie Igor den Therapeuten angriff, indem er Danka schlecht behandelte. Durch den Hund sind wir emotional in die Situation involviert und können kaum Abstand zum szenischen Geschehen herstellen. Zusätzlich sind wir vielleicht sogar gezwungen, unseren Hund, oder den Patienten, zu schützen und greifen aktiv in eine Szene ein. Auf der verbalen Ebene können wir vielleicht vieles *containen*, aushalten oder akzeptieren, aber auf der Handlungsebene werden wir zum aktiven Mitspieler der Inszenierung.

Der Psychoanalytiker Chris Jaenicke (2006) zeigt eindrücklich, dass es ein Risiko und eine Chance ist, sich auf eine echte Verbundenheit mit dem Patienten einzulassen. Bis zur »intersubjektiven Wende« in der Psychoanalyse war das Ideal des Therapeuten mit einer abstinenten, neutralen, objektiven, suggestionsfreien Haltung verbunden. Es war und ist allerdings ein Mythos, zu glauben, dass wir tatsächlich von der therapeutischen Situation getrennt wären und eine solche Haltung einnehmen könnten. Immer schon hat auch ein Analytiker seine Patienten beeinflusst, egal, wie viel Mühe er sich gab, ein neutrales Übertragungsobjekt zu sein und aus einer objektiven Position heraus den Patienten zu sehen.

> *Um uns vor Gefühlen der Unzulänglichkeit und Unsicherheit gegenüber unseren Patienten zu schützen, verlangen wir von uns selbst Unerschütterlichkeit und Allwissenheit und kleiden dies in die Rüstung des heldenhaften Mythos von der isolierten Psyche. Neutralität dient der Verleugnung unseres subjektiven Einflusses auf den Patienten.*
>
> (Jaenicke 2006, S. 28)

Aber auch manche Verhaltenstherapeuten versuchten sich und den Einfluss ihrer Persönlichkeit zu negieren und die therapeutischen Wirkungen ausschließlich den vermittelten Techniken zuzuschreiben, so als ob sie nicht mehr als ein Vermittler von hilfreichen Techniken seien.

In der hundegestützten Therapie kann man nun diese überholten Vorstellungen endgültig ad acta legen. Der Therapeut ist durch die Einbeziehung des Hundes mitten in einer lebendigen komplexen wechselseitigen Inszenierung, die sich im Therapieraum hier und jetzt entfaltet. Hier gibt es keine Position außerhalb der Szene, außerhalb einer intersubjektiven Verbundenheit. Dies muss man als Therapeut auch wollen! Versuche ich, mich außerhalb der Szene aufzustellen, also nicht mitzuspielen, nicht zu agieren, dann werde ich das Geschehen nicht mehr nutzen können. Spätestens wenn der Hund dann knurrt oder der Patient Angst bekommt, ist der Therapeut gezwungen, einzugreifen.

Eine unverbundene Position außerhalb des Geschehens ist nach der neueren Forschung auch nicht anzustreben. Ein Großteil der Wirksamkeit erwächst aus einer positiven therapeutischen Beziehung und dies kann nichts anderes bedeuten, als dass ich als Beziehungsobjekt auch erkennbar bin und mich zur Verfügung stelle. Die neueren tiefenpsychologischen Ansätze betonen ebenfalls die relationale und intersubjektive therapeutische Beziehung. Die Einbeziehung des Hundes unterstützt demnach nicht nur das Einlassen auf das Hier und Jetzt, sondern eben auch das Akzeptieren der intersubjektiven Verbundenheit, das Mitspielen in der therapeutischen Szene.

Wie bereits erwähnt, ist die Interaktion mit dem Hund zeitlich beschränkt. Nach der Begegnung mit dem Hund folgt in der Regel das Reflektieren über das gemeinsam Erlebte. Jetzt kann mit dem Patienten reflexiv betrachtet werden, wie er die gerade erfahrene Interaktion erlebte, wie er den Hund und den Therapeuten empfand, welche Fantasien er dazu hat usw. Für die hundegestützte Psychotherapie ist beides wichtig: das Eintauchen in eine gemeinsame Inszenierung, ein gemeinsames Erleben, und die anschließende Reflexion darüber. Im gemeinsamen Gespräch sollte der Therapeut allerdings nicht vortäuschen, dass ihn das Geschehen nicht berührt hätte. Dies wäre eine Verleugnung der Realität. Er sollte nicht so tun, als ob es ihm egal wäre, was zwischen dem Patienten und seinem Hund geschah. Er muss zur Verbundenheit mit seinem Hund stehen, die Beteiligung an der Szene anerkennen und, zu gegebener Zeit, auch benennen. Das Geschehen anzusprechen bedeutet nun nicht,

… dass man das Offenkundige nachplappert oder es ein wenig paraphrasiert (…) Es bedeutet vielmehr, ihm [dem Patienten; Anm. d. A.] verlorene Anteile des Selbsterlebens zurückzugeben, die es ihm durch das Medium der Empathie oder durch Affektabstimmung ermöglichen, das, was er gesagt [oder getan; Anm. d. A.] hat, zu empfinden und zu integrieren und auf diese Weise zu einem tieferen und stärker reflektierten Selbstgefühl zu finden.

(Jaenicke 2006, S. 54)

11 Mentalisieren

Ein Gespräch ohne bedeutsames emotionales Erleben ist keine Psychotherapie. Eine intensive emotionale Erfahrung (auch z. B. eine intensive Erfahrung mit einem Hund) ohne Bedeutsamkeit für die mentale Welt ist ebenfalls keine Psychotherapie. Erst wenn bedeutsames emotionales Erleben mit der mentalen Welt des Patienten verknüpft wird und Veränderungen im Erleben *und* der Kognition stattfinden, kann man von Psychotherapie sprechen.

Bisher haben wir uns im Wesentlichen damit beschäftigt, wie wir ein bedeutsames dyadisches und triadisches Erleben in der hundegestützten Psychotherapie etablieren und initiieren können. Dies ist aber nur die eine Hälfte der Therapie. Nachfolgend soll es darum gehen, wie wir das mit dem Hund Erlebte förderlich ins Mentale bringen können. Dabei erhebe ich nicht den Anspruch, das Rad neu zu erfinden oder eine eigenständige Therapierichtung zu begründen.

Die hundegestützte Psychotherapie ist eine Ergänzung für die jeweilige Therapiemethode. In der Computerwelt würde man von einem Add-on sprechen, also ein kleines Programm, das ein großes Programm ergänzt. Dabei kann so ein Add-on ziemlich mächtig sein und z. B. das gesamte Aussehen eines Browsers verändern. Man könnte auch sagen, dass das Add-on, also die Integration des Hundes, auf der Basis eines vorhandenen Betriebsprogramms, also der Therapiemethode, läuft.

Die hundegestützte Psychotherapie ist mit vielen Therapiemethoden kompatibel, aber nicht mit allen. Schwierig bis unmöglich wird die Integration des Hundes, wenn der Therapeut eine reale persönliche Begegnung in der Therapie verhindern will und den Therapieraum als reinen Übertragungsort versteht. Nicht kompatibel sind auch Therapiemethoden, die ausschließlich übend vorgehen und kein Interesse an der Erforschung des Geschehens und der Beziehungen im Hier und Jetzt haben. Erfreulicherweise beschäftigt sich die Psychotherapieforschung in den letzten Jahren zunehmend mit Gemeinsamkeiten der verschiedenen Methoden. Immer deutlicher kommen *Wirkfaktoren* der Psychotherapie in den Blick (Berking u. Rief 2012; Grawe 2005; Grawe et al. 2001), wodurch Gemeinsamkeiten der verschiedenen Ansätze gefunden werden.

Eines der integrierenden neuen Modelle hat sich aus der modernen Psychoanalyse entwickelt und bezieht sich auf die Kleinkind- und Bindungsforschung sowie die kognitive Entwicklungspsychologie, Entwicklungspathologie, Evolutionspsychologie und Neurobiologie. Der mentalisierungsbasierte Ansatz (Peter Fonagy, Mary Target, Jon G. Allen, Anthony W. Bateman u. a.) stellt einen Vorgang in den Mittelpunkt der Aufmerksamkeit, der Bestandteil jeder wirksamen Psychotherapie ist und für die hundegestützte Therapie den Weg von der Erfahrung zum Verstehen und zur Symbolisierung aufzeigt. Allen et al. (2011) führen aus:

Wir behaupten kühn, dass das Mentalisieren – die aufmerksame Beachtung und Reflexion des eigenen psychischen Zustands und der psychischen Verfassung anderer Menschen – der grundlegende gemeinsame Faktor psychotherapeutischer Behandlungen ist und dass infolgedessen jeder, der auf dem Sektor der psychischen

Gesundheitsversorgung arbeitet, von einem gründlichen Verständnis des Mentalisierens und einiger seiner klinischen Anwendungsmöglichkeiten profitieren wird. Wir räumen ein, dass wir mit dieser These weniger auf etwas Neues abheben als vielmehr auf das, was wichtig ist. Damit zum Beispiel ein tragfähiges therapeutisches Bündnis geschlossen werden kann, müssen wir als Kliniker geschickt mentalisieren und gleichzeitig unsere Patienten zum Mentalisieren anregen können. Wenn die Patienten bereits geschickte Mentalisierer sind, kommen auch Behandler über die Runden, die das Mentalisieren als gegeben betrachten – obwohl wir überzeugt sind, dass es nie schaden kann, diese spezifische geistige Aktivität sorgfältig im Blick zu behalten. Wer als Kliniker mit Patienten arbeitet, deren Mentalisierungsfähigkeit eindeutig beeinträchtigt ist – zum Beispiel Patienten mit einer Borderline-Persönlichkeitsstörung –, muss der Förderung des Mentalisierens besondere Aufmerksamkeit widmen.

(Allen et al. 2011, S. 21)

Warum das Mentalisieren so essenziell ist, soll ein Blick auf die Entstehung der Mentalisierungsfähigkeit verdeutlichen. Hierdurch wird klarer, was geschieht, wenn z. B. der Patient mit einer Borderline-Störung fest davon überzeugt ist, er wisse genau, was der andere über ihn denkt. Und es wird deutlich, warum sich z. B. ein Kind nicht von der Mutter trennen kann oder die Angst vor dem nächtlichen Ungeheuer nicht verliert.

11.1 Entwicklung der Mentalisierungsfähigkeit

Die Bindungstheorie, vertreten u. a. durch John Bowlby (1972, 2006), Mary Ainsworth (Ainsworth et al. 1978), Karl Heinz Brisch (2009, 2012, 2014), geht davon aus, dass jeder Mensch von Anfang an eine angeborene Disposition besitzt, Bindungsbeziehungen zu suchen. Babys zeigen ein Bindungsverhalten (Schreien, Anklammern, Nachfolgen, Saugen, Lächeln), um Nähe, Schutz und Verständnis von ihren wichtigsten Bindungsperson zu erlangen. Das allein nicht überlebensfähige Baby ist davon abhängig, dass seine Bezugspersonen seine Bedürfnisse erkennen und befriedigen. Ob der Säugling sein Ziel, die *gefühlte Sicherheit*, erreicht, ist wesentlich von der *Feinfühligkeit* der Eltern abhängig. Je nachdem, wie kongruent und feinfühlig die Eltern das Bindungsverhalten des Babys beantworten, entwickelt der Säugling bereits im ersten Lebensjahr seinen Bindungsstil. Bekannt sind die Bindungsstile, die durch den »Fremde-Situations-Test« (Ainsworth et al. 1978) diagnostiziert werden können. Das Baby entwickelt sein inneres Arbeitsmodell, noch bevor der Hippocampus ausgereift ist, weshalb es später einer bewussten Reflexion kaum zugänglich ist und im impliziten Gedächtnis verbleibt. Eine *sichere Bindung* ermöglicht dem Baby, seinen sicheren Hafen auch zu verlassen und die Welt zu erkunden, zu explorieren. Es findet eine Balance zwischen Explorations- und Bindungsverhalten. Bei den unsicheren Bindungsstilen (unsicher-vermeidend und unsicher-ambivalent) ist das Explorationsverhalten entweder überaktiviert (der Schutz wird im Außen gesucht) oder eingeschränkt (Anklammern an die Bindungsperson). Bei einer desorientierten/desorganisierten Bindungsqualität ist kein stabiles konsistentes Muster zu finden, sondern ein Wechsel von anklammerndem und flüchtendem Verhalten. Diese inneren Arbeitsmodelle sind so selbstverständlich für Wahrnehmung, Emotion, Denken und Handeln, dass sie später nur schwer hinterfragt, reflektiert oder aufgegeben werden können.

Fonagy (2007, 2009; Fonagy et al. 2011) erweiterte die Bindungsforschung durch die These, dass eine sichere Bindung nicht nur durch prompte mütterliche Einfühlung und Befriedigung der Bedürfnisse entsteht, sondern in einem noch viel größeren Maß davon abhängt, ob *die Mutter die Intentionen und Gefühle ihres Kindes versteht und symbolisiert*. Säuglinge werden sich ihrer emotionalen Zustände erst durch die Reaktion der Bezugspersonen bewusst, indem diese den Affekt des Babys ausdrücken (*Affektspiegelung*). Der Begriff *Spiegelung* ist dabei nicht wörtlich zu nehmen. *Spiegeln* die Eltern nämlich die Affekte des Babys zu akkurat, d. h. in genau derselben Art und Intensität, wie das Baby sie zeigt, dann erlebt das Kind dies als *Affektansteckung*. Es kann dann nicht lernen, dass die Eltern eigentlich das Gefühl des Kindes spiegeln; das Baby wird durch diese Spiegelung nicht beruhigt, denn wenn die Eltern z. B. genauso verzweifelt erscheinen wie das Kind, können sie keinen Schutz bieten. Förderlich ist es, wenn Eltern den Affekt des Kindes bemerken, verstehen und ihn *markiert* zurückspiegeln, wenn sie z. B. diesem Affekt etwas von sich selbst hinzufügen und die Äußerung bewusst übertreiben, indem sie in langsamer und hoher Stimmlage sprechen. Diese sogenannte *Babysprache* findet man bei Eltern in allen Kulturen. Mit der Zeit kann der Säugling erkennen, dass die Eltern ihn zwar verstehen (die Affektäußerung der Eltern ist ähnlich genug), aber dass die Äußerungen *seinen* emotionalen Zustand spiegeln, sie *seinen* Affekt nachahmen. Er versteht, dass die Eltern nur so tun, als ob sie die Emotion hätten, sie spielen es nur, es ist nicht echt, es entspricht nicht dem Zustand der Person selbst (*referenzielle Entkopplung*). Er erkennt, dass es sich um eine Widerspiegelung seines eigenen Affektausdrucks handelt (*referenzielle Verankerung*). Auf diese Weise lernt das Baby, dass die von den Eltern markiert gespiegelten Affekte eine Darstellung, ein Bild seines eigenen Zustandes sind, den es zuvor nur unmittelbar und undifferenziert erlebt hat. Der Affekt ist nun mental repräsentiert. Innere Repräsentanzen, genauer *sekundäre Repräsentanzen*, sind die Bedingung, sich von den eigenen inneren Zuständen, also den primären, körperlich erlebten Repräsentanzen, distanzieren zu können, Affekte regulieren zu können und über sich und die Welt nachdenken zu können.

Fonagy und Target erweitern dieses Affektspiegelungsmodell um die »Paying-with-reality-Theorie« (Mertens 2012, S. 117 f.) Eineinhalb bis vierjährige Kinder erleben ihre Gefühle und Gedanken im *Als-ob-Modus* oder im *Äquivalenzmodus*. Beide Modalitäten bestehen parallel nebeneinander. Im Äquivalenzmodus erlebt das Kind seine Gedanken und Gefühle, die ja schon sekundär repräsentiert sind, es erlebt seine inneren Bilder als tatsächliche Realität. Was in der imaginierten Vorstellung ist, ist in diesem Modus auch in der realen Welt. Dadurch wird das vorgestellte Krokodil unter dem Bett genauso beängstigend wie ein reales Krokodil. Die Eltern übernehmen hier die Aufgabe, den Unterschied von Gedanke und Realität zu benennen und zu verkörpern. Im Als-ob-Modus werden die Fantasien von der realen Welt gezielt abgekoppelt, die Realität wird suspendiert. Dies ermöglicht dem Kind die fantasievollen Rollenspiele, das sich Hineinversetzen in andere Menschen und Rollen, braucht aber auch Korrekturen seitens der Eltern, wenn der Jedi-Ritter von seiner Aufgabe überfordert ist und Angst vor seinen eigenen Aggressionen bekommt. Die Eltern verkörpern im guten Fall die Realität und bringen den kleinen Jedi-Ritter wieder auf den Boden der Tatsachen zurück, was diesen von seiner Aufgabe, die Welt zu retten, entbindet.

Wichtig für den Aufbau des Selbst ist das Erleben der *Urheberschaft*. Im sogenannten *teleologischen Modus*, der ab dem neunten Lebensmonat bis in die Mitte des zweiten Lebensjahres vorherrschend ist, kann sich das Kind bereits als Urheber von zielgerichtetem Verhalten erleben und nimmt auch das Verhalten der Bezugspersonen als zielgerichtet wahr. Erst im Verlauf des zweiten Lebensjahres erreicht das Kind den *intentionalen Modus*, d. h. es entdeckt, dass hinter dem Verhalten Absichten und Wünsche stecken. Dieser Entwicklungsschritt eröffnet dem Kind eine ganz neue, erweiterte Welt, wie es sich selbst und die anderen verstehen kann. Es erlebt jetzt im Inneren eigene Wünsche und erkennt, dass das Verhalten der anderen Menschen von diesen geleitet ist. Aber erst im dritten bis vierten Lebensjahr entwickelt sich die Fähigkeit, über die vermuteten Zustände auch nachzudenken. Es kann dann erkennen und reflektieren, dass es ein inneres Wissen gibt, das sich vom äußeren unterscheidet, dass es selbst etwas wissen kann, was andere nicht wissen, dass es selbst nicht wissen kann, was andere denken und fühlen usw.

Ob ein Kind diesen *reflexiven Modus* erreicht hat, kann man mit einem Test prüfen: Man zeigt einem Kind eine Smartiedose und fragt, was da wohl drin ist. Das Kind wird »Smarties« antworten. Jetzt zeigt man dem Kind, dass in dieser Dose aber Bleistifte sind und fragt: »Was würde wohl ein anderes Kind sagen, das nicht in die Dose gesehen hat, und ich ihm diese Dose zeigen würde?« Hat das Kind den reflexiven Modus noch nicht erreicht, wird es »Bleistifte« sagen. Es kann dann noch nicht reflektieren, dass das andere Kind sein Wissen nicht hat. Mit Erreichen des reflexiven Modus wird dem Kind klar, dass das andere Kind ja nicht wissen kann, dass in der Smartiedose Bleistifte sind. Aber die Fähigkeit zu reflektieren ist nicht selbstverständlich vorhanden und entwickelt sich auch nicht von selbst, sondern ist eine Fähigkeit, die durch Interaktionen mit reflektierenden und symbolisierenden Bezugspersonen erworben wird.

Im vierten Lebensjahr kommen im guten Fall wesentliche kognitiv-emotionale Entwicklungen zusammen und es wird der reflexive Modus erreicht. Diesen nennt man auch die Fähigkeit zu Mentalisieren.

Damit vollendet sich eine Reihe von Entwicklungsschritten hinsichtlich des Erlebens der eigenen Urheberschaft: körperlich (eine Bewegung mit der Hand führt zu einer Bewegung eines Gegenstandes); sozial (ein Schrei führt zum Kommen der Mutter); teleologisch (eine Handlung führt zur Zielerreichung); intentional (eine Vorstellung führt zu einer Handlung) und repräsentational (Probehandeln in der Vorstellung ist möglich).

(Mertens 2012, S. 127; H. i. O.)

11.2 Mentalisierungsfähigkeit

Bateman und Fonagy (2008, S. 24) definieren Mentalisieren als

(…) den mentalen Prozess, durch den ein Individuum eigenen und fremden Verhaltensweisen implizit und explizit Bedeutung zuschreibt, und zwar bezogen auf intentionale mentale Zustände wie persönliche Wünsche, Bedürfnisse, Gefühle, Überzeugungen und andere Beweggründe.

Kürzer formuliert ist Mentalisieren die Fähigkeit, das eigene Verhalten oder das Verhalten von anderen durch die Zuschreibung von mentalen Zuständen zu interpretieren, sich selbst von außen und die anderen von innen zu sehen, zu triangulieren (s. Kap. 9.1).

Einen weiteren Aspekt des Mentalisierens formuliert Dornes (2004, S. 299):

Unter ›Mentalisierung‹ wird indes nicht nur die Fähigkeit verstanden, hinter dem Verhalten seelische Zustände zu vermuten, sondern auch die weitergehende Fähigkeit, die vermuteten mentalen Zustände selbst wieder zum Gegenstand des (Nach-) Denkens zu machen. Diese Fähigkeit zum Denken über das Denken wird Metakognition genannt und entsteht mit etwa vier Jahren. Dann verfügt das Kind nicht nur über ein mentales, sondern auch über ein repräsentationales Weltbild, in dem es den subjektiven Charakter seiner geistigen Hervorbringungen durchschaut.

Mentalisieren meint mehr als ein rationales Nachdenken, als Introspektion und Selbstreflexion, weil das Mentalisieren »*nur teilweise sprachlich und intentional verfügbar ist, da ihre Anfänge in der mentalisierten Affektivität des impliziten Gedächtnisses gründen*« (Mertens 2012, S. 120).

Im Alltag schreiben wir beständig dem Verhalten der anderen Beweggründe zu, ohne dass wir darüber bewusst nachdenken (*implizites Mentalisieren*), und manchmal denken wir gezielt und bewusst über die Hintergründe eines Verhaltens nach (*explizites Mentalisieren*). Der Begriff *mental* lässt eher an einen kühl-kalkulierenden rationalen Vorgang denken. Das Mentalisieren ist aber zutiefst mit den affektiven Vorgängen beim Erwerb der Repräsentanzen und der reflexiven Kompetenz verbunden, sodass es kein echtes Mentalisieren ohne Emotionen gibt. Wenn ich darüber nachdenke, warum mich meine Frau verlassen hat, ist es zwar ein »Denken«, aber gewiss nicht ohne Emotionen, und wenn der Psychotherapeut mit seinem Patienten darüber »nachdenkt«, warum ihm die Therapiepause so viel Angst macht, dann ist auch dies kein abstrakter, rationaler Diskurs, sondern eine eventuell hochemotionale Kommunikation.

Die Mentalisierungsfähigkeit ist dabei keine ein für alle Mal festgelegte Fähigkeit der Person, sondern kann sich im Verlauf der Zeit verbessern oder auch verschlechtern. Sie ist außerdem von der aktuellen Situation abhängig, in der mentalisiert wird. In akuten Belastungs- und Bedrohungssituationen, in Situationen mit hohem Angstniveau ist die Mentalisierungsfähigkeit eingeschränkt oder kann sogar ganz verloren gehen. Für die Psychotherapie ist dabei besonders relevant, dass

Mentalisieren unmittelbar von der Bindungssituation beeinflusst wird. Ist in der Beziehung zum Therapeuten das Bindungssystem aktiviert, fühlt sich der Patient beim Therapeuten nicht sicher oder aktuell emotional bedroht, kann er nicht gut mentalisieren.

Wie im Kapitel 2 bereits erörtert, ist eine sichere Bindungssituation mit der Freisetzung von Oxytocin verbunden; es konnte experimentell nachgewiesen werden, dass die Fähigkeit, zu Mentalisieren und sich prosozial zu verhalten, mit der Konzentration von Oxytocin positiv korreliert (Domes et al. 2007; Insel u. Young 2001). Andererseits scheinen sich frühe Bindungsstörungen dauerhaft auf die Oxytocin-Liquorkonzentration auszuwirken, denn diese sind bei erwachsenen Frauen, die in der Kindheit sexuellen Missbrauch oder Vernachlässigung erlitten hatten, erniedrigt (Heim et al. 2009).

Borderline-Patienten haben eine signifikant erniedrigte Reflexionsfunktion; Kinder und Jugendliche, die sexuellen Missbrauch erlitten, aber eher eine hohe Reflexionsfunktion aufweisen, können die Folgen der Traumatisierung sehr gut verarbeiten.
(Mertens 2012, S. 121)

Es scheint also einen Zusammenhang von Mentalisieren, der Oxytocinproduktion und der Bewältigung von psychischen Schwierigkeiten zu geben. Schultz-Venrath und Döring (2010, S. 8) fassen die Ergebnisse der Bindungsforschung wie folgt zusammen:

Sicher gebundene Individuen, welche eine aufmerksame und feinfühlige Bindungsperson hatten, weisen gesündere Kapazitäten für symbolisch repräsentierte emotionale Zustände in ihrer eigenen Psyche und bei anderen auf, können ihr Denken und ihre Gefühle wirksamer steuern, sind in der Zukunft vor psychosozialen Widrigkeiten besser geschützt.

11.3 Mentalisieren in der Psychotherapie

Die Mentalisierungsbasierte Psychotherapie (MBT) (Allen et al. 2011; Bateman u. Fonagy 2015; Bolm 2009; Schultz-Venrath 2013) fokussiert auf die Förderung der Mentalisierungsfähigkeit. Ist der Patient nicht in der Lage, sich selbst, seine Gedanken und Gefühle zu erforschen und die Hintergründe des Verhaltens der anderen wenigstens teilweise zu verstehen, so kann er aus psychotherapeutischen Techniken keinen Nutzen ziehen. Er kann weder Einsicht in unbewusste Zusammenhänge erreichen noch seine kognitiven Schleifen reflektieren noch sein Familiensystem betrachten oder von einer empathischen Spiegelung seiner Gefühle profitieren. Deshalb ist die Herstellung einer guten, sicheren therapeutischen Beziehung die Grundvoraussetzung, um die vorhandene Mentalisierungsfähigkeit nutzen zu können, was mit aktuellen Erkenntnissen der Psychotherapieforschung übereinstimmt, welche die Therapeut-Patient-Beziehung als wichtigen Wirkfaktor beschreiben (Grawe 2005).

Je nach erworbenem innerem Arbeitsmodell reagieren Patienten entweder auf zu viel oder auf zu wenig Nähe und Empathie mit der Aktivierung ihres unsicheren bzw. desorganisierten Bindungsstils und damit mit Angst und einer Verringerung der Mentalisierungsfähigkeit.

Ein erstes Ziel der Mentalisierungsbasierten Psychotherapie ist demnach die Herstellung einer Balance zwischen Bindung und Exploration oder aus Sicht der Triangulierungstheorie ein Pendeln zwischen dyadischer Konsolidierung und triadischer Erweiterung/Veränderung (s. Kap. 12).

Diese Balance ist natürlich auch bei der Integration eines Therapiehundes zu beachten. Das Streicheln des Hundes kann als Nähe, Wärme, Vertrautheit empfunden werden, was je nach Bindungsstil entweder beruhigend oder beängstigend erlebt wird. Das Streicheln kann aber auch als Exploration, als Entdecken der fremden Welt, erlebt werden, was wiederum, je nach Bindungsstil, Angst auslöst oder entspannt. Dies spricht dafür, nicht vorschnell ein bestimmtes Verhalten vom Patienten (oder vom Hund) zu verlangen, ohne zu beachten, welchen Pol (Bindung vs. Exploration) ich damit stärke bzw. schwäche. Wie wir sahen, gibt es zwar einerseits einen eher stabil überdauernden Bindungsstil, aber gleichzeitig reagieren wir auch auf die aktuelle Situation, insbesondere auf die momentane Beziehungssituation. Der Therapeut kann nicht wissen, was der Patient (und der Hund) gerade in der spezifischen Situation erlebt. Daher muss er laut Mentalisierungsbasierter Psychotherapie den Patienten fragen, mit ihm gemeinsam seine Gedanken und Gefühle erforschen, mit ihm mentalisieren, um eine gute therapeutische Beziehung etablieren und eine Balance zwischen Bindung und Exploration finden zu können.

Um die Spezifität des Mentalisierens deutlicher heraustreten zu lassen, soll das Mentalisieren mit den drei Konzepten/Begriffen *Deuten* und *Empathie* und *Achtsamkeit* verglichen werden.

Deuten und Mentalisieren haben zunächst große Überschneidungen – beide Konzepte versuchen, die Gedanken und Gefühle des Patienten sowie die Bedeutung des Geschehens bzw. seine Hintergründe zu verstehen und in Worte zu fassen. Im Unterschied zur klassisch-analytischen Deutung würde man beim Mentalisieren allerdings nicht über unbewusste Zusammenhänge spekulieren, die der Patient selbst nicht sieht bzw. spürt. Mentalisieren bleibt am Erlebensrand, beim Vorbewussten, bei dem, was der Patient selbst spüren kann, wofür er möglicherweise aber noch keine Worte hat. Lehnt er die Mentalisierung inhaltlich ab, würde dies nicht als *Widerstand* gesehen, der zu überwinden wäre.

Der Therapeut hat kein gültigeres oder wahreres Wissen als der Patient, sondern das Erleben des Patienten ist entscheidend – und hier insbesondere der Bereich, der so gerade eben noch dem Bewusstsein zugänglich ist.

Wenn eine Mutter ihrem Kind Gefühle spiegelt, die es so momentan gar nicht erlebt, wird es sich nicht verstanden fühlen oder im ungünstigen Fall diese Spiegelung übernehmen und ein *falsches Selbst* aufbauen. Ist der Therapeut davon überzeugt, besser zu wissen, was im Patienten abläuft als der Patient selbst, dann negiert er einen grundlegenden Entwicklungsschritt, nämlich nicht zu wissen, was im Kopf des anderen ist. Der Therapeut wäre dann selbst im Äquivalenzmodus, wenn er seine Gedanken mit der Realität gleichsetzt. Da hilft es auch nicht, seine Deutung mittels einer scheinbaren Frage »Vielleicht ist es ja so …?« zu verkleiden.

Natürlich verfolgt das Deuten, insbesondere bei den neueren analytischen Ansätzen, das Ziel, das Mentalisieren anzuregen und ein gemeinsames Erforschen von unbekannten inneren Welten anzustoßen. Je nachdem, mit welcher Haltung und Einstellung gedeutet wird, kann Deuten das Mentalisieren fördern oder behindern. Für das Mentalisieren ist die Haltung hinter der Symbolisierung entscheidend.

Das **Konzept der Empathie** hat große Gemeinsamkeiten mit dem Mentalisierungskonzept. Allen (2006) führt aus, dass Empathie sogar der wichtigste Aspekt für gutes Mentalisieren ist:

Die Empathie ist zwar lediglich eine Facette des Mentalisierens, könnte aber die allerwichtigste sein. Wenn ich das Wesentliche des Mentalisierens auf den Punkt zu bringen versuche, weise ich manchmal darauf hin, dass die Begriffe Empathie und Mentalisieren beinahe synonym wären, wenn wir mit ›Empathie‹ auch die Einfühlung ins eigene Selbst bezeichnen.

(Allen 2006, S. 37)

Empathie versucht sich in die Welt des anderen hineinzuversetzen, sie von seinem Bezugspunkt aus zu verstehen, zu fühlen, was er fühlt, und ist insofern *»eine emotionale Reaktion auf die Repräsentation des inneren Zustands eines Anderen«* (Sharp 2006, S. 165), also Mentalisieren oder genauer mentalisierte Affektivität.

Das Mentalisierungskonzept betont, dass es nicht um eine spiegelgleiche Wiedergabe oder Einfühlung gehen kann. So, wie die Mutter ihren eigenen Anteil dazugibt und die Affekte des Babys markiert zurückgibt, so sollte auch der Therapeut (als möglicherweise sich irrender Mensch) sichtbar sein und in einen Dialog eintreten, d. h. sich selbst und seine Sicht, Gedanken und Gefühle einbringen.

Hinzu kommt, dass Mentalisieren auch bedeutet, über das Denken nachzudenken, kritisch zu reflektieren und nicht nur eine Selbstexploration anzuregen und zu unterstützen, wie dies in der Klientenzentrierten Psychotherapie im Vordergrund steht. Beim Mentalisieren wird der Blick zwar ebenfalls auf das innere Erleben des Patienten gerichtet, aber eben auch auf andere Menschen und das Geschehen zwischen Menschen. Durch Fragen lenkt man die Aufmerksamkeit. Wenn der Therapeut nachfragt, was der Patient glaubt, wie der oder die andere etwas erlebt hat, dann führt er den Patienten weg von seiner inneren Welt und hin zum Verstehen der äußeren Welt. Mentalisieren bedeutet so gesehen sich einfühlen in den Patienten plus sich einfühlen in die Welt; der Therapeut wechselt zwischen Einfühlen und Verstehen des Patienten sowie Einfühlen und Verstehen von sich selbst und Einfühlen und Verstehen in die Welt (z. B. in den Therapiehund).

Schultz-Venrath (2013) weist auf die Gemeinsamkeiten von Mentalisieren und Achtsamkeit hin, kritisiert beim **Konzept der Achtsamkeit** allerdings, dass der Begriff auf so vielen verschiedenen Bedeutungsebenen benutzt wird, dass er kaum zu fassen ist.

Die gängigste Version des Prinzips der Achtsamkeit ist eine besondere Form der Aufmerksamkeitslenkung, worin am ehesten eine Überschneidung mit dem Mentalisierungskonzept liegt. Die Lenkung der Aufmerksamkeit ist auf den aktuellen Moment gerichtet, geschieht absichtsvoll, und dabei wird eine nicht wertende oder sich der Bewertung und Reflexionen bewusste Haltung eingenommen. In der Praxis bedeutet dies, allen Prozessen der Außen- und Innenwelt mit einer wohlwollenden, interessierten Haltung zu begegnen.

(Schultz-Venrath 2013, S. 89)

Übereinstimmung besteht also zu einem großen Teil in der Haltung und der Lenkung der Aufmerksamkeit; allerdings ist das Mentalisierungskonzept spezifischer, weil es beobachtbare Prozesse beschreibt und auch Anweisungen gibt, wie mit diesen Prozessen konkret umgegangen werden soll. Beide Begriffe beschreiben eine spezifische Haltung des Therapeuten, die weitgehend deckungsgleich ist.

11.4 Mentalisierungsbasierte Haltung und Interventionen

Im Anfänger-Geist gibt es viele Möglichkeiten, im Geist des Experten nur wenige.

(Suzuki 2001, S. 22)

Ziel der Mentalisierungsbasierten Psychotherapie ist erstens die Förderung der Mentalisierungsfähigkeit des Patienten, denn diese ist notwendig, um (innere) Konflikte zu lösen und eine gut entwickelte psychische Struktur aufzubauen. Eine verbesserte Mentalisierungsfähigkeit ermöglicht dem Patienten über die Lösung der aktuellen Probleme hinaus, auch zukünftig sein Leben besser zu meistern. Mentalisieren lernt und übt man, indem man es bei anderen Menschen sieht (ursprünglich bei den primären Bezugspersonen) und indem man selbst bzw. mit anderen Menschen mentalisiert. In der Psychotherapie geht es also darum, möglichst oft und immer wieder den *reflexiven Modus* einzunehmen. Nur in diesem Modus können die vom Patienten eingebrachten Themen sinnvoll bearbeitet werden. Die mentalisierungsbasierten Interventionen zielen darauf, einen Äquivalenzmodus, in dem der Patient keine Distanz zu erlebten Gefühlen und Gedanken hat, zu verlassen, um in ein *Nachdenken*, ein *Reflektieren* zu kommen. Des Weiteren sollen die Interventionen ermöglichen, ein Pseudomentalisieren im Als-ob-Modus zu erkennen und aufzugeben und die Erfahrung der Selbstwirksamkeit (teleologischer Modus) fördern. Der reflexive Modus umfasst auch die Fähigkeit, zu erkennen, dass man selbst und die anderen durch innere Wünsche und Absichten motiviert ist (intentionaler Modus).

Das zweite Ziel der Mentalisierungsbasierten Psychotherapie ist die Bearbeitung der problematischen Inhalte. Wenn der Psychotherapeut mit dem Patienten gemeinsam über die Probleme spricht, deretwegen er in die Therapie gekommen ist, dann hat dieses Mentalisieren immer auch einen *Inhalt*. Das Nachdenken über das Leben, die Depression, die Angst usw. sind ja kein *Glasperlenspiel*, keine philosophische Fingerübung, sondern bedürfen der konkreten Weiterentwicklung und

Lösung, denn die Patienten kommen nicht zum Therapeuten, um das Mentalisieren zu lernen, sondern wegen eines ganz konkreten Leides. Es geht immer auch um eine Einsicht und um ein erweitertes, verändertes Verstehen von sich selbst in Interaktion mit anderen Menschen und der Welt. Die unterschiedlichen Psychotherapieschulen haben ihre jeweils eigenen Konzepte, um an diesen Inhalten zu arbeiten. Die Mentalisierungsbasierte Psychotherapie weist nun darauf hin, wie wichtig es ist, zu beachten, ob Therapeut und Patient noch im reflexiven Modus sind. Die Beachtung des gegenwärtig ablaufenden *»Prozesses steht vor der Bearbeitung des Inhaltes«* (Bolm 2009, S. 64).

Um diese Ziele zu erreichen, nimmt der mentalisierende Psychotherapeut eine empathische, achtsame, verstehen wollende, akzeptierende Haltung ein, die auf das gegenwärtige Erleben ausgerichtet ist. Aus dieser Haltung heraus stellt der Therapeut seine **Fragen**, die den Explorationsprozess voranbringen. Es ist eine neugierige, wissbegierige, forschende Haltung. Der Therapeut versucht den Patienten und sein Erleben zu erfassen und bringt zum Ausdruck, was er (bisher) versteht. Er ist dabei durchaus aktiv, unterbricht lange Monologe und affektive Schleifen, fragt nach dem Erleben und bezieht das Besprochene auch auf die gegenwärtige Situation (Kirsch et al. 2016).

Damit die Fragen und Interventionen des Therapeuten das Mentalisieren des Patienten fördern und nicht den Eindruck vermitteln, der Therapeut wolle die Probleme objektiv verstehen und beurteilen, sollte der Therapeut eine **Haltung des Nicht-Wissens** einnehmen. Das Nicht-Wissen des Therapeuten ist für die mentalisierungsbasierte Arbeit zentral!

Als Metapher für diese Haltung des Nicht-Wissens wird Inspektor Columbo aus der gleichnamigen Fernsehserie herangezogen. Er ist ein Meister des Tiefstapelns und der einfachen, teils dumm erscheinenden Fragen, die den Explorationsprozess aber erheblich weitertragen. Gerade dadurch, *wie* Columbo sein Nicht-Wissen äußert und sein Nicht-Verstehen dem anderen vorlegt, kann und muss der Verdächtige selbst denken und Erklärungen entwerfen.

Im Unterschied zu Inspektor Columbo geht der mentalisierende Therapeut aber davon aus, dass er tatsächlich nicht weiß, wie und was der Patient erlebt. Die Überzeugung, zu wissen, was im Kopf eines anderen vorgeht, ist aus Sicht der Mentalisierungsbasierten Psychotherapie ein Rückfall in den vormentalisierenden Modus der psychischen Äquivalenz, bei der das Kind seine Gedanken mit der Realität gleichsetzt, und erinnert z. B. an Borderline-Patienten, die genau zu wissen glauben, was der andere denkt und fühlt.

Diese nicht-wissende Haltung einzunehmen ist nicht leicht, denn auch im alltäglichen Bewusstsein sind wir oft davon überzeugt, zu wissen, was ein anderer will, denkt oder fühlt. Dieses *Wissen* ist zunächst ein natürlicher Bestandteil unseres automatischen und impliziten Mentalisierens, ohne den wir im Alltag gar nicht lebensfähig wären. In der Psychotherapie soll der Therapeut nun diesen Automatismus aufgeben, sein implizites Mentalisieren bemerken und als seine Vermutung, nicht als Realität, verstehen, um das Darüber-Nachdenken, das Mentalisieren des Patienten anzuregen. Der Therapeut soll selbst mentalisieren, denn »Mentalisieren erzeugt Mentalisieren«. Man könnte auch sagen, dass diese *wissende Haltung* (»Ich weiß schon, wie Sie das meinen!«, »Das kenne ich auch von mir!«) der Normalfall ist, eine nicht-wissende Haltung in der Psychotherapie bewusst eingenommen und aufrechterhalten werden muss und eine gewisse Anstrengung benötigt. Dem Psychotherapeuten sollte beim expliziten Mentalisieren bewusst sein, dass seine Interpretation im eigenen, auch vorsprachlich erworbenen impliziten Mentalisieren gründet, wie dies bei jedem Menschen der Fall ist.

Diese nicht-wissende Haltung bedeutet nicht, dass der Therapeut nichts mehr sagt, weil er es nicht weiß, sondern im Gegenteil: Er kann mit dieser Haltung Anregungen, Beobachtungen und Ideen aus seinem Erleben und seinem psychologischen Fachwissen verbalisieren, diese explizit als seine Vermutungen markieren und fragen, wie der Patient das Angesprochene erlebt und symbolisieren würde. Er verlangsamt den Explorationsprozess mit dem Ziel, implizite Vorgänge bewusst werden zu lassen. Ziel ist, das gemeinsame Nachdenken anzuregen und dabei die Tatsache, dass es sich um zwei Psychen handelt, nicht aus den Augen zu verlieren. Der Therapeut vermeidet dabei Fragen und Aussagen, die das Mentalisieren hemmen können, wie z. B.:

- »Könnte es sein, dass Sie eigentlich … empfinden?«
- »Ich erkläre Ihnen den Mechanismus, warum Sie so denken und fühlen.«
- »Vermutlich ist der unbewusste Hintergrund Ihres Traumes/Verhaltens …?«
- »Damit Sie Ihre düsteren Gedanken verändern, müssen Sie … üben.«
- »Um Ihre Angst zu überwinden, müssen Sie sich ihr stellen.«
- »Sie sagen zwar …, aber im Grunde wollen Sie …«
- »Wenn der Hund nicht kommt, weist das auf … hin.«

Solche Sätze können durchaus fruchtbar sein, wenn sich Therapeut und Patient im reflexiven Modus befinden. Es besteht aber die Gefahr, dass der Patient diese Aussagen und Fragen als »Experten-Wissen« akzeptiert und so die eigene Reflexion aufgibt. Natürlich kann man Theorien und Deutungen als das besprechen, was sie sind – Theorien, Sichtweisen oder Ideen und nicht das Erleben des Patienten. Durch mentalisierungshemmende Interventionen wird der Therapeut leicht zum Experten der Psyche des Patienten – und nicht der Patient muss seine Wahrheiten finden, sondern der Experte sagt ihm aufgrund seiner höheren Position oder seines Wissens, was im Patienten *eigentlich* vor sich geht und wie es zu behandeln ist. Der Patient hat dann nur noch die Möglichkeit, dem Experten zu folgen oder sich dagegen aufzulehnen (Widerstand, mangelnde Compliance), nicht aber selbst darüber nachzudenken und eigene Wahrheiten zu entdecken.

In einer psychoanalytischen Therapie kann man mit einer mentalisierungsbasierten Haltung die Übertragung nicht anwachsen lassen, bis der Therapeut z. B. zum idealen Vater wird, sondern muss *intersubjektiver* (**Prinzip Antwort: selektive Authentizität**) arbeiten und als Person mit einer eigenen Sicht und Psyche erkennbar sein, die eben bestimmte Dinge nicht weiß, namentlich die Psyche des Patienten nicht besser versteht als der Patient selbst. Dabei sollten die Antworten des Therapeuten, analog denen einer Mutter, einerseits den mentalen Zustand des Patienten feinfühlig aufgreifen, aber andererseits auch *markiert* zurückgegeben werden (**Prinzip Container**). Die nicht-wissende Haltung hat also durchaus erhebliche Konsequenzen und ist nicht nur ein freundliches Tool, das man einfach in ein analytisches Vorgehen einbinden oder »anschrauben« kann.

In einer Verhaltenstherapie kann man mit dieser Haltung stark vorstrukturiertes und manualisiertes Vorgehen nicht unverändert umsetzen. Man muss zunächst mit dem Patienten (in Ruhe) erarbeiten, wie seine Gefühle oder Gedanken entstehen und aufrechterhalten werden. Eine Fokussierung auf ein isoliert betrachtetes Symptom, verbunden mit vorgegebenen praktischen Übungen, ist so nicht möglich. Wurde allerdings in einem mentalisierenden Prozess ein gemeinsames Verständnis erarbeitet, dann können Übungen, Expositionen und Hilfestellungen durchaus vorgeschlagen und angeleitet werden – z. B. ein *Experiment* im Umgang mit dem Hund oder Achtsamkeitsübungen und therapeutische Hausaufgaben.

In der hundegestützten Therapie bekommt die Haltung des Nicht-Wissens noch einmal eine eigene Relevanz und kann vom Therapeuten in den Fokus der Aufmerksamkeit genommen werden. Es ist offensichtlicher, dass das Verhalten des Hundes interpretiert werden muss. Dies kann zum expliziten Thema gemacht und auf die Notwendigkeit der Interpretation von menschlichem Verhalten übertragen werden. Ist ein Patient z. B. häufig im Äquivalenzmodus und davon überzeugt, dass der Chef ihn verachtet, weil er immer so abwertend guckt, dann kann man explizit mit ihm darüber sprechen, was wohl das Verhalten des Hundes in dieser momentanen Situation bedeutet und an welchem Verhalten wir etwas erkennen können. So ein Gespräch ist natürlich auch möglich, indem ich das Verhalten des Chefs hinterfrage und Alternativen suche. In der Interaktion mit dem Hund wird es allerdings viel deutlicher und direkter erkennbar und Mentalisierungsfehler können sofort sichtbar werden, wenn der Hund anders handelt als erwartet (was ein Hund nur kann, wenn er verschiedene Verhaltensmöglichkeiten hat; s. Kap. 2.2.5). Die Erkenntnis, nicht wirklich wissen zu können, was der Hund empfindet, kann dann auf andere Menschen und auch auf den Therapeuten übertragen werden.

Mentalisieren ist immer auch **triangulieren**, weil man sich selbst von außen und den anderen von innen sehen und verstehen will. Wenn der Therapeut mit dem Patienten darüber nachdenkt, warum der Hund gerade gebellt hat, muss sich der Patient in den Hund einfühlen und die Situation aus der Sicht des Hundes betrachten.

Nimmt man das Mentalisieren als konzeptionelle Grundlage, so entlastet dies den Therapeuten erheblich, denn er kann sich auf den Therapieprozess und die aktuelle Szene konzentrieren. Der Therapeut muss nicht entscheiden, was er als unbewussten Konflikt, strukturelle Einschränkung, als erlernte Störung diagnostiziert, um dann die *richtige* Deutung oder Anleitung geben zu können. Die Suche nach dem Sinn und der Bedeutung z. B. des Symptoms ist eine *gemeinsame* Aufgabe von Patient und Therapeut. **Mentalisierungsfehler** (auch die des Therapeuten) sind **willkommen** und zu erwarten und werden sofort eingestanden, aufgegriffen und bearbeitet. Insofern wird die Psychotherapie für ihn leichter, überschaubarer und in der Zielsetzung klarer. Die so gewonnene Entspannung, der psychische Freiraum des Therapeuten, fördert seine Fähigkeit zu mentalisieren, wodurch er sein erworbenes psychologisches Wissen und seine gespürte Körperresonanz besser einbringen kann. Darüber hinaus ist dieses Nicht-Wissen die moderne Art der

Abstinenz, die dem Patienten Raum gibt, seine Probleme in Szene zu setzen und zu erforschen, ohne dass der Therapeut in ein unreflektiertes Mit-Agieren kommt, denn das Agieren des Therapeuten wird nicht verleugnet, sondern reflektiert. Das Mentalisierungskonzept gibt dem Therapeuten eine Richtschnur an die Hand, die ihm ermöglicht, sich auf die komplexe Welt des Patienten und die Übertragungsbeziehung bzw. Szene einzulassen, ohne den Überblick zu verlieren.

Aufgaben des Therapeuten sind die Förderung der Mentalisierungsfähigkeit und das Aufrechterhalten der reflexiven Funktion bei der Bearbeitung der Themen und nicht das Erkennen oder Definieren der *wahren* Hintergründe. Der Psychotherapeut wird dadurch frei, sich auf hochkomplexe, zunächst nicht verstehbare Prozesse einzulassen. Diese Freiheit ist für eine hundegestützte Psychotherapie notwendig, denn durch eine Einbindung des Hundes und die damit verbundene Erweiterung von der Dyade zur Triade erhöht sich die Komplexität so stark, dass der Anspruch, diese Szene zu kontrollieren und ein *objektiv* gültiges Erklärungskonzept zu besitzen, zum Scheitern verurteilt wäre. Aus der Sicht der Mentalisierungsbasierten Psychotherapie ist dieses *Scheitern* gewollt und äußerst produktiv.

12 Mentalisieren in der hundegestützten Psychotherapie

Die Komplexität der in einer Gruppe ablaufenden Prozesse ist einerseits eine Stärke der Gruppenpsychotherapie und der hundegestützten Psychotherapie, andererseits aber auch eine Schwierigkeit, weil der Psychotherapeut die Orientierung verlieren kann. Auch wenn eine inhaltliche Festlegung vermieden werden soll, so braucht der Therapeut doch eine gewisse Ordnung, eine Strukturierung, um sich im komplexen Geschehen der dyadischen und triadischen Interaktionen nicht zu verlieren. Aus diesem Grund habe ich das folgende *strukturale Schema* entworfen, das Orientierung geben soll, ohne den Inhalt zu begrenzen:

- *Position Therapeut als Dritter:* Häufig gibt es Interaktionen zwischen zweien und der Dritte ist nicht aktiv beteiligt, sondern eher in der Position des beobachtenden Dritten. So kann der Therapeut eine Interaktion zwischen Patient und Hund sehen und aus dieser beobachtenden Position heraus mentalisieren.
- *Position Patient als Dritter:* Der Therapeut kann etwas aktiv mit seinem Hund tun, während er vom Patienten dabei beobachtet wird.
- *Position: Hund als Dritter:* Der Therapeut kann sich jedoch auch direkt in Interaktion mit dem Patienten befinden, während der Hund dies mehr oder weniger passiv beobachtet.
- *Position triadisches Spiel:* Es ist möglich, dass alle drei Beteiligten aktiv an einer Situation beteiligt sind.

Meist sind diese Positionen flexibel und wechseln im Verlauf der Therapiestunde. Sobald der Therapeut z. B. eine von ihm beobachtete Handlung zwischen Patient und Hund verbalisiert und den Patienten fragt, wie er die Situation erlebt, erweitert er die Patient-Hund-Interaktion, bringt sich ein und verlässt die Position des lediglich beobachtenden Dritten. Wenn der therapeutische Prozess stockt, kann sich der Psychotherapeut fragen, ob er eine andere Position initiieren oder einnehmen will, um eine neue, andere Szene zu provozieren. Beispielsweise könnte er den Patienten in die beobachtende Position bringen, indem er selbst etwas mit seinem Hund macht, wenn der Patient in der Interaktion mit dem Hund feststeckt, wenn sich der Patient-Hund-Handlungsdialog nicht entwickelt oder sich ein Verstehen nicht einstellen will. Führt ein Patient z. B. immer nur triadische Szenen auf, so könnte der Therapeut einmal bewusst eine dyadische Aktion anregen. Werden immer nur dyadische Interaktionen in Szene gesetzt, kann der Therapeut versuchen, ob auch ein gemeinsames Spiel möglich ist. Schließt der Patient den Hund aus, kann man ausprobieren, ob der Patient eine beobachtende Position akzeptiert oder einen Kontakt im Dreier-Spiel zulässt.

Alle hier beschriebenen Positionen bringen jeden der an der Szene beteiligten Akteure in eine bestimmte Position gegenüber den anderen. Die Besonderheiten der jeweiligen Positionen werden nachfolgend dargestellt und anhand von Fallbeispielen gezeigt, was das Mentalisieren in dieser Position für die Beteiligten bedeutet.

In jeder Position kann man

- den Patienten,
- den Therapeuten,
- den Hund,
- die Beziehung/Interaktion

mentalisieren.

Das folgende Schema soll auch dazu dienen, dem Leser Hinweise und Beispiele zu geben, was mentalisierend aufgegriffen werden kann. Manchmal erlebt man in der Praxis die Szene mit dem Hund und weiß nicht, wie man dies zur Sprache bringen kann. Es stellt sich keine Idee ein, obwohl es im Grunde unzählige Möglichkeiten gibt. Das Schema soll Orientierung *und* Anregungen geben, wie man vom Erleben zum mentalen Verstehen kommen kann. Dabei werden immer wieder die bereits theoretisch besprochenen Aspekte in der praktischen Umsetzung erörtert.

12.1 Position: Therapeut als Dritter

Der Therapeut sieht und hört, wie der Patient mit dem Therapiehund interagiert, ist selbst aber nicht aktiv beteiligt. Er sieht, wie der Patient eine Interaktion mit dem Hund gestaltet, der wiederum auf seine eigene spezifische Hundeart darauf reagiert. Der Therapeut sieht mit einem gewissen Abstand auf die Interaktion und aus dieser Perspektive ist auch die Wirkung, die der Hundekontakt entfaltet (Bindungsreaktion? Angst? Entspannung?), zu bemerken. Diese Position ermöglicht dem Therapeuten, die Abstimmungsprozesse der beiden zu beobachten. Er sieht, wie sie miteinander einen *Tanz* des Agierens und Reagierens aufführen, miteinander harmonieren, sich abstimmen – und er sieht auch die Brüche und das Missverstehen. In einer Psychotherapie im Zweiersetting ist dies so nicht möglich, weil der Therapeut immer Beteiligter der Interaktion ist und das interaktionelle Geschehen nicht von außen beobachten kann. Versuche ich zu verstehen, wie eine vom Patienten berichtete Interaktion von außen wahrgenommen wird, kann ich nur die Informationen des Patienten verwerten, die aufgrund seiner eigenen Wahrnehmung selektiert sind. Bestimmte Aspekte wird man nur aus einer realen Außenperspektive bemerken können. Selbst wenn man versucht, sich in eine Sicht von außen hineinzuversetzen, kann dies einen tatsächlichen Blick von außen nicht ersetzen.

Sehe ich z. B. die Erleichterung im Gesicht des Patienten, wenn sich der Hund entfernt, weil er den Ball holt und so die dyadische Bezogenheit zeitweise unterbricht, so ist dies aus der Position des Dritten schnell zu erkennen. Eine Erleichterung im Gesicht des Patienten zu sehen, wenn der Therapeut wegsieht und so die Bezogenheit unterbricht, funktioniert nicht, eben weil er wegsieht.

Für den Patienten und den Hund bedeutet diese Position, dass deren Interaktion vom Therapeuten bzw. Herrchen beobachtet wird. So wie das Kind z. B. in der Interaktion mit der Mutter vom Vater beobachtet wurde, so spüren beide nun den Blick des Therapeuten auf sich ruhen.

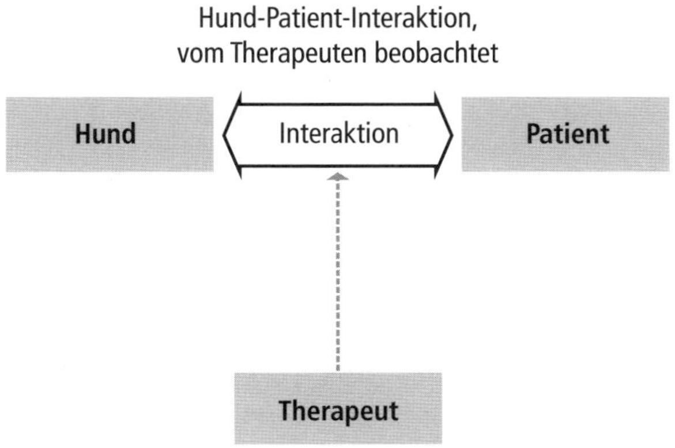

Mit dieser Situation gehen Patienten sehr unterschiedlich um, sie erleben das Beobachtet-Werden gemäß ihrer jeweils eigenen Struktur:

- Gab es in den ersten Lebensjahren bei der Entwicklung der Mentalisierungs- und Triangulierungsfähigkeit einen wichtigen Dritten, der die Mutter-Baby-Beziehung beobachtet und vielleicht auch regulierend eingegriffen hat?
- Waren diese Blicke und Eingriffe gewollt, liebevoll, bedrohlich?

Je nach Hintergrund wird der Patient diese Position, dieses Gesehen-Werden, entweder genießen, es kann ihm peinlich sein, es kann fremd sein, er kann es gar nicht als dritte Position wahrnehmen usw.

Ein Patient genoss es z. B. sichtlich, mir zu demonstrieren, wie »cool« er ist, indem er mir vorführte, wie er Danka kontrollieren kann. Für eine Patientin war diese Position kaum auszuhalten, weil sie sich schämte, gesehen bzw. beobachtet zu werden. Im Zweiersetting konnte die Patientin ihre Scham kontrollieren, indem sie mir und auch anderen Menschen beständig in die Augen schaute, um so den Blick des Gegenübers zu fixieren und zu kontrollieren. Dies ging aber nicht, wenn sie mit Danka interagierte, sodass dieses Thema in der Therapie erlebbar und bearbeitbar wurde. Einige Patienten versuchen die Beziehung zu Danka selbst zu gestalten und trauen sich unter meinem Blick, auszuprobieren und selbst zu entscheiden. Andere hingegen wenden sich sofort an mich und wollen Handlungsanweisungen.

Danka begibt sich bei manchen Patienten voll in die Interaktion, sodass ich den Eindruck habe, dass sie mich in diesem Moment gar nicht wahrnimmt. Aber manchmal sieht sie bei jedem kleinen Schritt in der Interaktion mit dem Patienten zu mir herüber und vergewissert sich meiner Anwesenheit und meines Einverständnisses.

12.1.1 Den Patienten mentalisieren

Therapeut und Patient können während oder direkt nach der Interaktion zwischen Hund und Patient zusammen überlegen, welche Gefühle und Gedanken der Patient gerade erlebt bzw. erlebt hat. Startpunkt kann die einfache Frage nach dessen Gedanken und Gefühlen sein. Dabei ist offen, worauf sich der Patient bezieht, ob er sein Erleben mit dem Hund in den Fokus nimmt oder auch das Beobachtet-Werden vom Therapeuten. Was erlebt der Patient hier und jetzt?

Fallbeispiel

Frau P., 40 Jahre

Frau P., die schon länger zur Psychotherapie kam, begrüßte Danka mit einem Leckerli und es entstand eine kleine Interaktion, eine agierte Szene zwischen Danka und der Patientin. Aus meiner Position meinte ich sehen zu können, dass Frau P. emotional betroffen war. Ich fragte nach ihrem momentanen Gefühl. Die Antwort »Alles gut« war nur der Startpunkt für das weitere Mentalisieren. Ich hatte gesehen, wie die Patientin vor Dankas Schnauze zurückgewichen war und dabei gequält lächelte. Ich fragte Frau P., ob ihr Danka zu nahe gekommen war, ob sie sich bedrängt fühlte. Die Patientin bestätigte, ein »komisches«, unwohles Gefühl erlebt zu haben, aber »bedrängt« habe sie sich nicht gefühlt – eher so, als ob sie etwas Verbotenes machen würde, wenn sie Danka so nah kommt. Sie fühle eine große Nähe zu Danka, aber auch etwas, das sie zurückhält, sich ganz auf sie einlassen zu können. Irgendwie sei ihr dieses Gefühl vertraut und bekannt – eigentlich sei dieses Gefühl sogar sehr vertraut und sie überlegt, wo und wann sie es erlebt.
Es zeigte sich, dass sie dieses Gefühl früher in der Schule ständig hatte, insbesondere wenn sie mit ihrer besten Freundin zusammen war, später dann manchmal bei ihrem Mann, insbesondere beim Sex, aber auch in der Tanzschule. Wir erarbeiteten allmählich gemeinsam, dass das Auftauchen dieses Gefühls etwas mit dem Beobachtet-Werden ihrer zärtlich-nahen Interaktion mit Danka zu tun hatte. Sie denke eigentlich, dass ich dies okay finde, aber trotzdem wäre dieses »komische« Gefühl aufgetaucht. Irgendwie sei es, als ob sie diese Nähe zu Danka nicht »dürfe« und dieses »Nähe dürfen« sei wohl auch bei anderen Beziehungen Thema. Eigentlich wäre dies ja komisch, da sie doch eigentlich Nähe zu ihrer Freundin oder zu ihrem Mann haben dürfe. Warum denn dieses Gefühl so oft auftauche? Dieses »komische« Gefühl war der Patientin nun zum ersten Mal verbal-bewusst zugänglich und im folgenden Gespräch konnten wir es weiter betrachten, die Hintergründe beleuchten, also die Patientin und ihr Erleben mentalisieren.

Sicherlich ist Psychotherapeuten diese Position und dieses Vorgehen, den Patienten zu mentalisieren, sehr vertraut. Zu beachten ist, dass der Therapeut im triadischen Geschehen einerseits eine Außenperspektive einnimmt und gleichzeitig genau mit dieser *beobachtenden* Außenperspektive präsent ist. Beim Erforschen der Gefühle und Gedanken des Patienten kann er eine Sicht von außen einbringen als jemand, der nicht aktiv beteiligt ist. Genau diese Nicht-Beteiligung, besser die *beobachtende Beteiligung*, macht einen großen Unterschied, wie ein Patient die Situation erlebt.

12.1.2 Den Hund mentalisieren

Die Fähigkeit zum Mentalisieren und Triangulieren ist damit verbunden, sich in andere hineinversetzen, ihre Perspektive übernehmen und sich selbst aus dieser Perspektive sehen zu können. Der Therapeut kann in der beobachtenden Position gemeinsam mit dem Patienten den Hund mentalisieren, also versuchen zu verstehen, was in dem Hund vor sich geht, was das Verhalten in Bezug zum Patienten bedeutet bzw. welche Intentionen und Hintergründe man vermuten könnte. Unabhängig von der Hundeerfahrung zeigt sich hier, ob der Patient in der Lage und willens ist, sich in einen anderen hineinzuversetzen, während dieser andere mit dem Patienten in Interaktion ist. Je weniger der Patient den Hundeausdruck versteht, umso mehr muss er fantasieren und projizieren:

- Geht der Patient davon aus, dass der Therapiehund ihn mag?
- Mögen ihn alle/keine Hunde?
- Sieht er den Hund als gefährliches Tier, das nur durch die Unterdrückung seiner Aggression in Schach gehalten wird?
- Glaubt er, der Therapiehund sei so etwas wie ein Kuscheltier, bar jeder Aggression?
- Ist der Hund als Tier grundsätzlich glücklich?
- Haben Hunde überhaupt Gefühle und Absichten?

Wir erfahren eine Menge über den Patienten, indem wir mit ihm über den Hund nachdenken. Der Patient kann ebenfalls einiges über sich erfahren, und zwar nicht nur seine Beziehung zur Natur, zum Tier und zum Hund, sondern über sich selbst im Kontakt mit einem anderen.

Fallbeispiel

Herr S., 55 Jahre

Herr S. nahm zu Beginn der Stunde im Sessel Platz, rief Danka und gab ihr das Begrüßungsleckerli. »So, fertig!«, sagte er, während Danka sich vor ihn setzte und ihn ansah. Ich fragte den Patienten, was er mit ›So, fertig!‹ meine? – Nun, Danka habe ihr Leckerli bekommen und jetzt sei sie fertig. Ich sah, wie Danka vor dem Patienten saß und ihn ansah und muss wohl etwas verdutzt ausgesehen haben, denn Herr S. erklärte: Danka gehe es eigentlich nur um das Leckerli. Sie komme nur, wenn er ein Leckerli habe, ansonsten nicht. Das sei nicht weiter tragisch. Er erwarte gar nicht, dass Danka wegen ihm persönlich komme. Hunde seien einfach verfressen und Menschen seien für Hunde so etwas wie Leckerli-Automaten. Jeder schaue nur nach sich. – Auf mein interessiertes Nachfragen meint Herr S., dass Menschen nicht anders wären. Alle seien doch im Grunde egoistisch und nur freundlich zu anderen Menschen, wenn sie einen Profit daraus erhoffen, sei es Geld, Ansehen, Sex oder um ein Gewinner zu sein.

Diese Aussage passte natürlich zu seiner Persönlichkeit. Diese Einstellung anderen gegenüber hatte er so explizit noch nicht geäußert. Ansonsten hatte er sich meist gut im Griff und war stets kontrolliert und freundlich und er hätte mir diese Einstellung nie unterstellt – bzw. richtiger, sie nie ausgesprochen. Ich vermute, dass ihn Dankas Hundeblick aus der Reserve gelockt hatte. Dieses weiche, zum Streicheln auffordernde Fell war so nah, dass er zärtliche Impulse abwehren musste, indem er Danka abwertete und dadurch eine emotionale Distanz zu ihr und seinen Gefühlen erreichte – so könnte man aus tiefenpsychologischer Sicht vermuten.

Sein Weltbild wird kaum durch eine einzelne Aktion/Deutung meinerseits aufgebrochen, weshalb ich ihn nicht vom Gegenteil zu überzeugen suchte, sondern weiter Danka mentalisierte. – Es könne ja durchaus sein, dass Hunde und Menschen so seien, wie er gerade sagt, ich frage mich aber, woran er denn erkenne, dass Danka an ihm als Person kein Interesse habe? – Er wurde etwas nachdenklich, weil er an dem tatsächlichen Verhalten von Danka die Ablehnung seiner Person nicht festmachen konnte.

Wir besprachen gemeinsam das Verhalten von Danka und suchten nach Anzeichen für Ablehnung oder Desinteresse. – Eigentlich sei es ja schon verwunderlich, dass selbst Hunde ihre wahren Gefühle nicht zeigen würden, genauso wie Menschen das machen. – Dieser Satz war eine ziemlich kreative Leistung! Er konnte so seine Weltsicht aufrechterhalten und gleichzeitig erklären, warum bei Dankas Verhalten keine Anzeichen für Ablehnung zu erkennen waren. Gleichzeitig war eine zentrale Überzeugung verbalisiert: nach außen freundlich erscheinen, aber im Inneren herrscht das Raubtier. »Ganz schön klug!«, meinte Herr S. und streichelte Danka spontan über den Kopf. Ich empfand in dieser Situation weniger Danka als Herrn S. als klug und konnte seine Erleichterung nachempfinden: Denn er hatte diese Inkongruenz zwischen dem realen Erleben Dankas und seiner Weltsicht noch einmal gerettet, obwohl seine Lösung die Realität relativ offensichtlich verzerren musste.

12.1.3 Die Beziehung/Interaktion mentalisieren

Die Position des Beobachters ermöglicht bzw. erleichtert den Blick auf die Muster der Interaktionen zwischen Patient und Hund, auf die zwischen Hund und Patient entstehende Szene. Mit einer neugierig fragenden Haltung kann der Therapeut versuchen zu verstehen, wie das Handeln des einen das Handeln des anderen bedingt oder provoziert und dies in Worte fassen. Ein Beziehungsmuster, das im Hier und Jetzt der aktuellen Inszenierung identifiziert wird, impliziert, dass dieses Muster auch in anderen Bezügen wirkt, und hat oftmals eine Erklärungsmacht bezüglich der lebensgeschichtlichen Entwicklung. In der jetzt beschriebenen Position wird nicht das triadische Beziehungsgeschehen oder der Einfluss des beobachtenden Therapeuten in den Mittelpunkt gerückt, sondern die Beziehung und die Interaktion zwischen Patient und Hund.

Es wurden bereits zahlreiche Szenen beschrieben, in denen Interaktionsmuster sichtbar wurden, die vom Therapeuten mentalisiert werden können. Einige Fragestellungen, mithilfe derer man eine Interaktion betrachten kann, sind:

- Führt einer der Beteiligten die Interaktion an und der andere folgt?
- Welche Stimmung vermittelt das Geschehen?
- Wiederholt sich das Geschehen oder gibt es (kleine) Variationen?
- Welche Qualität haben die Abstimmungsprozesse?
- Erinnert die spezifische Art und Weise des Umgangs an eine familiäre Rolle (Mutter-Kind, Vater-Mutter, Geschwister untereinander, Oma-Enkel etc.)?
- Erscheint die Reaktion des anderen frei, flexibel oder aufgezwungen und festgelegt?
- Gibt es Brüche und Weigerungen, auf die vom Interaktionspartner gewünschte (intendierte, erzwungene, erhoffte …) Art und Weise zu reagieren?
- Ist der Hund außergewöhnlich mutig, ängstlich, Kontakt suchend oder vermeidend?
- Könnte man der Szene eine Überschrift, ein Thema geben?

Welche Interaktionsmuster der Therapeut sieht, wird von seinem theoretischen Konzept abhängen und kann hier wieder nur beispielhaft behandelt werden. Ziel ist zum einen die Förderung der Mentalisierungsfähigkeit, indem sich der Patient mit dem Zusammenwirken und dem dialektischen Wirken von Verhalten beschäftigt. Zum anderen kann der Patient auch Einsicht in seine Beziehungsmuster erlangen und sich selbst bzw. sein Geworden-Sein besser verstehen.

Fallbeispiel

Herr S., 55 Jahre, Fortsetzung

In einer der folgenden Stunden konnte ich mit Herrn S. – aus meiner beobachtenden Position heraus – die sich wiederholende Interaktion zwischen ihm und Danka besprechen. Herr S. konnte meine Beobachtung bestätigen, dass er sich nach der Leckerli-Gabe im Sessel zurück lehnt. »Ich frage mich, Herr S., ob Danka dieses Zurücklehnen so versteht, dass sie nichts mehr von ihr wissen wollen. Vielleicht geht sie dann deshalb weg?« Dies erschien ihm logisch.

Wir besprachen nachfolgend seine und meine Erfahrungen mit diesem Muster: Was macht man, wenn sich der andere zurücklehnt und kein Interesse zeigt? Herr S. fand dieses Muster in zahlreichen sozialen Bezügen. Interessant war die hypothetische Frage, was wohl ein Baby macht, wenn sich die Mutter *zurücklehnt* und kein Interesse zeigt. Herr S. glaubte, dass ein Baby zuerst schreit, aber wenn dies keinen Erfolg hat, dann könne es sich ja vielleicht auch zurückziehen. Hier war er sich aber nicht sicher, weil ein Baby ja auf die Mutter angewiesen sei und sterben könne. In seinem erwachsenen Leben habe er aber die Erfahrung gemacht, dass Rückzug die beste und schmerzfreieste Methode sei.

»Wenn Danka nun Ihr Zurücklehnen in den Sessel so versteht, dass sie sich nicht weiter um sie kümmern wollen, dann wäre ihr Weggehen also durchaus verständlich und zunächst einmal keine Aussage darüber, ob Danka eigentlich mehr Kontakt wollen würde?« Herr S. erkannte, dass er ein Mit-Verursacher des Ablaufs der Interaktion ist. Dankas Weggehen ist dann keine Abwertung/Reduzierung seiner Person und er muss Danka folglich auch nicht weiter abwerten/reduzieren, um sich selbst zu schützen.

Herr S. war bereit zu einem Experiment: Was würde wohl passieren, wenn er sich nicht zurücklehnt, sondern Danka sein Interesse signalisiert? Er probierte es aus und wir konnten zunächst die Irritation in Dankas Verhalten beobachten. Es war anders und ungewohnt für sie, aber sie war auch neugierig, sodass sie bei Herrn S. blieb, sich streicheln ließ und ihm probehalber ein Kuscheltier brachte. Herrn S. fiel dieses Muster nun auch immer öfter im Alltag auf und wir konnten noch oft darüber sprechen, wobei sich erfreulicherweise die Beziehung zwischen Herrn S. und Danka positiv weiterentwickelte und immer liebevoller wurde.

12.1.4 Den Therapeuten (als Beobachter) mentalisieren

Den Therapeuten als Beobachter zu mentalisieren bedeutet nicht, dass er wie oben seine Wahrnehmung/Deutung zur Interaktion äußert, sondern dass er über sich und seine Gefühle und Gedanken spricht, die sich einstellen, wenn er die Patient-Hund-Interaktion beobachtet. Für den Therapeuten kann sich die Position als beobachtender Dritter sehr unterschiedlich anfühlen. Es kann sich ein liebevolles, frei lassendes, akzeptierendes Gefühl einstellen, in dem sich der Therapeut in seiner Rolle wohlfühlt. Es können sich aber auch Gefühle des Ausgeschlossen-Seins, der Eifersucht, der Angst, der Hilflosigkeit oder der Peinlichkeit einstellen. Welche Gefühle der Patient durch seine Interaktionen mit dem Hund beim Therapeuten auslöst, verweist oft auf Erfahrungen des Patienten in seiner Familie, die möglicherweise noch nie symbolisiert wurden. Der Therapeut kann darüber sprechen, wie es ihm damit geht, das Geschehen zwischen Patient und Hund zu beobachten. Diese *selektive Authentizität* des Therapeuten lädt dazu ein, mit dem Patienten zu überlegen, ob es anderen Menschen auch so geht, wenn sie den Patienten in Interaktion sehen. Man könnte z. B. fragen, wie der Vater sich wohl gefühlt hat, wenn er die vielleicht allzu enge Beziehung zur Mutter beobachtet hat: Hatte der Vater früher möglicherweise ähnliche Gefühle wie der Therapeut jetzt? Kann man das Verhalten des Vaters so besser verstehen?

Für den Patienten kann es sehr hilfreich sein, zu erfahren, wie ein Beobachter seine Interaktionen empfindet. Dabei kann und muss berücksichtigt werden, dass je nach Persönlichkeit und Rolle des Beobachters unterschiedliche Reaktionen ausgelöst werden können: Vielleicht war dem Vater das Gefühl des Ausgeschlossen-Seins ganz recht, während der Therapeut darunter leidet? Möglicherweise freute sich der Vater, wenn er sah, wie sich der Patient aggressiv gegen andere durchsetzte, während dieses Verhalten der Mutter peinlich war? Wie dem auch sei, die Offenlegung der *Beobachter-Gefühle* des Therapeuten eröffnet mannigfaltige Möglichkeiten, gemeinsam zu mentalisieren.

Die Rolle des Beobachters, des *sehenden Experten*, ist uns als Therapeuten vielleicht allzu vertraut und wird häufig nicht zur Sprache gebracht bzw. reflektiert. Die folgenden Positionen werden überhaupt erst durch die Erweiterung der therapeutischen Dyade zur Triade möglich und versprechen, vielfältige Ansätze, die Gefühle und Gedanken der beteiligten Subjekte und die Inszenierung der Beziehungsmuster zu mentalisieren.

12.2 Position: Patient als Dritter

Der Patient sieht, wie der Therapeut mit seinem Hund umgeht, er sieht seinen Therapeuten in Interaktion mit einem anderen und wird dies innerlich interpretieren, bewerten, einordnen und verarbeiten. In Zweier-Psychotherapien ist der Patient nie in der Position, seinen Therapeuten bei seiner Art und Weise, Beziehungen zu leben, von außen zu sehen. Dies passiert höchstens zufällig und ungewollt, wenn der Patient z. B. mitbekommt, wie der Therapeut einen anderen Patienten im Wartezimmer verabschiedet oder mit seiner Sekretärin spricht oder bei Begegnungen außerhalb der Praxis. Oftmals nehmen solche Erfahrungen für Patienten einen hohen Stellenwert ein und sie erinnern sich noch lange daran. Eventuell wird ihr Blick auf den Therapeuten dadurch verändert und erweitert, weil der Therapeut, aus dieser dritten Position heraus gesehen, ganz anders wirken kann bzw. andere Aspekte seiner Persönlichkeit sichtbar werden. Wenn der Patient den Therapeuten z. B. übermäßig idealisiert und nun zufällig sieht, wie ein anderer Patient abwertend mit ihm umgeht, so kann das im Patienten starke Emotionen auslösen, seine Sicht verändern, eigenes Erleben infrage stellen.

Wenn wir einen Hund in die Psychotherapie integrieren, erlauben wir gewollt und systematisch, dass der Patient den Therapeuten aus der dritten Position be-

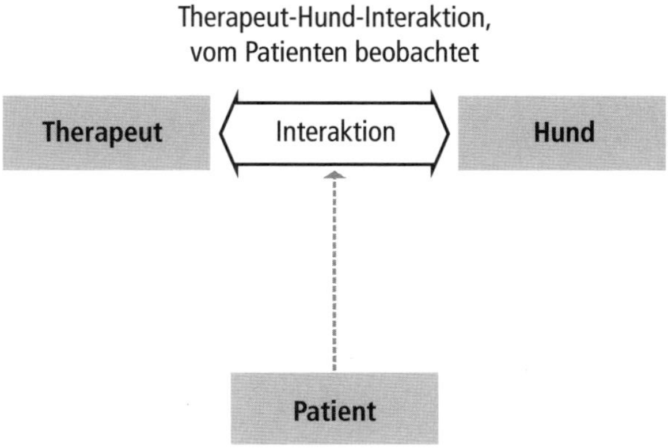

obachten kann. Der Therapeut zeigt sich als in Beziehung seiende und handelnde Person.

Den Therapeuten bei seinen Interaktionen beobachten zu können, wird in der *Gruppenpsychotherapie* als wichtiger Wirkfaktor gesehen (Argelander 1972; Bion 1971; Foulkes 1974; Heigl-Evers 1972, 1988; Sandner 2013; Yalom 2003), weil dem Patienten ermöglicht wird, zu sehen, wie man wachstumsfördernd mit anderen Menschen und mit problematischen Situationen umgehen kann. Der Therapeut kann als positives Selbstobjekt internalisiert werden und als *Vorbild* für den inneren Dialog dienen. Die Internalisierung des Therapeuten drückt sich z. B. darin aus, dass viele Patienten auch außerhalb der Therapie ein inneres Selbstgespräch mit ihm führen oder sich fragen, was wohl der Therapeut zu einer bestimmten Frage sagen oder wie er sich verhalten würde.

Die Internalisierung des Therapeuten lässt sich nicht verhindern, auch wenn man dies wollte. Eine Frage ist aber, *welches Bild* der Therapeut abgibt: Ist er z. B. der unnahbare Fachmann, der hilflos Verstrickte, der immer Freundliche, der strenge Über-Ich-Vater, die liebende Mutter? Je mehr sich der Therapeut zeigt, desto differenzierter und realistischer kann das Bild des Therapeuten werden, Projektionen werden eher bemerkbar und können nachfolgend im therapeutischen Dialog bearbeitet werden. Idealisierungen des Therapeuten, die ein strenges Über-Ich und/ oder eine Abhängigkeit befördern, werden begrenzt und auch unrealistische Abwertungen treffen auf ein korrigierendes, weil sichtbares Ganzobjekt. Aus Sicht des Mentalisierungskonzeptes ist es äußerst fruchtbar, dem Patienten diese so wichtige Position als beobachtendem Dritten zu ermöglichen. Dies ist einer der Gründe, weshalb die Gruppentherapie als idealer Ort zur Förderung der Mentalisierungsfähigkeit angesehen wird (Asen u. Fonagy 2015; Bolm 2008; Hirsch 2008; Karterud u. Bateman 2015).

Der Patient kann in dieser Position gemeinsam mit dem Therapeuten untersuchen, wie er den Therapeuten, den Hund und die Interaktion zwischen Hund und Therapeut wahrnimmt. Der Therapeut kann selektiv-authentisch aus seiner inneren Sicht berichten. Ein offener Austausch darüber, wie etwas von innen erlebt und von außen gesehen wird, ist therapeutisch wertvoll und nicht alltäglich. Im Alltag wird eine Inkongruenz zwischen innerem Erleben einer Interaktion und der beobachtenden Sicht eher unter der Frage diskutiert, wer denn recht hat. Man würde dann vielleicht diskutieren, ob Herr S. *eigentlich* ablehnend gegenüber Danka war oder aus einer beobachtenden Perspektive die *wirklichen* Motive und Intentionen anderer Menschen unterstellen. In der mentalisierenden Arbeit würde man das unterschiedliche Erleben herausarbeiten und als solches akzeptieren, ohne entscheiden zu müssen, wer denn recht hat.

So an die Welt heranzugehen ist nicht nur ungewohnt für die Patienten, sondern auch hochtherapeutisch. Es fördert die reflexive Kompetenz des Patienten erheblich und damit seine Fähigkeit, Probleme zu lösen und Traumata zu verarbeiten. Wenn der Therapeut dem Patienten den Blick auf sich in der Interaktion mit dem Hund erlaubt, ja diesen durch die Einbindung eines Hundes gezielt herstellt, so liegt darin eine Chance, therapeutisch wirksame Effekte aus der Gruppentherapie zu nutzen, ohne den Patienten mit anderen Patienten konfrontieren zu müssen, was vielen Angst macht und einer der Gründe dafür ist, dass die Bereitschaft für Gruppenpsychotherapie im ambulanten Bereich gering ist.

Damit der Patient seine beobachtende Position nutzen kann, braucht er eine selektiv-authentische Offenlegung der Gedanken und Gefühle des Therapeuten. Der Psychotherapeut muss bereit und in der Lage sein, über seine Gefühle und Gedanken in der Interaktion mit dem Hund zu sprechen, sich in gewissem Umfang also zu öffnen und als Person zu zeigen, was nicht bedeutet, dass er seine privaten Probleme besprechen sollte. Er verzichtet auf die Deutungsmacht der Situation und überlegt mit dem Patienten gemeinsam, wie man eine bestimmte Situation und das Erleben der Beteiligten verstehen und in Worte fassen kann.

12.2.1 Den Therapeuten mentalisieren

In der Mentalisierungsbasierten Psychotherapie geht man davon aus, dass mentalisieren Mentalisieren fördert, denn durch das Beobachten und Erleben von gutem Mentalisieren kann der Patient diese Fähigkeit erlernen bzw. durch nachahmen zunächst imitieren und später integrieren. Den Therapeuten mentalisieren heißt, dass der Therapeut sein eigenes Handeln, Fühlen und Denken, sein Verständnis der Szene offenlegt und den Patienten daran teilhaben lässt. Idealerweise geschieht dies nicht durch einen Monolog des Therapeuten, sondern im Dialog mit dem Patienten unter Einbeziehung der unterschiedlichen Sichtweisen und Beobachtungsfoci.

In der Praxis gibt es unendliche Möglichkeiten, den Therapeuten und sein Verhalten gegenüber dem Hund zu mentalisieren. Jede noch so kleine Interaktion kann in den Fokus genommen werden. Günstig ist nach meiner Erfahrung aber, wenn die Situation den Therapeuten auch *emotional* berührt. Ansonsten kann es schnell zu einem Pseudomentalisieren kommen, bei dem im Als-ob-Modus über Verhalten und Hintergründe spekuliert wird, ohne Bedeutung für die affektive Realität. Andererseits sollte das Geschehen dem Therapeuten nicht so nahegehen, dass er keine Distanz mehr zu den Vorgängen hat oder ein persönlich schwieriges Thema berührt, bei dem es dem Therapeuten schwerfällt, im reflexiven Modus zu bleiben. Es geht nicht darum, dass der Patient dem Therapeuten bei der Erziehung des Hundes hilft, bei der Lösung eines persönlichen Problems, bei der Selbsterfahrung des Therapeuten oder Ähnlichem. Dass der Therapeut auch von sich spricht und bereit ist, sich zu zeigen, ist für viele Patienten zunächst ungewohnt und löst bei ihnen häufig fast reflexhaft versorgende und kümmernde Reaktionen aus, die sie so oder ähnlich auch bei ihren Bezugspersonen zeigen. Hier gilt es, besonders zu Beginn der Therapie, das Mentalisieren einzuführen und zu verteidigen: Nein, nur weil ich (Therapeut) ein Gefühl äußere, heißt das nicht, dass Sie, lieber Patient, sich jetzt um mich kümmern müssen. Nein, Sie sind deshalb nicht mein Therapeut geworden. Nein, Sie sind mir deshalb nicht überlegen. Nein, Sie müssen mich nicht trösten. Nein, wir können bei dem Thema bleiben, müssen nicht ablenken. Nein, Sie sind nicht schuld an meinem Gefühl. Ja, ich habe auch ungerechte, unangemessene Gefühle. Ja, ich bin auch betroffen und nicht überlegen. Ja, ich habe persönliche Gedanken und Gefühle.

Im Verlauf der Therapie wird es immer einfacher, gemeinsam mit dem Patienten im reflexiven Modus zu bleiben, während das Erleben, auch das des Therapeuten, mentalisiert wird.

Fallbeispiel

Emma, 17 Jahre

Ich versuchte Danka auf ihre Decke zu schicken, weg von der Patientin und mir. Aber Danka blieb einfach in anderthalb Meter Entfernung stehen, duckte sich, schaute mich an, ging aber nicht, obwohl ich sie mehrmals aufgefordert hatte und immer ärgerlicher wurde. An dieser Stelle drückte ich den *mentalisierenden Pausenknopf*, hörte auf zu agieren und fragte mich laut, was hier denn gerade vor sich geht. Ich erklärte, dass ich bemerkt habe, wie ich immer wütender werde, weil Danka nicht gehorcht, aber dass ich auch sehe, wie sich Danka immer mehr duckt. Vielleicht hat sie ja Angst vor meinem Ärger? Diese Beobachtung habe mich einhalten lassen und ich würde mich jetzt ein bisschen schämen, weil ich mich so geärgert habe.

Emma sprang mir bei und meinte, es sei ja auch ungehörig von Danka, einfach nicht zu folgen. Sie könne meinen Ärger verstehen, habe aber nicht nur Ärger wahrgenommen, sondern auch so etwas wie Spaß. Ich bedankte mich für das Einbringen ihrer Perspektive. Wenn ich nachspürte, bemerkte ich auch so etwas wie ein angenehmes Kribbeln unter dem Ärger. Wir überlegten, ob dieses Kribbeln vielleicht etwas mit der guten Beziehung zwischen mir und Danka zu tun haben könnte, ob es vielleicht ein aufgeregtes Kribbeln war, weil ich unter dem Blick der Patientin nicht versagen wollte, ob das Kribbeln Ungeduld war? Schließlich entdeckten wir, dass ich durchaus ambivalent bin, wenn Danka nicht gehorcht, denn einerseits finde ich dies gut – als Ausdruck ihrer gewünschten Selbstständigkeit – und andererseits bereitet es mir manchmal Probleme.

Im Verlauf der Psychotherapie kamen wir öfter auf diese Szene zu sprechen, wenn es darum ging, dass es möglich ist, widersprüchliche und ambivalente Gefühle zu haben. Die Patientin sagte später, sie habe in der Therapie gelernt, zuerst nachzudenken, bevor sie etwas tut, was aufgrund ihrer Borderline-Struktur als Fortschritt gesehen werden kann.

12.2.2 Den Hund mentalisieren

Im Unterschied zur obigen Mentalisierung des Hundes aus der Perspektive des Beteiligten kann der Patient als Beobachter der Interaktion des Therapeuten mit dem Hund andere, neue, unterschiedliche Aspekte am Hund wahrnehmen. Hat der Hund z. B. im Kontakt zum Patienten für diesen bedrohlich gewirkt, so kann er als Beobachter, mit etwas Abstand, den Hund nun nicht mehr als bedrohlich erleben.

Fallbeispiel

Patientin C., 8 Jahre, Fortsetzung

Die achtjährige Patientin C. (s. Kap. 10.1) empfand es lange Zeit als bedrohlich, wenn Danka in der Interaktion mit ihr gähnte. Sie kannte das Gähnen von Danka und es machte ihr auch keine Angst, wenn Danka gähnte, während sie etwas mit mir machte oder auf ihrer Decke lag. Kognitiv wusste sie, dass es nicht gefährlich ist, aber sie bekam trotzdem immer Angst, wenn Danka ihr zugewandt gähnte.

Die Patientin verlor in diesem Fall die Fähigkeit, Dankas Verhalten richtig zu interpretieren. Sie rutschte in den Modus der psychischen Äquivalenz, in dem das Aufreißen des Maules bedrohlich ist, so wie sie auch abends ihre eigenen Gedanken, es könnten Monster im Zimmer sein, nicht als ihre Gedanken sehen konnte. Ihre angstvollen Fantasien wurden als reale Gefahren erlebt und so konnte sie auch zu Dankas Verhalten keine reflexive Distanz herstellen. Die Patientin sagte dann sinngemäß: Ich weiß genau, dass Danka nur gähnt, und ich weiß auch, dass keine Monster im Zimmer sind, aber sie machen mir trotzdem Angst, allerdings nur, wenn es dunkel ist oder wenn Danka mich dabei ansieht.

Je nach Persönlichkeit und Bindungsstil kann der Hund in der Interaktion mit dem Therapeuten so anders erlebt werden, dass eine Diskrepanz augenfällig und besprechbar wird. Eine reflexive Kompetenz beinhaltet immer, sich bewusst zu machen, dass man mit einer bestimmten Perspektive andere Menschen, Tiere und Dinge betrachtet und dass man aus unterschiedlichen Blickwinkel verschiedene Aspekte sehen kann.

Dieses Thema kann in der hundegestützten Psychotherapie konkret am Hund erlebt werden, was wesentlich einfacher ist, als wenn der Therapeut versucht, mit dem Patienten zu erarbeiten, dass andere Menschen z. B. den Therapeuten auch anders sehen und bewerten können. Dies mag abstrakt schnell eingestanden werden, aber wenn die Patientin im obigen Beispiel spürt, wie sie Angst oder eben keine Angst vor dem Gähnen hat, wie sie einmal Danka Aggression unterstellt und einmal nicht, dann ist dies viel eindrücklicher und wirksamer als eine hypothetische Einsicht.

Unabhängig davon, ob der Hund gerade mit dem Therapeuten interagiert, eröffnet die Position des Patienten als Beobachter des Hundes die Möglichkeit, mit dem Patienten über Hunde im Allgemeinen und den speziellen Therapiehund zu sprechen. Es ist der Versuch, einen anderen zu verstehen, also eine Teilfunktion des Mentalisierens. In jeder Psychotherapie nimmt das Verstehen des Verhaltens anderer Menschen einen großen Raum ein. Ist der Therapiehund Ziel der reflexiven Bemühungen, kommt hinzu, dass sich der Patient mit dem Therapeuten darüber austauschen kann, woran, also an welchem Verhalten, man die unterstellten Intentionen erkennen kann. Therapeut und Patient können unterschiedliche Aspekte wahrnehmen, für relevant erachten etc. und deshalb zu unterschiedlichen Schlüssen kommen. Patienten haben wie alle Menschen bestimmte Vorannahmen bezüglich des Hundes (des Menschen) und es ergibt sich die Möglichkeit, diese Vorannahmen zur Sprache zu bringen, indem sich der Therapeut mit dem Patienten darüber austauscht, wie denn ein Hund (ein Mensch) im Wesen ist. Spricht der Patient über Hunde, dann spricht er gleichzeitig von sich.

Fallbeispiel

Ulla, 16 Jahre

Die narzisstisch strukturierte Ulla war der Überzeugung, dass alle Hunde rein egoistisch nur nach ihrem Vorteil und ihren Bedürfnissen funktionieren. Menschen seien im Übrigen da nicht wesentlich anders. In einer Stunde ging es dann der Patientin sehr schlecht, sie weinte etwas, worauf Danka zu ihr ging, sie mit der Schnauze anstupste und zum Streicheln aufforderte.

Ich fragte mich daraufhin laut, welchen Vorteil Danka wohl davon hätte, sie zu trösten? Auch wenn sich durch diese Aktion das Weltbild der Patientin nicht total änderte, so war doch ein gewisser Spalt, eine Irritation spürbar.

12.2.3 Die Beziehung/Interaktion mentalisieren

In dieser Position geht es darum, auf den Zusammenhang, das Zusammenspiel einer Interaktion zwischen Hund und Therapeut zu fokussieren und dabei die beobachtende Position des Patienten zu akzeptieren. Der Patient kann tatsächlich aus seiner Perspektive die Therapeut-Hund-Interaktion anders wahrnehmen als der Therapeut. Gutes Mentalisieren bedeutet immer auch, allzu einfache Ursache-Wirkung-Zuschreibungen zu hinterfragen. Der Therapeut kann den Nutzen und seine Freude am Entdecken von Zusammenhängen vermitteln.

Oft wird die Frage nach einer (Mit-)Verursachung von Patienten als Behauptung aufgefasst, sie seien *schuld* an einer Entwicklung. Frage ich z. B. das Kind, wie es sich in der Schule verhält, und versuche einen Zusammenhang zum mobbenden Verhalten der Mitschüler herzustellen, wird dies häufig als Schuldzuschreibung erlebt, wogegen sich die Kinder (zu Recht) wehren. Versuche ich mit der Mutter eines Patienten zu ergründen, wie sich ein bestimmtes Problem des Kindes entwickeln konnte, wird auch dies sehr oft als Vorwurf und Schuldzuschreibung verstanden.

Diese *Angst vor der Schuld* blockiert häufig das Verständnis von Beziehungen, die ja in aller Regel durch eine komplexe wechselseitige Beeinflussung entstehen.

Eine monokausale Denkweise ist für Vorgänge in der physikalischen Welt angemessen, nicht aber für die komplexen psychischen und sozialen Vorgänge. Wenn der Therapeut mit dem Patienten gemeinsam über die Zusammenhänge, das Zusammenspiel einer Interaktion zwischen dem Therapeuten und dem Hund nachdenkt, dann *verführt* der Therapeut den Patienten zum Mentalisieren, zur Einnahme einer reflexiven Haltung. Dies braucht Mut, es ist nämlich nie ausgeschlossen, dass man bei der Reflexion eine eigene Urheberschaft, eigene Anteile, auch schuldhafte, entdeckt und diese dann nicht mehr einfach projizieren oder verdrängen kann. Andererseits kann es zutiefst befriedigend und befreiend sein, wenn man besser versteht, wie etwas abläuft.

Ich möchte nochmals betonen: Es geht nicht darum, das Verhalten des Therapeuten zu deuten oder gar unbewusste genetische Konflikte aufzudecken, sondern es geht um das Erforschen von Handlungs-, Denk- und Gefühlszusammenhängen in einer konkreten Interaktion.

Fallbeispiel

Emma, 17 Jahre, Fortsetzung

In dem obigen Beispiel hatte ich mit der Jugendlichen Emma mein Gefühl von Ärger erforscht und weiter darüber nach gedacht. Es wäre auch möglich gewesen, eher auf die Interaktion und die wechselseitige Beeinflussung zu fokussieren. Wir hätten erarbeiten können, dass Dankas geduckte Haltung darauf hinwies, dass sie verunsichert war und mein Ärger gerade dafür gesorgt hatte, dass sie stehen blieb und sich nicht weiterbewegte. Ich kenne dieses Verhalten von Danka. Sie *erstarrt* meist in für sie unbekannten und bedrohlichen Situationen, so z. B., wenn sie einem Hund begegnet, den sie noch nicht kennt. Die Steigerung meines Ärgers bewirkte ihre Starrheit und ihre Starrheit bewirkte meinen verstärkten Ärger. Es wäre ziemlich nutzlos, festlegen zu wollen, wer angefangen hat, wer schuld an der Eskalation war. Auch die Auflösung der Situation war wechselseitig bedingt. Dankas Ausdruck von Unsicherheit ermöglichte mir zu realisieren, dass wir in einer Sackgasse steckten, sodass ich den *Pausenknopf* drücken konnte.

Für Patienten ist es oft leichter, die Wechselseitigkeit einer Interaktion zu verstehen, wenn sie, abgesehen von der beobachtenden Funktion, nicht selbst daran beteiligt sind. Das Mentalisieren der Therapeut-Hund-Interaktion hat zwei therapeutische Funktionen: zum einen das vorbildhafte Lernen des reflexiven Modus und zum anderen wird immer auch ein Inhalt besprochen. Das therapeutische Gespräch kann dann diesen Inhalt in den Mittelpunkt stellen und betrachten, ob der Patient ähnliche/andere Erfahrungen hat: Kennt der Patient z. B. auch Ärgerspiralen? Welche Erfahrungen hat er damit gemacht und wie geht er damit um? Kennt er sich steigernde Gefühls- und Gedankenketten, die sich gegenseitig stützen bzw. bedingen? Kennt der Patient eine Möglichkeit, dort auszusteigen?

12.2.4 Den Patienten (als Beobachter) mentalisieren

Wie geht es dem Patienten damit, seinen Therapeuten zu beobachten? Oft lohnt es sich, dieser Frage nachzugehen. Manche Patienten können diese Frage nicht beantworten, weil sie sich selbst nicht als Dritten wahrnehmen können. Zu bemerken, dass man selbst aus einer distanzierten Sicht auf eine Interaktion sieht, dass man eigene Gefühle zu einem Geschehen hat, die sich von denen der beobachteten Akteure unterscheiden können, verweist auf die Triangulierungsfähigkeit des Patienten. Auch um im inneren Dialog Freiraum zu haben, benötige ich die Fähigkeit, den *inneren Beobachter* aktivieren zu können (Renn 2016). Dieser ermöglicht, dass ich den *felt sense* oder divergierende Selbstanteile, die in einem Konflikt miteinander stehen, ansehen kann, ohne im Kampf der Polaritäten gefangen zu sein.

Fallbeispiel

Caro, 16 Jahre

Für Caro bestand die Welt aus Schwarz oder Weiß, aus Freund oder Feind, aus Gefühl oder Verstand, aus vernichtendem Scheitern oder grandiosem Sieg. Weder in ihrem Inneren noch in ihren sozialen Kontakten konnte sie eine beobachtende dritte Position einnehmen. Nachdem sie Danka begrüßt hatte, rief ich Danka zu mir und spielte kurz mit ihr. Auf meine Frage, wie es Caro damit gehe, mich mit Danka spielen zu sehen, platzte sie heraus: Das sei eine Unverschämtheit, dass ich hier die Zeit verplempere, indem ich mit meinem Hund spiele. Schließlich zahle sie ja für die Therapie hier. Ich könne doch zu Hause mit meinem Hund spielen. Die Alternative zu der Empörung war, wie sich später zeigte, dass es ihr völlig egal war, was ich mit Danka machte. Beziehungen waren entweder *on* oder *off* und immer dyadisch strukturiert. Für einen Dritten gab es einfach keinen Platz bzw. keine Position.

Manche Patienten können zwar die dritte Position realisieren, fühlen sich aber dadurch ausgeschlossen, wie das dritte Rad am Wagen. Gefühle von Abgeschoben-Sein, von Neid und Eifersucht können entstehen und im therapeutischen Gespräch bearbeitet werden. Die Integration des Hundes ermöglicht, dass diese Gefühle live im Therapieraum entstehen und ins Mentale gebracht werden können.

Nicht immer sind es Triangulierungsstörungen, die durch die Frage nach dem Empfinden der Beobachterposition deutlich werden. Manche Patienten genießen auch die Beobachterposition, weil sie ihnen einen Freiraum gibt, den Psychotherapeuten und seine Art und Weise zu interagieren, von außen zu sehen. Sie stehen dann nicht in der permanenten Beobachtung durch den Therapeuten und fühlen sich dadurch entlastet. Wie schon besprochen, können Patienten ihre eigene Wahrnehmung des Therapeuten und ihre Projektionen überprüfen und ggf. korrigieren. Eine Patientin stellte z. B. überrascht fest, dass ich sehr freundlich mit Danka umgehe, weshalb mein freundlicher Umgang mit ihr ja vielleicht gar kein therapeutischer Trick, sondern von mir auch so gemeint sei. Im direkten Kontakt mit mir misstraute sie anscheinend meiner Freundlichkeit, was sich aber erst durch den Vergleich mit Danka ausdrücken konnte.

Manchmal erinnern sich die Patienten durch die Einnahme dieser Position auch an Vorgänge in ihrer aktuellen oder früheren Familie, wodurch das Übertragungsgeschehen in der therapeutischen Situation deutlich werden kann. Wenn der Patient z. B. früher Vater und Mutter beobachtet hat, dies in ihm ein spezifisches Gefühl erzeugte und er dieses Gefühl bei der Beobachtung des Therapeuten mit seinem Hund wieder erlebt, dann können Wahrnehmungsdispositionen und Beziehungsmuster bewusst werden.

12.3 Position: Hund als Dritter

Wenn ein Hund in die Psychotherapie integriert wird, dann ist er den größten Teil der Zeit in der Position des gerade nicht aktiv beteiligten Dritten. Meist dösen die Hunde vor sich hin, während die Menschen ihr Gespräch führen. Die Menschen erleben den Hund als anwesenden Dritten, aber eben als anwesenden Hund und

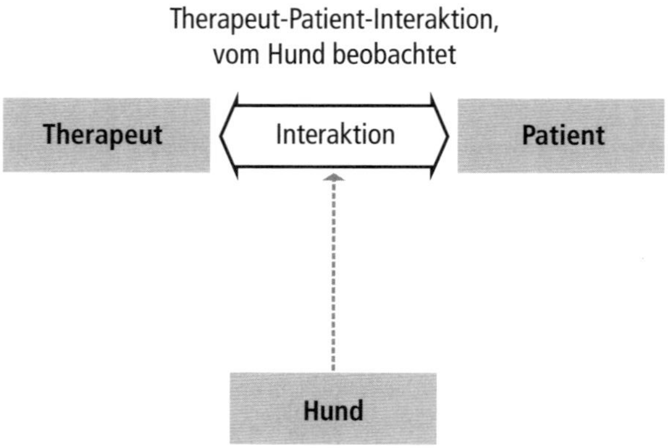

nicht als einen anderen Menschen, der ihrem Gespräch zuhört oder es versteht. Möglicherweise hat die Anwesenheit des vor sich hin dösenden Hundes eine positive Auswirkung auf die Atmosphäre im Therapieraum, wie schon im Kapitel 2 diskutiert wurde.

- Konkret relevant für die Psychotherapie wird der Hund, wenn die Menschen ihn in die Aufmerksamkeit nehmen und sich bewusst werden, dass der Hund als drittes Subjekt im Raum ist und ihrem Dialog *zuhört*, sie *beobachtet*, sie *wahrnimmt*. Der Therapeut spricht dann mit dem Patienten über das Beobachtet- und Gesehen-Werden durch den Hund.
- Der Hund wird auch relevant, wenn er sich selbst als Dritten einbringt. Entsprechend ausgebildete Hunde sind äußerst feinfühlig für Stimmungen und Atmosphären und reagieren auch von sich aus auf emotionale Ereignisse im Therapieraum. Sie können zwar nicht den Inhalt des Gesprächs verstehen, sind aber sofort hellwach, wenn besondere oder starke Affekte im Raum spürbar sind. Wie sie die Affekte empfinden und darauf reagieren, ist sehr vom Charakter des Hundes abhängig. Der eine Hund mag kontrollierend in die Situation eingreifen, ein anderer sich ängstlich weiter entfernen, ein Hund mag beschwichtigend eine Hand lecken und der nächste erstarrt und bewegt sich nicht mehr, bis alles vorbei ist.

Wenn ich in einer Psychotherapie in emotionale Bedrängnis gerate, ein Sackgassengefühl entsteht, ich nicht mehr weiterweiß, drücke ich den *mentalisierenden Pausenknopf* und rufe Danka als triangulierende Dritte herbei – entweder nur für mich, in meinen Gedanken oder ich frage den Patienten, wie wohl Danka die Situation in diesem Moment erleben würde: Wie ist unsere Stimmung, die Atmosphäre zwischen uns? Gibt es starke Gefühle, gibt es untergründige Botschaften, die nicht verstanden sind?

Oftmals bemerke ich meine Not aber auch nicht selbst, sondern erst dadurch, dass Danka aktiv wird. Sie hat dabei ein reichhaltiges Repertoire an Verhaltensweisen. Wenn sie unvermittelt mitten im Gespräch kommt und etwas tut, ist dies eigentlich immer Ausdruck der momentanen emotionalen Vorgänge zwischen dem

Patienten und mir. Sie legt sich dann z. B. zwischen den Patienten und mich, sie bringt ein Kuscheltier, sie geht zu einem von uns, um sich streicheln zu lassen, sie stellt sich mitten in den Raum und dreht sich um ihre eigene Achse, um ihren Schwanz zu fangen, sie geht von unserer Gesprächsecke weg und legt sich auf ihre Decke oder sie geht hinter eine Ecke aus unserem Blickwinkel und legt sich vor die Tür.

12.3.1 Den Patienten mentalisieren

Insbesondere wenn Danka unvermittelt in das Gespräch eingreift und ich dies auf unser Gespräch beziehe, Dankas Verhalten also eine Bedeutung zuschreibe, sind die Patienten oft sehr offen dafür, nach innen zu spüren. So z. B. mit der Frage: »Danka scheint Sie trösten zu wollen, weil sie plötzlich zu Ihnen kommt und die Hand ableckt. Kann das sein? Wie fühlen Sie sich gerade?« Natürlich nimmt nicht jeder Patient diese Interpretation an, aber häufig gestehen Patienten unseren Hunden Wahrnehmungen zu, die über menschliche Fähigkeiten hinausgehen – womit sie ja nicht unrecht haben. Und mit der Zeit, wenn der Patient öfter erfahren hat, dass Danka etwas ausdrückt, was wir Menschen nicht bemerkt haben, spüren die Patienten intensiv nach, ob nicht doch etwas da ist, was sie noch nicht bewusst wahrnehmen.

Bei Kindern nutze ich Dankas Anwesenheit auch spielerisch, indem ich so tue, als ob Danka mir telepathisch etwas mitteilen würde: »Oh, Danka sagt mir gerade, dass Du eigentlich gar keine Lust hast, hier zu sein. Kann das sein oder irrt sich Danka diesmal?« Kinder nehmen dieses Spiel gerne an und antworten lieber Danka, als wenn ich ihnen dieses Gefühl unterstellt hätte. Bei Vorschulkindern muss ich manchmal sogar explizit ausdrücken, dass dies nur gespielt war und ich nicht tatsächlich mit Danka meine Gedanken ausgetauscht habe. Manche dieser Kinder stehen mit aufgerissenen Augen und offenem Mund vor mir und glauben das zunächst. Später wissen sie, dass es nur gespielt ist, aber so, wie die Kinder dann doch vor dem verkleideten Weihnachtsmann erstarren, obwohl sie eben noch mutig gesagt haben, dass es ihn nicht gibt, so schauen diese Kinder immer wieder erstaunt und voller Respekt auf die lautlos sprechende Danka. Manchmal fragen sie dann, ob ich Danka bitte sagen könne, dass …

Dieses Vorgehen erleichtert es, mit Kindern über ihre Gefühle zu sprechen, was im direkten Austausch oft nicht so einfach ist. Insbesondere hilft es, Gefühle zu differenzieren und ein genaues, passendes Wort zu suchen: Danka gibt sich meistens nicht mit einem einfachen »Schon blöd« oder »Gut« zufrieden und fragt dann genauer nach, was ich gewissenhaft übersetze.

12.3.2 Den Therapeuten mentalisieren

Wenn der Therapeut den Hund als beobachtenden Dritten anspricht oder wenn der Hund sich selbst ins Spiel einbringt, kann der Therapeut die Gelegenheit nutzen, sein eigenes Befinden zu überprüfen und zur Sprache bringen.

Fallbeispiel

Flora, 19 Jahre

In einem Therapiegespräch stand Danka, die neben mir lag, plötzlich auf, streckte sich, gähnte herzhaft und ging von unserer Gesprächsecke weg, um sich weiter entfernt wieder hinzulegen. Ich nahm dies zum Anlass, um nachzuspüren, wie es mir gerade ging. Ich bemerkte, dass ich ganz eingesunken im Sessel saß, müde war, der Patientin nur halb zuhörte. Diese erzählte mir gerade, was ihr Freund gestern getan und gesagt hatte. Sie hatte mir diese Geschichten schon oft erzählt und war emotional selbst nicht beteiligt. Ich muss zugeben, dass ich es als langweilig und irrelevant empfand. Es war ein pseudomentalisierendes Reden über Ereignisse im Da und Dort.

Ich entschloss mich, die Situation im Hier und Jetzt anzusprechen, wobei ich ihr nicht die Verantwortung für meine Langeweile zuschreiben wollte. Ich bezog mich auf Dankas Verhalten und sagte, dass es mir gerade ähnlich gehe wie Danka, ich mich gerne strecken würde und irgendetwas anderes machen wollte, ich mich aber nicht so frei empfände wie Danka. »Wenn ich über meine eigene Gefühle in der jetzigen Situation nachdenken würde, dann sind da unterschiedliche und teils sich widersprechenden Empfindungen, die letztlich dazu führen, dass ich wie blockiert bin und nicht mehr richtig zuhören kann.« Ich lenkte dadurch die Aufmerksamkeit auf die gegenwärtige Atmosphäre und auf unsere Szene. Jetzt waren die Patientin und ich wieder in einem echten Kontakt und meine Müdigkeit war wie weggeblasen. Dies schien Danka auch so wahrzunehmen, jedenfalls kam sie wieder und legte sich diesmal neben die Patientin, die Danka dann nebenbei etwas streichelte. Im Folgenden konnten wir über ihre Wirkung auf andere Menschen sprechen, wobei die Patientin erkannte, dass sie eigentlich schon gesehen hatte, dass ich nicht mehr zuhöre. Dies kenne sie nur zu gut …

12.3.3 Die Beziehung/Interaktion mentalisieren

In der obigen Situation hätte ich auch direkt unsere aktuelle Inszenierung ansprechen können, anstatt zunächst über mein Empfinden zu sprechen: »Ich glaube, Danka findet es gerade etwas langweilig hier bei uns. Wie empfinden Sie gerade unser Gespräch?« Dies wäre dann eine ähnliche Intervention gewesen wie die von Freud in der im Kapitel 2 beschriebenen Gesprächssituation: »… *Schauen's, selbst dem Hund ist es heute zu langweilig!* …« (Janko u. Milch 2009, S. 401).

Indem ich dem Verhalten von Danka eine Bedeutung für die aktuelle Szene zugeschrieben habe, wurde das Verhalten zum Kommentar eines Dritten zur dyadischen Interaktion. Die Metaposition, die Position außerhalb der aktuellen dyadischen Szene, wird vom Hund real ausgefüllt und nicht vom Therapeuten hypothetisch eingeführt. Dadurch wird deutlicher, dass auch der Therapeut vom Hund gesehen und wahrgenommen wird und der Hund auf die Interaktion beider Menschen reagiert. Sowohl der Therapeut als auch der Patient haben die Möglichkeit, zu vermuten und darüber nachzudenken, wie die aktuelle Szene von außen wahrgenommen wird. So gesehen bzw. so einbezogen hat der Hund eine triangulierende Wirkung, er nimmt Einfluss auf die aktuelle dyadische Beziehung.

Aufgabe des Therapeuten ist es, das Geschehen in einen symbolischen Ausdruck zu bringen, meistens in einen sprachlichen Ausdruck, möglicherweise aber auch z. B. in eine Geste. Das Mentalisieren der Beziehung geht oft nahtlos in eine

Deutung über, da der Therapeut ja sein Verständnis des Geschehens ausdrückt. Diese Deutung ist allerdings ganz im Sinne einer mentalisierenden Haltung auf das Hier und Jetzt bezogen und schließt den Therapeuten als Handelnden und Beteiligten mit ein.

Fallbeispiel

Kevin, 8 Jahre

Der achtjährige Kevin, der wegen aggressiven Verhaltens anderen Kindern gegenüber in die Therapie gekommen war, spielte mit mir engagiert, lautstark und bestimmend ein Regelspiel. Ich sagte zu ihm: »Guck mal, die Danka lässt uns keine Sekunde aus den Augen. Vielleicht hat sie Angst, dass Du mir etwas tust?« »Nee, quatsch, die ist nur eifersüchtig, weil sie selber mitspielen will«, antwortete Kevin. »Das ist ja interessant«, meinte ich zu ihm, »ich bin mir nicht sicher, ob Du gleich den Tisch hier abräumst, aber Du denkst, das ist nur ein spaßiges Spiel?« Kevin: »Ja, genau, alle haben immer sofort Angst vor mir, dabei mache ich doch nur Spaß.« Therapeut: »Dann scheint das Ganze von außen ja anders auszusehen, als Du es empfindest?« Kevin: »Ja, das könnte sein, aber vielleicht ist Danka auch nur ein Angsthase!« Therapeut: »Hm, ja klar, das könnte auch sein. Kennst Du in der Schule denn viele Angsthasen?« Kevin: »Ja, das sind alles Angsthasen, die sofort losheulen und zum Lehrer rennen, wenn es lustig wird.«

12.3.4 Den Hund (als Beobachter) mentalisieren

Wie wird es wohl dem Hund gehen angesichts der Therapeuten-Patienten-Interaktion? Wie geht es einem gerade nicht einbezogenen Dritten, wenn er die von uns aufgeführte Szene sieht? Diese Frage macht natürlich nur Sinn, wenn der Patient bereits erfahren hat, dass der Hund von dem Geschehen tangiert ist, auch wenn er handlungsmäßig nicht direkt beteiligt ist. Manche Patienten gehen davon aus, dass der Hund das Gleiche empfindet wie ein Mensch in der Position des Dritten, also z. B. ausgeschlossen, eifersüchtig, frei oder egal. Sie können sich nicht vorstellen, dass man die Situation überhaupt anders erleben könnte. Solch eine wenig differenzierte pauschale Unterstellung ist ein guter Ausgangspunkt für weiteres Mentalisieren. Ziel ist dabei nicht, herauszubekommen, wie es dem Hund *wirklich* geht. Dies wird immer Spekulation bleiben, da uns der Hund seine Befindlichkeit nicht verbal, sondern nur durch sein Verhalten mitteilen kann, welches aber immer interpretationsbedürftig bleibt. Die Tatsache, dass ich nicht wissen kann, was in einer anderen Psyche ist (sei es eine menschliche oder hündische Psyche), lässt sich hier gut zum Thema machen.

Fallbeispiel

Kevin, 8 Jahre, Fortsetzung

Anstatt mit Kevin über unsere Art der Interaktion zu sprechen, hätte ich auch seine Unterstellung, dass Danka eifersüchtig ist, ansprechen können: Ob Kevin selbst eifersüchtig wäre, wenn ich mit Danka spiele und er nur zusehen dürfe? Kennt er die Situation und das Gefühl von zu Hause, von der Schule? Könnten wir bei Danka erkennen, ob sie eher eifersüchtig ist,

Angst hat oder mich beschützen will? Wie können wir bei Danka (bei einem anderen Menschen) herausbekommen, ob unsere Vermutung richtig ist? Soll und muss Danka (jemand anderer) dies aushalten oder sollen wir etwas an der Szene ändern und sie einbeziehen?

12.4 Position: Triadisches Spiel

In dieser Position sind alle, also Patient, Therapeut und Hund, an der Interaktion aktiv beteiligt. Keiner beobachtet von außen oder ist mit etwas anderem beschäftigt. Jede Aktion eines Beteiligten hat unmittelbare Auswirkungen auf die beiden anderen und deren Reaktion beeinflusst ebenso direkt das Geschehen.

Dies wäre typischerweise der Fall, wenn die Beteiligten ein gemeinsames Spiel spielen oder wenn der Patient und der Therapeut den Hund gemeinsam streicheln. In der Dreier-Aktion werden triadische Vorgänge, triadische Kompetenzen und Störungen, sichtbar und inszeniert. Eine gewisse Schwierigkeit und Einschränkung ergibt sich bei Jugendlichen und Erwachsenen daraus, dass das Setting oftmals eine gemeinsame Aktion erschwert. Sitzen Patient und Therapeut in ihren Sesseln, sind die Möglichkeiten, auch körperlich gemeinsam zu agieren, eingeschränkter als beim Spiel mit Kindern, die sich freier im Raum bewegen. Deshalb muss man diese praktische Einschränkung berücksichtigen und nicht vorschnell auf eine Triangulierungsstörung schließen, wenn kein gemeinsames Spiel zustande kommt. Haben der Therapeut und der Patient die Bereitschaft, das Sessel-Setting zu verlassen, ergeben sich viel mehr Möglichkeiten, etwas gemeinsam mit dem Hund zu unternehmen. Je nach den äußeren Bedingungen kann man aber auch im Sessel sitzend den Hund gemeinsam streicheln oder ihn gemeinsam z. B. etwas apportieren lassen.

Eine Kunstfertigkeit des Therapeuten besteht darin, dem Patienten in dieser Position den Raum zu geben, damit dieser sein Spiel, seine Beziehungsmuster in Szene setzen kann, trotz aktiver Beteiligung des Therapeuten. Der Therapeut braucht die Fähigkeit und die Bereitschaft, im triadischen Spiel mitzuspielen, ohne selbst zu leiten. Manchmal fällt dies durchaus schwer, wenn er glaubt zu wissen, wie das gemeinsame Spiel mit dem Hund besser gelingen könne oder wie der Patient den Hund behandeln sollte. Der Therapeut kann und sollte durchaus auch führende und anleitende Positionen in der Dreier-Interaktion übernehmen, aber darauf achten, ob er dem Patienten Raum und Möglichkeiten eröffnet, selbst zu agieren, zu experimentieren und auch zu führen.

Damit der Patient sein Spiel gestalten kann, muss der Hund in seinem Verhalten eine gewisse Flexibilität und Vielfalt haben. Der *zu gut erzogene* Hund wird z. B. immer dem Befehl des Kindes folgen und so das In-Szene-Setzen des Scheiterns verhindern. Das *zu gute Training* des Hundes bestimmt dann die Szene und lässt dem Patienten keine Möglichkeit, eigene, neue Erfahrungen zu machen, weil die Interaktion nach einem vorgegebenen, erlernten Muster abläuft.

Im Kapitel 9 haben wir uns ausführlich mit dem triadischen Spiel beschäftigt und wie der Therapeut in diesem Geschehen handelnd Einfluss nehmen kann. So hatte die Kollegin einen Weg gefunden, mit dem Lecken der Hündin des Gesichts von

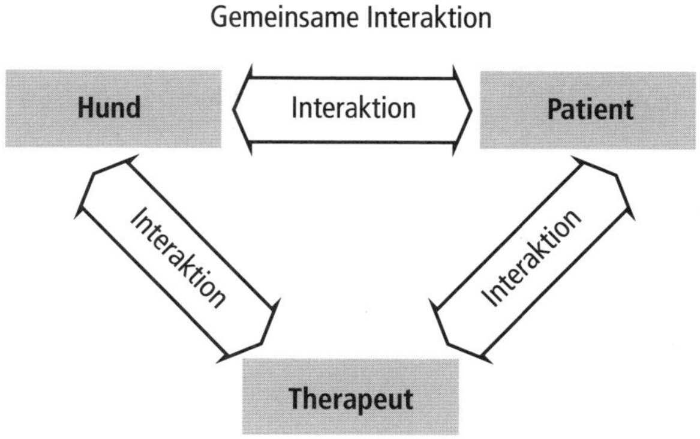

Lena umzugehen. Das triadische Geschehen musste verstanden und verbalisiert werden.

In dieser Position geht es nun nicht darum, den Patienten (den Therapeuten) zu fragen, wie er sein Spiel mit dem Hund erlebt, sondern wie er das *gemeinsame* Spiel, die *gemeinsame* Szene erlebt. Die analytische Kinder- und Jugendlichenpsychotherapeutin Beate Mahns veröffentlichte nachfolgende Fallbeschreibung (www.hundegestuetzte-psychotherapie.de) mit einer gelungenen deutenden Mentalisierung:

Fallbeispiel

Ole, 11 Jahre

Der elfjährige Ole kommt zur Psychotherapie wegen seiner ständigen Unruhe und Konflikten mit Mitschülern, seiner starken Wutausbrüche und wechselnd guten und sehr schlechten Leistungen in der Schule. Die jungen Eltern trennen sich kurz nach Oles Geburt, kommen aber in dessen drittem Lebensjahr wieder zusammen, um zwei weitere gemeinsame Kinder zu bekommen. Nach der Geburt des dritten Kindes verlässt der Vater die Familie wieder und verabschiedet sich von Ole mit den Worten, dass er jetzt der Mann im Hause sei. Ole wird von der Mutter in der parentifizierten Rolle bestärkt und in ihre finanziellen und emotionalen Sorgen einbezogen. Er hat eine zerrissene Position zu den Eltern, deren unterschiedlichen Wünschen und Erwartungen und seinen eigenen kindlichen Bedürfnissen. Im Spiel mit der Therapiehündin Lotte zeigte sich nun diese Szene:
»In der 45. Stunde hat er sich ausgedacht, dass wir ›Schweinchen in der Mitte‹ spielen. Lotte ist das Schweinchen und wir werfen ihr Kuscheltier, eine Schildkröte, hin und her. Lotte rennt zwischen uns beiden hin und her und versucht ihre Schildkröte zu fangen, indem sie wendig und schnell die Seiten wechselt. Wir haben großen Spaß miteinander. Mitten in dieses Spiel hinein wage ich eine Deutung: ›Ole, wenn ich mir dieses Spiel hier so anschaue, dann habe ich das Gefühl, Lotte ist wie Du, der beständig zwischen den beiden Eltern wie irre hin- und herrennt, vielleicht sogar um irgendetwas wieder einzufangen.‹ Ole: ›Da hast Du aber richtig recht, es gibt aber einen Unterschied: Lotte macht das ›Schweinchen in der Mitte‹ großen Spaß, mir nicht.‹ Daraufhin beenden wir das Spiel und besprechen seine schwierige Position als ältestes Kind in diesem hoch belasteten Beziehungsgeflecht.« (Mahns; www.hundegestuetzte-psychotherapie.de)

Die Deutung der Kollegin bezieht sich auf das triadische Geschehen im Hier und Jetzt und fördert das Mentalisieren des Patienten, was daran deutlich wird, dass er sein eigenes Erleben erkundet und den Unterschied zur Deutung der Therapeutin auch formuliert. In dieser Position ist eine Mentalisierung des Patienten, des Therapeuten, des Hundes immer gleichzeitig auch eine Frage nach dem Verständnis der triadischen Szene.

12.4.1 Den Patienten mentalisieren

In dieser Position lenkt man den Blick auf das Erleben des Patienten hinsichtlich des triadischen Geschehens. Die Leitfrage ist dann: »Wie erleben Sie unsere gemeinsame Situation?« Beim Erforschen der Gefühle und Gedanken des Patienten bezüglich der triadischen Szene werden Übertragungen sichtbar. So könnte z. B. Herr C., der Teamleiter aus Kapitel 6, entdecken, dass er den Drang hat, das Geschehen im Raum zu leiten, und erkennen, dass dieses Bedürfnis auch in seiner Arbeitssituation wirkt. Fragt der Therapeut weiter, ob der Patient dieses Gefühl aus anderen Situationen kennt, können auch Parallelen zu familiären Konstellationen auftauchen, seien es Situationen in der aktuellen Familie oder der Herkunftsfamilie. Wie wir schon in einigen Beispielen sahen, drängen sich diese Parallelen oftmals geradezu auf und führen dann zum Gespräch über psychische Muster. Es lohnt aber auch, im Blick auf die triadische Szene beim Erleben des Patienten im Hier und Jetzt zu bleiben und zu erkunden, wie sich das Erleben dadurch ändert, dass es bewusst und ggf. versprachlicht wird.

Fallbeispiel

Frau K., 29 Jahre

Frau K. streichelte zu Beginn der Therapiestunden Danka immer ausführlich. Irritierend für mich war, dass Danka beim Streicheln bewegungslos stehen blieb und danach wegging. Nie forderte sie die Patientin auf, weiter zu streicheln, was sie bei anderen Patienten öfter macht.

Ich fragte Frau K., wie sie die Situation mit uns dreien erlebt. Sie sagte, dass sie eine gewisse Erleichterung verspürt, wenn das Streicheln beendet ist. Wir blieben etwas bei diesem Empfinden und untersuchten ihre Gedanken dazu. Es zeigte sich, dass sie die Vorstellung hatte, dass ich das Streicheln von ihr erwarte und ich sie nicht mögen würde, wenn Danka sie nicht mag.

Ich muss wohl ein verdutztes Gesicht gemacht haben, denn sie schaute mich direkt an, atmete hörbar aus und lächelte, zunächst noch etwas schüchtern, was mich zum Lächeln brachte, und schließlich lachten wir beide laut über die Situation (Stern [2005] würde wohl von einem *Begegnungsmoment* sprechen). Das wiederum brachte Danka dazu, schwanzwedelnd zu Frau K. zu laufen und sie mit der Nase anzustupsen und zum Streicheln aufzufordern. Ihr jetziges Streicheln muss auch für Danka anders gewesen sein, denn sie drückte sich genussvoll gegen die Hand der Patientin. »Jetzt ist es anders, oder?«, fragte ich Frau K., was diese auch bestätigte. Ich empfahl ihr, das, was jetzt anders ist in ihrem Körper, zu erspüren. Erst nachdem wir dies gründlich besprochen hatten, suchten wir nach Zusammenhängen und Bedeutungen in ihrem Leben.

Dieses einmalige Geschehen veränderte übrigens dauerhaft und sichtbar die Begegnungen zwischen Frau K. und Danka und deren Interaktionen. Ich hatte den Eindruck, dass dieses Erlebnis auch die Beziehung zwischen Frau K. und mir verändert hatte.

Bei Jugendlichen und Erwachsenen kann man durch *offene* Fragen nach deren Empfinden das Mentalisieren anstoßen und entwickeln, wenn die Fähigkeit und Bereitschaft der Patienten dies zulässt. Bei Kindern erhält man oft nur undifferenzierte Antworten wie »geht gut« oder »schon cool« oder »macht mir nichts«. Hier hilft das Vorgehen, welches auch Mahns beschreibt: dem Kind eine Deutung, einen Begriff für ein Gefühl, einen Gedanken vorzuschlagen, sodass es dem zustimmen oder es ablehnen kann. Im besten Fall vergleicht das Kind den Vorschlag des Therapeuten mit dem eigenen inneren Erleben und drückt dann das Eigene, Genauere auch aus.

12.4.2 Den Therapeuten mentalisieren

Patienten stellen nicht nur eine spezifische Beziehung zum Therapeuten her, die dieser in der Gegenübertragung selbst erlebt, sondern auch ein spezifisches triadisches Geschehen, wenn drei im Raum sind und der Patient die Möglichkeit hat, das triadische Geschehen zu beeinflussen. Der Therapeut erlebt am eigenen Leib das triadische Geschehen und wird von diesem auch emotional beeinflusst. So wie es einen großen Unterschied macht, ob ich mit einem Patienten Liebesgefühle gegenüber einem Lebenspartner bespreche oder der Patient Liebesgefühle gegenüber dem Therapeuten ausdrückt, so sind auch die triadischen Vorgänge im unmittelbaren Erleben des Therapeuten und im Hier und Jetzt der therapeutischen Situation evidenter und möglicherweise auch therapeutisch wirksamer. Der Therapeut kann seine Gedanken und Gefühle zur triadischen Szene erkennen und ggf. auch ausdrücken, um gemeinsam mit dem Patienten die Rolle des Therapeuten am triadischen Geschehen zu erkunden. Die Gefühle des Therapeuten haben, gewollt oder ungewollt, tatsächlich großen Einfluss auf die Entwicklung der triadischen Inszenierung; ein Leugnen derselben wäre eine Verzerrung der Realität und ist weder hilfreich noch notwendig, wenn man die Intersubjektivität der therapeutischen Begegnung akzeptiert.

Eine psychotherapeutische Kollegin berichtete mir, dass sie aufgehört hat, ihren Hund in der Therapie einzusetzen, weil sie es nicht ertrug, zu sehen, wie die Patienten mit ihrem »Liebling« umgingen. Sie wollte dies ihrem Hund nicht mehr zumuten, was ich unterstützte. Ihre kritischen, ängstlichen Gefühle erlaubten kein offenes, triadisches Geschehen und führten zu erheblichen negativen Gegenübertragungen in der therapeutischen Beziehung.

Die eigenen Gefühle und Gedanken zu mentalisieren (unabhängig davon, ob dies auch dem Patienten kommuniziert wird) ist nicht nur wichtig für das Verständnis des Patienten und wie er Triaden erlebt und gestaltet, sondern akzeptiert auch die Mitwirkung, das Einbezogen-Sein, das Betroffen-Sein des Therapeuten, und zwar nicht nur in der Rolle des Profis, sondern eben auch als emotional betroffener Mitspieler bzw. Hundehalter. Dies eröffnet die Chance, durch eine mentalisierende Arbeit an sich selbst (evtl. in der Supervision) direkt, unmittelbar Einfluss auf die Qualität des triadischen Geschehens nehmen zu können. Im Kapitel 9 sahen wir, wie die Hündin der Patientin Lena das Gesicht leckte und wie die ärgerliche Reaktion der Kollegin das triadische Geschehen negativ eskalieren ließ. Erst als die

Kollegin ihre Gefühle verstanden hatte, konnte sie der Hündin und der Patientin anders begegnen, was unmittelbare Wirkung auf die triadische Szene hatte.

12.4.3 Den Hund mentalisieren

Welche Rolle nimmt der Hund in dieser Szene ein bzw. welche wird ihm gegeben/zugeschrieben?

Fallbeispiel

Frau K., 29 Jahre, Fortsetzung

Frau K. hatte Danka gestreichelt, aber nicht gemeint. Ziel ihres Streichelns war, vom Therapeuten gemocht zu werden. Sie hatte Danka funktionalisiert, sie nicht als Du, sondern als ein Es gesehen und sie aus der Gemeinschaft ausgeschlossen bzw. sie nicht als Teil der Gemeinschaft anerkannt, obwohl dies zunächst so nicht sichtbar war. Aus dem Verhalten von Danka kann man ableiten, dass diese sehr wohl wahrnahm, dass Frau K. sie nicht meinte und ihr keine wertvolle/relevante Position in der therapeutischen Szene zuschrieb. Frau K. hatte mir etwas unterstellt (dass ich sie nur mag, wenn sie Danka mag), was ihr Verhalten auf der Ebene der Abstimmungsprozesse Danka gegenüber bestimmte. Danka reagierte auf dieses unechte Streicheln mit Rückzug, was mich wiederum als Beteiligter der Szene berührte und veranlasste, nach den Gefühlen von Frau K. zu fragen. Unser darauf folgender Mentalisierungsprozess veränderte dann unsere Beziehung und die Stimmung im Raum und folgend auch die Beziehung zwischen Frau K. und Danka.

Auf die Befindlichkeit des Hundes zu achten, diese wichtig und relevant zu finden und zu überlegen, welche Rolle der Hund gerade in der Szene einnimmt, ist oft ein Schlüssel für das Verständnis der Szene. Frau K. hätte wohl kaum ihre Funktionalisierung von Danka (und damit verbunden das Bedürfnis, mir zu gefallen) wahrnehmen können. Danka und andere Hunde nehmen aber insbesondere soziale Prozesse aufs Feinste wahr. Sie sind uns darin teils überlegen. Es wird offenbleiben müssen, ob Danka mit ihrem Rückzug eher auf das soziale *Ausgeschlossen-Sein* reagierte oder vielmehr spürte, dass Frau K. *kein Interesse* an ihr hatte. Ersteres wäre eine Reaktion auf die »Stimmung im Rudel«, Zweiteres wäre auf die dyadischen Abstimmungsprozesse zwischen ihr und Frau K. bezogen.

Darüber nachzudenken, wie es dem Hund in der gemeinsamen triadischen Szene wohl geht und welche Rolle er zugeschrieben bekommt bzw. einnimmt, bringt das Verständnis der Szene oft entscheidend voran. Man ist dabei nicht auf Vermutungen angewiesen, wie es wohl im Inneren eines Hundes aussieht, sondern kann das tatsächliche soziale Verhalten des Hundes in den Blick nehmen. Der Therapiehund wird dann als handelndes Subjekt aufgefasst, das die Szene mitbestimmt und gestaltet. Wenn der Psychotherapeut seinen Hund gut kennt und sein Ausdrucksverhalten gut lesen kann, dann kann er dadurch Rückmeldungen über die Situation bekommen, die nur ein Hund mit seiner *Spürnase*, mit seiner Fähigkeit, Stimmungen im Rudel zu erkennen und Lücken zu füllen, geben kann.

Aber auch wenn Therapeut und Patient vielleicht mit der Interpretation des Verhaltens danebenliegen, kann das Gespräch über die Rolle des Hundes fruchtbar sein. Projektionen und Erwartungen aufseiten des Patienten und des Psychotherapeuten können deutlich werden. Manche Patienten schreiben Danka z. B. eine Art Kinderrolle zu; sie sei völlig abhängig von mir und meiner Versorgung. Manchen Patienten erscheint das Kind-Sein traumhaft schön und manche finden diese Rolle beängstigend und unerträglich. In der therapeutischen Praxis kann ein Hund mit dieser Sicht nur schwache, kindliche Rollen übernehmen und Patient wie Therapeut sind automatisch in erwachsenen, versorgenden Rollen. Manche Patienten gehen davon aus, dass der Hund ein mühsam gebändigtes Raubtier ist, das seinen wahren Charakter zeigt, wenn man die Kontrolle über das Tier verliert. Patient und Therapeut sind dann nicht in einer erwachsenen versorgenden Rolle, sondern in einer kontrollierenden machtvoll-unterdrückenden Position. Je nach Vorstellung vom Wesen des Hundes (es gibt noch andere Vorstellungen als die beiden gerade erwähnten) werden Patient und Therapeut die entstandene Szene anders gestalten und verstehen. Will man verstehen, was auf der therapeutischen Bühne zur Darstellung kommt (Szene), kann und sollte man darüber nachdenken, wie es dem Therapiehund in der Triade geht, welche Aufgabe er hat, welche Rolle er hat und wie es ihm damit geht.

12.4.4 Die Beziehung/Interaktion mentalisieren

Die Beziehungen zu mentalisieren bedeutet an dieser Stelle, mit dem Patienten gemeinsam darüber nachzudenken, wie man die triadische Szene verstehen kann. Mögliche Fragen wären:

- Wenn das, was hier zwischen uns passiert, ein Film/eine Erzählung/ein Märchen wäre, welchen Titel würden Sie dem geben?
- Könnte man dem Ganzen eine Überschrift geben?
- Worum geht es hier zwischen uns?

Außer diesen *offenen Fragen* kann der Therapeut sein Verständnis der triadischen Szene auch ausdrücken und besprechen, ob der Patient dies ähnlich sieht oder ob er noch ganz andere Ideen hat. Diese Fragen sind getragen von der Haltung des Nicht-Wissens. Der Therapeut hat keine bessere oder überlegene Fähigkeit, die Szene zu verstehen.

Der Patient wird ermutigt, selbst kreativ zu sein und aus seinem Fundus von Erzählungen/Geschichten/Filmen Deutungen der Situation zu finden. Er braucht kein theoretisches Fachwissen und gerät so nicht in eine Abhängigkeit vom Therapeuten, der ihm die richtige Deutung vermitteln soll.

Ist diese kreative, spielerisch-erforschende Atmosphäre vorhanden, kann natürlich auch der Therapeut aus seinem Wissensfundus zum Verständnis beitragen und neue Ideen einbringen. Alle Aspekte, die im Kapitel 9 (Triangulierung) besprochen wurden, können hier untersucht werden, z. B.:

- Wer bestimmt oder leitet das Geschehen?
- Ist einer ausgeschlossen und wie kommt das?
- Wenn wir eine Familie wären oder eine Freundesgruppe, wer hätte hier welche Rolle?

Von der gemeinsam erlebten Szene ist die Übertragung auf die vom Patienten erlebten Triaden oder Polyaden relativ einfach und vermittelt gleichzeitig eine Bedeutsamkeit. Der Patient kann sehen, dass die Ereignisse in der Therapie etwas mit seinem Leben außerhalb der Therapie zu tun haben, und er kann die Hoffnung entwickeln, dass er durch Veränderungen im therapeutischen Setting auch sein übriges Leben beeinflussen kann.

Im obigen Beispiel konnte Ole erkennen, dass er keinen Spaß hat, zwischen den Anforderungen der Eltern hin und her gerissen zu sein. Dies diente dann als Grundlage für das weitere Reflektieren seiner Situation (s. Kap. 12.4).

13 Der Therapiehund

Um einen Hund in die Psychotherapie einbinden zu können, müssen einige Bedingungen und Voraussetzungen beachtet werden. Diese betreffen das Setting, den Hund selbst sowie die Ausbildung des Hundes und des Therapeuten.

Nachfolgend sollen lediglich einige wichtige Aspekte angesprochen werden. Hier ist nicht der Raum, um eine spezifische Ausbildung darzustellen oder die Setting-Fragen umfassend abzuhandeln. Wenn bei der Einbindung eines Hundes in die Therapie Schwierigkeiten auftauchen, kann der Therapeut überprüfen, ob z. B. die räumlichen Bedingungen geeignet sind, ob die Begrüßung von Patient und Hund gut arrangiert ist oder ob der Hund keine Rückmeldungen gibt, weil er so trainiert wurde. Letztlich kann natürlich kein Buch eine fundierte praktische Ausbildung und die Reflexion mit erfahrenen Kollegen ersetzen. Für die Ausbildung und für Kollegen, die bereits einen Hund in der Praxis einsetzen und (noch) nicht die Möglichkeit zu einer spezifischen Ausbildung haben, empfehle ich die Arbeit mit Videoaufnahmen, um die hier beschriebenen Prozesse beobachten zu können.

13.1 Das Setting

Der Therapieraum muss ein Mindestmaß an Größe haben, damit Hund und Patient die Möglichkeit haben, den räumlichen Abstand zu variieren.

Der Hund muss sich jederzeit aus der Situation entfernen und seinen Platz aufsuchen können. Dies ist nicht nur bei Kindern wichtig, die vielleicht den Hund mit ihrer Zuneigung und Aktivität überfordern, sondern auch bei Erwachsenen, die mit ihrer Stimmung die Atmosphäre im Raum so negativ aufladen können, dass der Hund räumlichen Abstand von der Therapeut-Patienten-Interaktion braucht. Ob dieser Hundeplatz eine Decke im dann größeren Raum ist, eine Hundebox oder gar ein Platz in einem anderen Raum, ist von den räumlichen Bedingungen, dem Charakter und den Bedürfnissen des Hundes abhängig. Zu beachten ist dabei, dass sich manche Hunde nicht frei fühlen, selbst zu entscheiden, ihren Platz aufzusuchen, weil sie pflichtgemäß ihrer Arbeit nachkommen wollen oder z. B. glauben, den Therapeuten schützen zu müssen. Die Größe des Raumes beeinflusst direkt, ob bestimmte Aktivitäten mit dem Hund überhaupt möglich sind. Das Apportieren oder ein Suchspiel ist in einer kleinen Kammer nur sehr eingeschränkt machbar. Auch muss der Raum von der Einrichtung her Bewegung und körperliche Aktion ermöglichen, sodass nicht die Furcht besteht, die Einrichtung könnte Schaden nehmen, wenn der Hund z. B. mit heftigem Schwanzwedeln die wertvolle Vase umwerfen kann.

Es gibt noch einige weitere praktische Aspekte, die es zu berücksichtigen gilt, die hier aber nicht ausführlich besprochen werden können, z. B.:

- Einverständniserklärung des Patienten bzw. der Eltern
- Abklärung Hundephobie, Hundehaarallergie
- Berufshaftpflicht
- Erlaubnis des Arbeitgebers bzw. des Mitarbeiterteams

- Anerkennung als Therapiehund
- Hygiene in der Praxis
- tierärztliche Kontrolle und Freigabe des Hundes
- Notfallmanagement
- Zertifizierung und Supervision des Therapeuten

Ich verweise an dieser Stelle auf die entsprechende Literatur (Frick Tanner u. Tanner-Frick 2016; Germann-Tillmann et al. 2014; Olbrich u. Otterstedt 2003; Prothmann 2008; Vernooij u. Schneider 2013; Wohlfahrt u. Mutschler 2015, 2016).

In der Fachliteratur wird immer wieder darauf hingewiesen, dass der Hund durch die Arbeit stark belastet wird, weshalb er nur für eine bestimmte Zeit eingesetzt werden dürfe. Teilweise überbieten sich die Autoren mit ihrem Engagement für den Tierschutz, sodass schließlich der Therapiehund nur noch wenige Stunden in der Woche eingesetzt werden dürfte und nach jeder Stunde einen ausführlichen Spaziergang zum Ausgleich brauche. Hintergrund sind dann allerdings andere Konzepte der hundegestützten Therapie, in denen der Hund dazu angehalten und trainiert wird, entgegen seinen natürlichen Impulsen belastende Situationen auszuhalten. So wird z. B. stolz berichtet, wie der Therapiehund bewegungslos liegen bleibt, während eine Gruppe hyperaktiver Kinder ihn *streichelt*. Dass dieser Hund dies nicht lange aushält und später eine Pause braucht, ist klar.

Ob man dies einem Hund aber überhaupt antrainieren und ihn aushalten lassen sollte, möchte ich deutlich infrage stellen. So ein Vorgehen ist nicht nur für den Hund belastend, sondern vermittelt auch den Kindern und Patienten eine fragwürdige Haltung dem Tier gegenüber. Hier wird das Tier auf eine Funktion beschränkt und wie eine Sache, ein Ding, eingesetzt, um eine bestimmte (therapeutische) Wirkung zu erzeugen. Wenn Patienten diese Haltung gegenüber dem Tier erfahren und vielleicht sogar auf ihre eigenen tierischen Anteile und Impulse übertragen, ist eher eine schädliche als eine förderliche Wirkung zu erwarten.

Nach dem hier vertretenden Ansatz wird der Therapiehund nicht als Mittel zum Zweck mit einem vorher definierten Handlungsablauf eingesetzt, sondern in die Psychotherapie, in das theoretische und praktische Konzept des Therapeuten einbezogen. Die Integration des Hundes bedeutet nun keineswegs, dass sich die Therapiestunde die ganze Zeit um den Hund dreht. Bei erwachsenen Patienten wird häufig schon in der *Begrüßungsszene* oder in kurzen Erlebnissen mit dem Therapiehund genügend *Material* gewonnen, um dieses Geschehen mentalisierend zu bearbeiten. Beispielsweise hat der Therapiehund nach der etwa fünfminütigen Begrüßungsszene *frei* und verfolgt seine eigenen Interessen, döst vor sich hin oder *hört dem Gespräch zu*. Dies belastet einen Hund üblicherweise nicht besonders stark, sondern ermöglicht ihm, den Tag über bei *seinem Menschen* zu sein, was für viele Hunde eine wünschenswerte Sache ist.

Besonders mit Kindern kommt es häufig auch zu längeren Spielen mit dem Hund; dabei ist dann schon zu beachten, dass der Hund nicht überfordert wird. Aber so wie ein normaler Familienhund freudig den Nachmittag mit den Kindern spielen kann, so kann auch der Therapiehund mit Spaß und Freude bei der Kindertherapie engagiert sein, wenn und solange er nicht mit zu heftigen negativen Emotionen belastet wird und immer frei ist (innerlich wie äußerlich), sich zurückzuziehen.

Aufgabe des Therapeuten ist es, eine Belastung des Hundes zu erkennen, wozu er aufgrund der guten Kenntnis seines Hundes, der Ausbildung und der Supervision in der Lage sein sollte. Bei einer Überforderung oder einem unangemessenen Umgang mit dem Hund ist der Therapeut verpflichtet, einzugreifen, auch wenn der Patient das nicht einsieht oder nicht will. Das ist nicht verhandelbar! Diese Grenzsetzung kann dann durchaus gewinnbringend mit dem Patienten reflektiert und Zusammenhänge können erarbeitet werden.

13.2 Die Begrüßungsszene

Es hat sich als hilfreich erwiesen, die Begrüßung von Patient und Hund zu ritualisieren, um beiden eine gewisse Verhaltenssicherheit zu geben und den Kontakt zu erleichtern (Kap. 9). Das Begrüßungsritual sollte eine Begegnung erleichtern, ohne aber die Gestaltung der Szene zu sehr festzulegen. Schließlich geht es ja darum, dem Patienten Gelegenheit zu geben, seine Beziehungsmuster zu inszenieren, und der Hund sollte seine tierischen Kompetenzen einbringen können. Mit anderen Worten: Der Patient und der Therapiehund sollten die Möglichkeit erhalten, ihre jeweils spezifische Art und Weise in Szene zu setzen und ihre Begegnung zu gestalten. Der gut beobachtende Therapeut erkennt z. B. daran, *wie* der Hund zum Patienten geht und *wie* der Patient den Hund herbeiruft, die Besonderheiten ihrer Beziehung und wie der Hund die *Energie* erlebt, mit welcher der Patient in die Begegnung geht.

Die unbewusst ablaufenden Abstimmungsprozesse zwischen Patient und Hund kommen bei der Begrüßung unmittelbar zum Ausdruck und zur Wirkung. Dabei ist zu beachten, dass der Hund auch die vom Therapeuten verkörperten Signale automatisch einbezieht, was darauf hinweist, dass die Szene nur als Ganzes betrachtet werden kann. Ich erinnere hier an die im Kapitel 3.2 (Spürnase) beschriebene Situation, als ich etwas angespannt auf einen mir noch unbekannten Vater eines Patienten wartete und Danka knurrte, als dieser dann das Wartezimmer betrat.

Die Komplexität der Begrüßungsszene und der in ihr ablaufenden Abstimmungsprozesse auf der lokalen Ebene wird unmittelbar körperlich agiert und umfasst einen Reichtum an Mentalisierungsmöglichkeiten, dass oftmals keine weiteren Spiele und Aktionen nötig sind, um therapeutisches *Material* zu produzieren. Wie der Patient den Therapieraum betritt und wie er die Begrüßung gestaltet, spiegelt direkt sein momentanes Befinden und seine psychische Struktur, aber auch die Entwicklung der therapeutischen Beziehung und seine Fortschritte in der Therapie.

Die Betonung der Begrüßungsszene soll natürlich nicht bedeuten, dass die folgenden Situationen und Aktionen weniger wertvoll sind. Die Begrüßungsszene ist jedoch so etwas wie ein *Eintrittstor zur Einbindung des Hundes und ein Vergrößerungsglas*, mit dem wesentliche Aspekte erkannt werden können.

Wenn es um eine echte Integration des Hundes geht, dann ist die Begrüßung des Hundes keine schnell zu erledigende Pflicht, wonach man sich den Problemen des Patienten im dyadischen Gespräch zuwendet. Diese Haltung muss der Therapeut vermitteln und ggf. auch vertreten. Sieht der Patient die Interaktion mit dem Hund als Zeitverschwendung, so ist dies ein wichtiges therapeutisches Thema, das unbedingt beachtet und bearbeitet werden sollte:

- Wehrt der Patient unbewusst bestimmte innere (tierische) Anteile ab?
- Liegt eine Triangulierungsstörung vor?
- Ist es eine Botschaft an den Therapeuten?
- Ist sich der Therapeut selbst unsicher über die Bedeutung des Hundes im Raum?
- Signalisiert der Hund auf der lokalen Ebene, dass er den Patienten eigentlich ablehnt?

In der Regel sind die Interaktionen mit dem Hund so dicht, so intensiv und bedeutungsvoll, dass es keine Zeitverschwendung ist, sich diesen Vorgängen zuzuwenden. Im Gegenteil: Der Blick wird oft sehr schnell auf tiefe Strukturen gelenkt, die in einem dyadischen Gesprächssetting nicht so schnell zu erkennen gewesen wären bzw. es hätte länger gedauert, bis sich die vom Patienten inszenierten Muster im Kontakt mit dem Therapeuten realisiert hätten.

13.3 Der Therapiehund

Der Therapiehund soll in erster Linie einfach ein Hund sein! Er muss weder besonders freundlich sein noch spezielle Tricks beherrschen. Analog zu Winnicotts Forderung der »good enough mother« (Winnicott 1953) könnte man von *good enough dog* sprechen. Der Therapiehund sollte gut erzogen und z. B. in der Lage sein, auf seinem Platz zu bleiben, wenn dies von ihm verlangt wird. Auch sollte er z. B. Spielzeug nicht aggressiv verteidigen und auf Verlangen hergeben.

Die Qualität eines Therapiehundes entscheidet sich aber mit seiner Fähigkeit und Bereitschaft, sich auszudrücken und sein Befinden und Wollen zu signalisieren. Mit ausgedrücktem Befinden kann der Therapeut arbeiten und es berücksichtigen, unterdrücktes und wegkonditioniertes Verhalten ist demgegenüber schwerer einzuschätzen und birgt die Gefahr, unerwartet durchzubrechen.

Häufig sind Psychotherapeuten unsicher, ob ihr Hund zur Ausbildung zum Therapiehund geeignet ist, weil sie von einem Bild ausgehen, das weitverbreitet ist und den Hund als immer streichelbares Objekt, als immer freundlichen, kinderlieben, aggressionslosen Hund beschreibt. Bei einem Vorgehen, wie es hier beschrieben wird, können die meisten normal erzogenen Familienhunde als Therapiehund ausgebildet werden. Dies schließt auch *Hütehunde* ein, die oftmals hochintelligent und feinfühlig auf die Situation bezogen sind. Natürlich muss man dabei berücksichtigen, dass sich je nach Hund und Rasse unterschiedliche Szenen entwickeln werden und eine große Dogge andere Möglichkeiten bietet und andere Reaktionen auslöst als ein kleiner Pudel. So löst ein Zwergpinscher vielleicht nicht so viel Angst aus, wird aber eventuell auch nicht so ernst genommen wie ein Deutscher Schäferhund.

13.4 Die Ausbildung

Für einen Hund, der in eine Psychotherapie eingebunden werden soll, ist es nicht wichtig, ob er viele Tricks beherrscht, sondern *wie* er sie ggf. gelernt hat. In vielen Hundeschulen und auch in Ausbildungen für Therapiehunde wird *zielorientiert* am Verhalten trainiert. Als Hintergrundkonzept dient die *Dominanztheorie*, nach welcher der Mensch seine Autorität durchsetzen soll, damit der Hund widerspruchslos gehorcht; oder aber die Hunde werden nach der Lern- und Triebtheorie klassisch konditioniert, um das gewünschte Verhalten zu erreichen.

Beide Methoden funktionieren, um das *erwünschte* Verhalten des Hundes zu erreichen – aber der Hund wird nicht zu selbstständigem kreativem Verhalten angeleitet. Von einem so trainierten Hund kann man kaum erwarten, dass er in der hundegestützten Psychotherapie plötzlich eigene Entscheidungen trifft und sich frei fühlt, sein Befinden auszudrücken sowie die Beziehung zum Patienten differenziert zu gestalten, wenn der Besitzer ansonsten eigenständiges Verhalten unterdrückt. In der Psychotherapie soll der Hund aber eigene Entscheidungen fällen, auf die Atmosphäre im Raum reagieren, sich mit den Patienten auf der lokalen Ebene abstimmen, seine Hunde-Bedürfnisse ausdrücken und sich frei fühlen, Kontakt zu suchen oder zu beenden usw.

Um diese Fähigkeiten zu fördern, ist ein beziehungsorientiertes Training essenziell, wobei der Hund hier wie nebenbei auch lernt, z. B. auf seinem Platz zu bleiben oder Kuscheltiere zu bringen. Training bedeutet in unserem Fall, dass der Hundehalter ganz bewusst auf die Abstimmungsprozesse achtet und sich auf den Hund einlässt, sodass ein immer besseres gegenseitiges Verstehen entsteht. Hunde als hochsoziale Wesen bemerken den Willen und die Fähigkeit zur Abstimmung, sie reagieren darauf *sozial* und in aller Regel mit Begeisterung. Konflikte werden nicht mit Macht und Gewalt gelöst, aber auch nicht mit Leckerli vermieden, sondern ausgetragen und verhandelt. So angesprochen zeigen Hunde eine außergewöhnliche soziale Intelligenz, Feinfühligkeit und Bereitschaft, sich von einem Menschen führen zu lassen, der sie versteht und in der Lage ist, mit ihnen zu kommunizieren.

Wie wir im Kapitel 4.3 sahen, treffen sich Mensch und Hund auf der Ebene der *Vitalitätsformen*. Diese ersten Ausdrucksformen der Lebendigkeit, also *wie* etwas ausgedrückt wird, werden gegenseitig verstanden; im Hundetraining können wir üben, mit dem Hund auf dieser Ebene zu kommunizieren. Hierfür ist es notwendig, zwischen dem Inhalt, z. B. einem Gefühl, und der Vitalitätsform zu unterscheiden.

Kommt ein Hund beispielsweise langsam, zögerlich und schleichend zu mir, nachdem ich ihn gerufen habe, könnte ich dies je nach Situation vielleicht mit Bockigkeit, Angst, schlechtem Gewissen o. Ä. interpretieren. Genau an dieser Stelle entstehen häufig Missverständnisse, weil meine menschliche Interpretation zwar stimmen kann, aber nicht muss. Im Training übe ich, den Unterschied von Inhalt und Vitalitätsform wahrzunehmen und meine Interpretationen zurückzustellen.

Dies hat Parallelen zum Psychotherapeuten, der seine implizite Interpretation bzw. Mentalisierung nicht als wahr begreift, sondern in den therapeutischen Dialog einbringt und hinterfragt. Wie eine gute Mutter bei einem Baby kann der Hundehalter den Ausdruck des Hundes aufnehmen und widerspiegeln, sodass sich der Hund verstanden fühlt, was die Bindung und Beziehung zwischen Hund und Mensch stärkt und ein gegenseitiges Verständnis fördert. Der so ausgebildete Hund wird verstärkt versuchen sich auszudrücken und dem Menschen Botschaften zu übermitteln, da er gelernt hat, dass sein Verhalten erfolgreich ist und aufgenommen wird.

Mit dieser Haltung kann man viele Trainingsmethoden einsetzen, je nachdem, was dem Hund und seinem Menschen Spaß macht (Clickern, Shaping, Do-As-I-Do, Leckerli, Agility, Tricks, Mantrailing usw.) – solange nicht das richtige Funktionieren, sondern die gemeinsame Aktion und das gegenseitige Abstimmen Ziel des Trainings sind.

Solch eine Ausbildung ist wahrscheinlich zeitaufwendiger und anspruchsvoller als andere Trainingsmethoden. Oft sind die Hintergründe des Trainings auch schwer zu vermitteln (»ach so, ihr clickert, wir machen das Gleiche«) und mancher Hundeprofi oder Therapiehundeausbilder würde einen so ausgebildeten Hund nicht für geeignet halten (»Ein Hund, der in der Therapie bellt/knurrt/sich nicht streicheln lässt, ist ungeeignet!«). Fairerweise muss man dabei berücksichtigen, dass andere therapeutische und pädagogische Fachkräfte schwierigere äußere Bedingungen haben als wir in der Psychotherapie. Ein hochsensibler Hund wäre für die Psychotherapie geeignet, nicht aber für die Arbeit in einer lärmenden Schulklasse. Ein Hund, der sich nicht (mehr) gerne bewegt, wäre in der Ergotherapie ein Problem. Ein Hund, der sich nicht streicheln lässt, wäre als Besuchshund im Altersheim nur eingeschränkt zu empfehlen und ein ängstlicher Hund könnte in der Jugendwohngruppe überfordert sein – in eine Psychotherapie könnte man all diese Hunde aber integrieren.

Für die Ausbildung des Psychotherapeuten und Hundehalters hat sich besonders die Arbeit mit *Videoaufnahmen* bewährt. Dies ist heute ohne großen technischen und finanziellen Aufwand umzusetzen. Selbstverständlich müssen die Patienten mit den Aufnahmen einverstanden sein und es muss auch abgesprochen werden, wer das Video sehen darf. Es ist sehr erhellend, sich selbst in Aktion mit dem Patienten und dem Hund zu sehen. Viele Abstimmungsprozesse und die Entwicklung der Szene sind oft erst durch das Betrachten der Videoaufnahme zu verstehen. Oft werden die nur vage gespürten Ideen und Erlebnisse durch den Blick auf die nonverbalen Abstimmungen verständlich oder überhaupt erst bewusst. Nach einer solchen Reflexion kann man dann anders in die nächste Therapiestunde gehen und Veränderungen auf einer sehr tiefen Ebene bemerken/anstoßen/mentalisieren. Dies gilt wahrscheinlich für jede Psychotherapie. In einer hundegestützten Therapie ist die Supervision mittels Video jedoch besonders fruchtbar, da die Interaktion zwischen Mensch und Hund mangels digitalen Inhalts nur analog-bildlich zu verstehen ist.

14 Ausblick

Ein Argument für die Integration eines Hundes in die Psychotherapie wurde bisher noch nicht angesprochen: Die Therapie mit Hund macht Spaß!

Wahrscheinlich kommt nur ein Hundefreund auf die Idee, seinen Hund in die Therapie einzubinden. Mit seinem Hund den ganzen Tag zusammen sein zu können ist für jeden Hundefreund und für jeden Hund ein schönes Ziel. Danka jedenfalls freut sich immer sichtlich, nach dem Wochenende wieder in die Praxis gehen zu dürfen, denn hier gibt es Interessantes zu erleben, Leckerli abzustauben und auch von mir hat sie während der Arbeit relativ viel Aufmerksamkeit. Aber nicht nur für den Hund und den Patienten ist es eine Freude, so zu arbeiten. Auch der Therapeut genießt die entstressende Anwesenheit eines Hundes, seine Lebendigkeit und Aufmerksamkeit. Wie oft gibt es lustige, belebende, interessante und anregende Aktionen und Reflexionen! Im Vergleich zur Arbeit ohne Hund bin ich in der Praxis zufriedener und erfüllter – und ein entspannter Therapeut ist vermutlich auch besser für die Qualität der Therapie. Auch dass Danka mich regelmäßig zum Bewegen an der frischen Luft bringt, ist meiner Gesundheit und meinen Wohlbefinden äußerst zuträglich. Wenn ich Danka nach einer schwierigen Sitzung in die Augen sehe und einen Seufzer ausstoße, kommt sie schnell zu mir gelaufen, bringt ihre Ente, stupst mich an oder zeigt mir auf andere Weise, dass sie (für mich) da ist. Natürlich hat sie auf ihre Hundeart verstanden, was ich ausdrücke und wie ich mich fühle. Und auch ich spüre die Wirkung dann sofort: Da versteht mich jemand und teilt die Situation mit mir – und das tut einfach gut.

Am Ende dieses Buches wünsche ich mir, dass es ein Anfang ist. Die hundegestützte Psychotherapie ist noch weit davon entfernt, genau zu wissen, wie es *richtig* geht, oder gar wissenschaftliche Beweise vorlegen zu können. Wir fangen gerade erst an, die Prozesse wahrzunehmen und stimmige Konzepte zu bilden. So hoffe ich, dass dieses Buch dazu beiträgt, eine Diskussion und Reflexion zu eröffnen, und den einen oder anderen Kollegen dazu ermutigt, sich auf das Wagnis Hund in der Psychotherapie einzulassen.

Sie, liebe Kolleginnen und Kollegen, sind herzlich eingeladen, Ihre Erfahrungen, Fragen, Kritik, Anmerkungen und Reflexionen einzubringen, gemeinsam im Internet-Forum www.hundegestuetzte-psychotherapie.de zu diskutieren und sich so an der Weiterentwicklung der hundegestützten Psychotherapie zu beteiligen.

Literatur

Abelin EL. Die Theorie der frühkindlichen Triangulation: Von der Psychologie zur Psychoanalyse. In: Stork H (Hrsg). Das Vaterbild in Kontinuität und Wandlung. Stuttgart: frommann-holzboog 1986; 45–72.

Aichinger A. Einzel- und Familientherapie mit Kindern: Kinderpsychodrama. Band 3. Wiesbaden: Springer 2012.

Aichinger A, Holl W. Psychodrama – Gruppentherapie mit Kindern. Ostfildern: Matthias-Grünewald Verlag 2003.

Ainsworth MD, Blehar MC, Waters E, Wall S. Patterns of Attachment: A Psychological Study of the Strange Situation. Hillsdale, NJ: Erlbaum 1978.

Allen JG. Mentalisieren in der Praxis. In: Allen JG, Fonagy P (Hrsg). Mentalisierungsgestützte Psychotherapie. Stuttgart: Klett-Cotta 2006; 23–61.

Allen JG, Fonagy P, Bateman W. Mentalisieren in der psychotherapeutischen Praxis. Stuttgart: Klett-Cotta 2011.

Altmeyer M. Im Spiegel des Anderen – Anwendungen einer relationalen Psychoanalyse. Gießen: Psychosozial-Verlag 2003.

Altmeyer M, Thomä H (Hrsg). Die vernetzte Seele: Die intersubjektive Wende in der Psychoanalyse. Stuttgart: Klett-Cotta 2010.

Anzieu D. Das Haut-Ich. Frankfurt a. M.: Suhrkamp 1990.

Arbeitskreis OPD-KJ (Hrsg). Operationalisierte Psychodynamische Diagnostik im Kindes- und Jugendalter. Grundlagen und Manual. Bern: Huber 2003.

Argelander H. Das Erstinterview in der Psychotherapie. Darmstadt: Wissenschaftliche Buchgesellschaft 1970a.

Argelander H. Die szenische Funktion des Ichs und ihr Anteil an der Symptom- und Charakterbildung. Psyche – Z Psychoanal Anwend 1970b; 24: 325–45.

Argelander H. Gruppenprozesse – Wege zur Anwendung der Psychoanalyse in Behandlung, Lehre und Forschung. Hamburg: Rowohlt 1972.

Argelander H. Der Text und seine Verknüpfungen. Studien zur psychoanalytischen Methode. Berlin: Springer 1991.

Arnal L, Flinker A, Kleinschmidt A, Giraud AL, Poeppel D. Human screams occupy a privileged niche in the communication soundscape. Curr Biol 2015; 25(15): 2051–6.

Asen E, Fonagy P. Mentalisierungsbasierte Familientherapie. In: Bateman A, Fonagy P (Hrsg). Handbuch Mentalisieren (Psychodynamische Therapie). Gießen: Psychosozial Verlag 2015; 135–58.

Balint M. Psychotherapeutische Techniken in der Medizin. Stuttgart: Klett 1963.

Balint M. Die Urformen der Liebe und die Technik der Psychoanalyse. München: DTV Deutscher Taschenbuch Verlag 1993.

Balint M. Therapeutische Aspekte der Regression: Die Theorie der Grundstörung. Stuttgart: Klett-Cotta 2012.

Bateman A, Fonagy P. Psychotherapie der Borderline-Persönlichkeitsstörung: Ein mentalisierungsgestütztes Behandlungskonzept (Bibliothek der Psychoanalyse). Gießen: Psychosozial Verlag 2008.

Bateman A, Fonagy P. Handbuch Mentalisieren (Psychodynamische Therapie). Gießen: Psychosozial Verlag 2015.

Bateson G. Ökologie des Geistes: Anthropologische, psychologische, biologische und epistemologische Perspektiven. Frankfurt a. M.: Suhrkamp 1985.

Bateson G. Geist und Natur: Eine notwendige Einheit. Frankfurt a. M.: Suhrkamp 1987.

Baudis R. Psychotherapie von Sucht und Drogenabhängigkeit oder Der goldene Vogel. Rudersberg: Verlag für Psychologie Sozialarbeit und Sucht 1995.

Bauer J. Warum ich fühle, was du fühlst. Intuitive Kommunikation und das Geheimnis der Spiegelneurone. Hamburg: Hoffmann & Campe 2005.

Bauriedl T. Beziehungsanalyse – Das dialektisch-emanzipatorische Prinzip der Psychoanalyse und seine Konsequenzen für die psychoanalytische Familientherapie. Frankfurt a. M.: Suhrkamp 1980.

Bauriedl T. Auch ohne Couch. Psychoanalyse als Beziehungstheorie und ihre Anwendungen. Stuttgart: Klett-Cotta 1994.

Bauriedl T. Die Triangularität menschlicher Beziehungen und der Fortschrittsglaube in der psychoanalytischen Entwicklungstheorie. In: Bürgin D (Hrsg). Triangulierung. Der Übergang zur Elternschaft. Stuttgart: Schattauer 1998; 123–40.

Beck E. Wer denken will, muss fühlen. Mit Herz und Verstand zu einem besseren Umgang mit Hunden. Nerdlen/Daun: Kynos 2010.

Beebe B, Lachmann F. Säuglingsforschung und die Psychotherapie Erwachsener. Wie interaktive Prozesse entstehen und zu Veränderungen führen. Stuttgart: Klett-Cotta 2004.

Beetz A, Kotrschal K, Turner D, Hediger K, Uvnäs-Moberg K, Julius H. The effect of a real dog, toy dog and friendly person on insecurely attached children during a stressful task: an exploratory study. Anthrozoös 2011; 24: 349–68.

Bekoff M, Pierce J. Vom Mitgefühl der Tiere. Verliebte Eisbären, gerechte Wölfe und trauernde Elefanten. Stuttgart: Franckh-Kosmos 2011.

Bender W, Stadler C. Psychodrama-Therapie: Grundlagen, Methodik und Anwendungsgebiete. Stuttgart: Schattauer 2014.

Berking M, Rief W (Hrsg). Klinische Psychologie und Psychotherapie für Bachelor. Band II: Therapieverfahren. Lesen, Hören, Lernen im Web (Springer-Lehrbuch). Berlin, Heidelberg: Springer 2012.

Binswanger L. Einführung in die Probleme der allgemeinen Psychologie. Berlin: Springer 1922.

Binswanger L. Grundformen und Erkenntnis menschlichen Daseins. München, Basel: Ernst Reinhardt 1983.

Bion WR. Erfahrungen in Gruppen und andere Schriften. Stuttgart: Klett 1971.

Bloch G, Dettling P. Auge in Auge mit dem Wolf. 20 Jahre unterwegs mit frei lebenden Wölfen. Stuttgart: Franckh-Kosmos 2008.

Bloch G, Radinger E. Wölfisch für Hundehalter. Von Alpha, Dominanz und anderen populären Irrtümern. Stuttgart: Franckh-Kosmos 2010.

Bocian B, Staemmler FM. Kontakt als erste Wirklichkeit: Zum Verhältnis von Gestalttherapie und Psychoanalyse. Bergisch Gladbach: EHP-Verlag 2013.

Bollas C. Der Schatten des Objekts. Das ungedachte Bekannte. Zur Psychoanalyse der frühen Entwicklung. Stuttgart: Klett-Cotta 2005.

Bolm T. Mentalization-Based Treatment (MBT) in der stationären und ambulanten Gruppenpsychotherapie. In: Hirsch M (Hrsg). Die Gruppe als Container. Mentalisierung und Symbolisierung in der analytischen Gruppenpsychotherapie. Göttingen: Vandenhoeck & Ruprecht 2008; 144–67.

Bolm T. Mentalisierungsbasierte Therapie (MBT) für Borderline-Störungen und chronifizierte Traumafolgen. Köln: Deutscher Ärzte-Verlag 2009.

Bourdieu P. Die feinen Unterschiede. Kritik der gesellschaftlichen Urteilskraft. Frankfurt a. M.: Suhrkamp 1982.

Bowlby J. Mutterliebe und kindliche Entwicklung. München, Basel : Ernst Reinhardt 1972.

Bowlby J. Bindung und Verlust. Band 1: Bindung. Band 2: Trennung – Angst und Zorn. Band 3: Verlust – Trauer und Depression. München, Basel: Ernst Reinhardt 2006.

Bozetti I, Focke I, Bolognini S (Hrsg). Unerhört – Vom Hören und Verstehen: Die Wiederentdeckung der grundlegenden Methode der Psychoanalyse. Stuttgart: Klett-Cotta 2014.

Brisch KH. Bindungsstörungen: Von der Bindungstheorie zur Therapie. Stuttgart: Klett-Cotta 2009.

Brisch KH (Hrsg). Bindung und frühe Störungen der Entwicklung. Stuttgart: Klett-Cotta 2012.

Brisch KH. Säuglings- und Kleinkindalter: Karl Heinz Brisch Bindungspsychotherapie – Bindungsbasierte Beratung und Therapie. Stuttgart: Klett-Cotta 2014.

Buber M. Das dialogische Prinzip. Heidelberg: Lambert Schneider Verlag 1984.

Buber M. Ich und Du. Stuttgart: Reclam 2008.

Bürgin D. Triangulierung. Stuttgart: Schattauer 1998.

Butzkamm W, Butzkamm J. Wie Kinder sprechen lernen: Kindliche Entwicklung und die Sprachlichkeit des Menschen. Tübingen: Narr Francke Attempto 2008.

Caligor E, Kernberg O, Clarkin J. Übertragungsfokussierte Psychotherapie bei neurotischer Persönlichkeitsstruktur. Stuttgart: Schattauer 2010.

Cierpka M, Windaus E (Hrsg). Psychoanalytische Säuglings-Kleinkind-Eltern-Psychotherapie. Konzepte – Leitlinien – Manual. Frankfurt a. M.: Brandes & Apsel 2007.

Cornell AW. Focusing – Der Stimme des Körpers folgen: Anleitungen und Übungen zur Selbsterfahrung. Hamburg: Rowohlt 2003.

Creed L. ...und dann kam Aero. Wie ein Hund mir half, ADHS zu überwinden. München: Ernst Reinhardt Verlag 2012.

Damasio A. Descartes´ Irrtum: Fühlen, Denken und das menschliche Gehirn. Berlin: Ullstein 2004.

Dammasch F. Triangulierung und Geschlecht. Das Vaterbild in der Psychoanalyse und die Entwicklung des Jungen. In: Dammasch F, Katzenbach D, Ruth J (Hrsg). Triangulierung. Lernen Denken und Handeln aus psychoanalytischer und pädagogischer Sicht: Frankfurt a. M.: Brandes & Apsel 2008; 13–39.

Dammasch F, Katzenbach D, Ruth J (Hrsg). Triangulierung. Lernen Denken und Handeln aus psychoanalytischer und pädagogischer Sicht. Frankfurt a. M.: Brandes & Apsel 2008.

Dantlgraber J. Unbewusste Kommunikation in der psychoanalytischen Situation. Gießen: Psychosozial-Verlag 2015.

Domes G, Heinrichs M, Michel A, Berger C, Herpertz SC. Oxytocin improves »mind-reading« in humans. Biol Psychiatry 2007; 61: 731–3.

Dornes M. Der kompetente Säugling: Die präverbale Entwicklung des Menschen. Frankfurt a. M.: Fischer 1993.

Dornes M. Mentalisierung, psychische Realität und die Genese des Handlungs- und Affektverständnisses in der frühen Kindheit. In: Rohde-Dachser C, Wellendorf F (Hrsg). Inszenierungen des Unmöglichen. Stuttgart: Klett-Cotta 2004; 297–338.

Dornes M. Die Seele des Kindes – Entstehung und Entwicklung. Frankfurt a. M.: Fischer 2006.

Eberwein W, Thielen M (Hrsg). Humanistische Psychotherapie: Theorien, Methoden, Wirksamkeit (Therapie & Beratung). Gießen: Psychosozial-Verlag 2014.

Ermann M. Der Andere in der Psychoanalyse: Die intersubjektive Wende. Stuttgart: Kohlhammer 2014.

Fabian E. Die Haben-Seite der Psyche. Psychodynamische Arbeit mit Ressourcen. Stuttgart: Schattauer 2015.

Fairbairn W. Das Selbst und die inneren Objektbeziehungen: Eine psychoanalytische Objektbeziehungstheorie (Bibliothek der Psychoanalyse). Gießen: Psychosozial-Verlag 2007.

Feddersen-Petersen DU. Hundepsychologie. Sozialverhalten und Wesen – Emotionen und Individualität. Stuttgart: Franckh-Kosmos 2004.

Ferenczi S. Schriften zur Psychoanalyse 1 & 2 (Bibliothek der Psychoanalyse). Gießen: Psychosozial-Verlag 2004.

Fivaz-Depeursinge E. Mikro-Übergänge in der affektiven Kommunikation. In: Bürgin D (Hrsg). Triangulierung. Stuttgart: Schattauer 1998; 96–104.

Fivaz-Depeursinge E, Corboz-Warnery A. Das primäre Dreieck. Heidelberg: Carl-Auer-Systeme Verlag 2001.

Fonagy P. Psychoanalyse und die Psychopathologie der Entwicklung. Stuttgart: Klett-Cotta 2007.

Fonagy P. Bindungstheorie und Psychoanalyse. Stuttgart: Klett-Cotta 2009.

Fonagy P, Gergely G, Jurist E, Target M. Affektregulierung, Mentalisierung und die Entwicklung des Selbst. Stuttgart: Klett-Cotta 2011.

Foulkes SH. Gruppenanalytische Psychotherapie. München: Kindler 1974.

Frank C. Über die Notwendigkeit einer Fähigkeit zur Reverie. Zur Bedeutung des Ertragens von Nichtwissen in der analytischen Psychotherapie. In: Projekt Psychotherapie 04/2015. Berlin: Medienanker 2015; 21–3.

Frankl V. Der Mensch auf der Suche nach Sinn. Stuttgart: Klett 1972.

Frankl V. Logotherapie und Existenzanalyse. München, Zürich: Piper 1987.

Frankl V. … trotzdem Ja zum Leben sagen: Ein Psychologe erlebt das Konzentrationslager. München: Kösel 2009.

Freud S. Bruchstück einer Hysterie-Analyse. *1905*. GW V. Frankfurt a. M.: Fischer 1981.

Freud S. Vorlesungen zur Einführung in die Psychoanalyse. *1916*. GW XI. Frankfurt a. M.: Fischer 1978.

Freud S. Das Ich und das Es. *1923*. GW XIII. London: Imago 1940; 237–89.

Frick Tanner E, Tanner-Frick R. Praxis der tiergestützten Psychotherapie. Bern: Hogrefe 2016.

Fromm E. Die Seele des Menschen. Ihre Fähigkeit zum Guten und zum Bösen. Stuttgart: Bücherbund 1979.

Fuchs T, Sattel H, Henningsen P (Hrsg). The Embodied Self: Dimensions, Coherence and Disorders. Stuttgart: Schattauer 2010.

Ganser G. Hundegestützte Psychotherapie, in: VPP – Verhaltenstherapie & psychosoziale Praxis. Tiere helfen heilen, oder? Mensch-Tier-Beziehungen und tiergestützte Interventionen in der psychosozialen Praxis, Tübingen: DGVT-Verlag 2021; 565–580.

Ganser G. Mentalisieren in der hundegestützten Psychotherapie für Kinder und Jugendliche, in: Praxis der Kinderpsychologie und Kinderpsychiatrie, Nr. 72; V+R Verlag 2023; 739–757.

Gansloßer U (Hrsg). Mit Hunden leben. Expertenwissen für Hundehalter. Band 1. Fürth: Filander 2010.

Gendlin E, Wiltschko J. Focusing in der Praxis. Eine schulenübergreifende Methode für Psychotherapie und Alltag. Stuttgart: Klett-Cotta 1999.

Gendlin E. Focusing. Technik der Selbsthilfe bei der Lösung persönlicher Probleme. Salzburg: Otto Müller Verlag 1985.

Gendlin E. Focusing-orientierte Psychotherapie. Ein Handbuch der erlebensbezogenen Methode. München: Pfeiffer 1998.

Gendlin E. Ein Prozess-Modell. Freiburg, München: Karl Alber Verlag 2015.

Germann-Tillmann T, Stamm Näf A, Merklin L. Tiergestützte Interventionen: Der multiprofessionelle Ansatz. Bern: Hogrefe 2014.

Grawe K. Psychologische Therapie. Göttingen, Bern: Hogrefe 1998.

Grawe K. Neuropsychotherapie. Göttingen, Bern: Hogrefe 2004.

Grawe K. Empirisch validierte Wirkfaktoren statt Therapiemethoden. Report Psychologie 2005; 7/8: 311.

Grawe K, Grawe-Gerber M. Ressourcenaktivierung. Ein primäres Wirkprinzip der Psychotherapie. Psychotherapeut 1999; 44: 63–73.

Grawe K, Donati R, Bernauer F. Psychotherapie im Wandel. Von der Konfession zur Profession. Göttingen, Bern: Hogrefe 2001.

Greenspan S, Shanker S. Der erste Gedanke. Frühkindliche Kommunikation und die Evolution menschlichen Denkens. Weinheim, Basel: Beltz 2007.

Greifenhagen S, Buck-Werner O. Tiere als Therapie. Neue Wege in Erziehung und Heilung. Mürlenbach: KYNOS 2007.

Grieser J. Architektur des psychischen Raumes. Die Funktion des Dritten. Gießen: Psychosozial-Verlag 2011.

Harrer M, Weiss H. Wirkfaktoren der Achtsamkeit – wie sie die Psychotherapie verändern und bereichern. Stuttgart: Schattauer 2016.

Harris T. Ich bin o. k. – Du bist o. k.: Wie wir uns selbst besser verstehen und unsere Einstellung zu anderen verändern können – Eine Einführung in die Transaktionsanalyse. Reinbek: Rowohlt 1975.

Hayes S. Akzeptanz- & Commitment-Therapie: Achtsamkeitsbasierte Veränderungen in Theorie und Praxis. Paderborn: Junfermann 2014.

Headey B. Health benefits and health cost saving due to pets: preliminary estimates from an Australian national survey. Soc Ind Res 1999; 47: 233–43.

Headey B, Na F, Zheng R. Pet dogs benefit owners' health: a »natural experiment« in China. Soc Ind Res 2008; 80: 297–311.

Heigl-Evers A. Konzepte der analytischen Gruppentherapie. Göttingen: Vandenhoeck & Ruprecht 1972.

Heigl-Evers A (Hrsg). Gruppendynamik. Göttingen: Vandenhoeck & Ruprecht 1988.

Heim C, Young LJ, Newport DJ, Mletzko T, Miller AH, Nemeroff CB. Lower CSF oxytocin concentrations in women with a history of childhood abuse. Mol Psychiatry 2009; 14: 954–8.

Hesse H. Tractat vom Steppenwolf. Frankfurt a. M.: Suhrkamp 1970.

Hirsch M (Hrsg). Die Gruppe als Container. Mentalisierung und Symbolisierung in der analytischen Gruppenpsychotherapie. Göttingen: Vandenhoeck & Ruprecht 2008.

Hopf H. Die Psychoanalyse des Jungen. Stuttgart: Klett-Cotta 2014.

Hüther G. Etwas mehr Hirn, bitte: Eine Einladung zur Wiederentdeckung der Freude am eigenen Denken und der Lust am gemeinsamen Gestalten. Göttingen: Vandenhoeck & Ruprecht 2015.

Insel TR, Young LJ. The neurobiology of attachment. Nat Rev Neurosci 2001; 2: 129–36.

Jaeggi E, Riegels V. Techniken und Theorie der tiefenpsychologisch fundierten Psychotherapie. Stuttgart: Klett-Cotta 2009.

Jaenicke C. Das Risiko der Verbundenheit – Intersubjektivitätstheorie in der Praxis. Stuttgart: Klett-Cotta 2006.

Janko S, Milch W. Der Dritte im Raum – Ein Erfahrungsbericht mit einem Hund in der Behandlung erwachsener Patienten. Eur Z Psychoanal Ther Forsch 2009; 38(4): 399–405.

Julius H, Beetz A, Kotrschal K, Turner D, Uvnäs-Moberg K. Bindung zu Tieren. Psychologische und neurobiologische Grundlagen tiergestützter Interventionen. Göttingen: Hogrefe 2014.

Kabat-Zinn J. Zur Besinnung kommen: Die Weisheit der Sinne und der Sinn der Achtsamkeit in einer aus den Fugen geratenen Welt. Freiburg i. B.: Arbor 2005.

Kabat-Zinn J. Gesund durch Meditation: Das große Buch der Selbstheilung. München: Knaur 2011.

Kandel E, Schwartz J, Jessel T (Hrsg). Neurowissenschaften: Eine Einführung. Heidelberg, Berlin, Oxford: Spectrum 1995.

Karterud S, Bateman A. Gruppentherapeutische Techniken. In: Bateman A, Fonagy P (Hrsg). Handbuch Mentalisieren (Psychodynamische Therapie). Gießen: Psychosozial Verlag 2015; 107–34.

Katzenbach D, Ruth J. Lernen – Lernstörung – Triangulierung. Zum Zusammenspiel von Emotion und Kognition bei Lernprozessen. In: Dammasch F, Katzenbach D, Ruth J (Hrsg). Triangulierung. Lernen Denken und Handeln aus psychoanalytischer und pädagogischer Sicht: Frankfurt a. M.: Brandes & Apsel 2008; 59–81.

Keil W, Stumm G (Hrsg). Die vielen Gesichter der personenzentrierten Psychotherapie. Wien: Springer 2002.

Kernberg OF. Borderline-Störungen und pathologischer Narzißmus. Frankfurt a. M.: Suhrkamp 1980.

Kernberg OF. Affekt, Objekt und Übertragung: Aktuelle Entwicklungen der psychoanalytischen Theorie und Technik (Bibliothek der Psychoanalyse). Gießen: Psychosozial-Verlag 2013.

Kernberg OF. Liebe und Aggression: Eine unzertrennliche Beziehung. Stuttgart: Schattauer 2014.

Kernberg OF, Hartmann H (Hrsg). Narzissmus: Grundlagen – Störungsbilder – Therapie. Stuttgart: Schattauer 2010.

Kernberg OF, Dulz B, Eckert J (Hrsg). Wir: Psychotherapeuten über sich und ihren »unmöglichen« Beruf. Stuttgart: Schattauer 2009.

Kersig S. Im Dialog mit dem Körper: Wie Sie mit Achtsamkeit Krankheitssymptome entschlüsseln und heilen. München: Kösel 2014.

Kirsch H, Brockmann J, Taubner S. Praxis des Mentalisierens. Stuttgart: Klett-Cotta 2016.

Klein M. Das Seelenleben des Kleinkindes und andere Beiträge zur Psychoanalyse (Standardwerke der Psychoanalyse). Stuttgart: Klett-Cotta 2015.

Klein M, Riviere J. Seelische Urkonflikte. Liebe Haß und Schuldgefühl. Frankfurt a. M.: Fischer 1983.

Kohut H. Narzißmus: Eine Theorie der psychoanalytischen Behandlung narzißtischer Persönlichkeitsstörungen. Frankfurt a. M.: Suhrkamp 1976.

Kohut H. Die Heilung des Selbst. Frankfurt a. M.: 1981.

Kotrschal K. Einfach beste Freunde – Warum Menschen und andere Tiere einander verstehen. Wien: Christian Brandstätter Verlag 2014a.

Kotrschal K. Wolf – Hund – Mensch. Die Geschichte einer jahrtausendealten Beziehung. München: Piper 2014b.

Kriz J. Systemtheorie für Psychotherapeuten, Psychologen und Mediziner. Eine Einführung. Wien, Stuttgart: Facultas 1999.

Küchenhoff J. »... dort wo ich berühre, werde ich auch berührt«. A1-Vortrag im Rahmen der 56. Lindauer Psychotherapiewochen 2006 (www.Lptw.de).

Kurtz R. Körperzentrierte Psychotherapie. Die Hakomi-Methode. Essen: Synthesis 1985.

Laimböck A. Die Szene verstehen. Die psychoanalytische Methode in verschiedenen Settings. Frankfurt a. M.: Brandes & Apsel 2015.

Lang H. Die strukturale Triade – Zur Bedeutung des symbolischen Dritten. In: Weiß H (Hrsg). Ödipuskomplex und Symbolbildung. Tübingen: edition diskord 1999; 62–80.

Lang H. Die strukturale Triade und die Entstehung früher Störungen. Stuttgart: Klett-Cotta 2011.

Lebovici S. On intergenerational transmission: from filiation to affiliation. Infant Mental Health J 1993; 14: 260–72.

Legrand D. Pre-reflective self-consciousness: on being bodily in the world. Janus Head 2007; 9(2): 493–519.

Leuzinger-Bohleber M, Pfeifer R. Embodiment: Den Körper in der Seele entdecken. In: Leuzinger-Bohleber M, Emde R, Pfeifer R (Hrsg). Embodiment. Ein innovatives Konzept für Entwicklungsforschung und Psychoanalyse. Göttingen: Vandenhoeck & Ruprecht 2013; 14–35.

Leuzinger-Bohleber M, Emde R, Pfeifer R (Hrsg). Embodiment. Ein innovatives Konzept für Entwicklungsforschung und Psychoanalyse. Göttingen: Vandenhoeck & Ruprecht 2013.

Levinson BM. Pet-oriented Child Psychotherapy. Springfield, IL: Thomas 1969.

Linehan M. Dialektisch-Behaviorale Therapie der Borderline-Persönlichkeitsstörung. München: CIP-Medien 1996.

Loose C, Graaf P, Zarbock G. Störungsspezifische Schematherapie mit Kindern und Jugendlichen. Basel: Beltz 2015.

Lorenzer A. Sprachzerstörung und Rekonstruktion. Vorarbeiten zu einer Metatheorie der Psychoanalyse. Frankfurt a. M.: Suhrkamp 1970.

Lorenzer A. Sprache, Lebenspraxis und szenisches Verstehen in der psychoanalytischen Therapie. Psyche – Z Psychoanal Anwend 1983; 37: 97–115.

Mahns B. www.hundegestuetzte-psychotherapie.de, Rubrik »Erfahrungen, Fälle, Supervision«, »Fall Ole«. Abgerufen: Juli 2016.

McConnell P. Das andere Ende der Leine. Was unseren Umgang mit Hunden bestimmt. München: Piper 2011.

Mead GH. Geist, Identität und Gesellschaft aus der Sich des Sozialbehaviorismus. *1934*. Frankfurt a. M.: Suhrkamp 1968.

Mead GH. Gesammelte Aufsätze. Band 1. Frankfurt a. M.: Suhrkamp 1983a.

Mead GH. Gesammelte Aufsätze. Band 2. Frankfurt a. M.: Suhrkamp 1983b.

Mech D. Der weisse Wolf. Mit einem Wolfsrudel unterwegs in der Arktis. München: SIERRA bei Frederking & Thaler 2002.

Merleau-Ponty M. Phänomenologie der Wahrnehmung. Berlin: De Gruyter 1974.

Mertens W. Psychoanalytische Schulen im Gespräch. Band 2. Selbstpsychologie, Post-Selbstpsychologie relationale und intersubjektive Kritik. Bern: Hogrefe 2011.

Mertens W. Psychoanalytische Schulen im Gespräch. Band 3. Psychoanalytische Bindungstheorie und moderne Kleinkindforschung. Bern: Hogrefe 2012.

Metzger HG. Zwischen Dyade und Triade. Neue Horizonte und traditionelle Rollen für den Vater. In: Steinhardt K, Datler W, Gstach J (Hrsg). Die Bedeutung des Vaters in der frühen Kindheit. Gießen: Psychosozial Verlag 2002.

Milan C, Peltier M. Du bist der Rudelführer: Wie Sie die Erfahrungen des Hundeflüsterers für sich und Ihren Hund nutzen. München: Arkana 2008.

Milan C, Peltier M. Tipps vom Hundeflüsterer: Einfache Maßnahmen für die gelungene

Beziehung zwischen Mensch und Hund. München: Arkana 2009.

Mitchell S. Psychoanalyse als Dialog. Einfluss und Autonomie in der analytischen Beziehung. Gießen: Psychosozial-Verlag 2005.

Moreno JL. Gruppenpsychotherapie und Psychodrama – Einleitung in die Theorie und Praxis. Stuttgart: Thieme 1959.

Mutschler B, Wohlfahrt R. Du bist mir wichtig: Bindung in der Mensch-Hund-Beziehung. Stuttgart: Franckh-Kosmos 2014.

Olbrich E. Biophilie: Die archaischen Wurzeln der Mensch-Tier-Beziehung. In: Olbrich E, Otterstedt C (Hrsg). Menschen brauchen Tiere. Grundlagen und Praxis der tiergestützten Pädagogik und Therapie. Stuttgart: Franckh-Kosmos 2003a; 68–76.

Olbrich E. Zum Verstehen der tiergestützten Therapie: Versuch einer Integration. In: Olbrich E, Otterstedt C (Hrsg). Menschen brauchen Tiere. Grundlagen und Praxis der tiergestützten Pädagogik und Therapie. Stuttgart: Franckh-Kosmos 2003b; 184–96.

Olbrich E. Kommunikation zwischen Mensch und Tier. In: Olbrich E, Otterstedt C (Hrsg). Menschen brauchen Tiere. Grundlagen und Praxis der tiergestützten Pädagogik und Therapie. Stuttgart: Franckh-Kosmos 2003c; 84–90.

Olbrich E, Otterstedt C (Hrsg). Menschen brauchen Tiere. Grundlagen und Praxis der tiergestützten Pädagogik und Therapie. Stuttgart: Franckh-Kosmos 2003.

Orange D, Atwood G, Stolorow R. Intersubjektivität in der Psychoanalyse: Kontextualismus in der psychoanalytischen Praxis. Frankfurt a. M.: Brandes & Apsel 2015.

Otterstedt C. Kultur- und religionsphilosophische Gedanken zur Mensch-Tier-Beziehung. In: Olbrich E, Otterstedt C (Hrsg). Menschen brauchen Tiere. Grundlagen und Praxis der tiergestützten Pädagogik und Therapie. Stuttgart: Franckh-Kosmos 2003a; 15–31.

Otterstedt C. Der Dialog zwischen Mensch und Tier. In: Olbrich E, Otterstedt C (Hrsg). Menschen brauchen Tiere. Grundlagen und Praxis der tiergestützten Pädagogik und Therapie. Stuttgart: Franckh-Kosmos 2003b; 90–105.

Pernitsch H, Pernitsch V. Eseltraining – Über Sanftmut und Sturheit ins Vertrauen spiegeln: Tiergestützte Intervention im Spitzensport. Innsbruck: Pernitsch Verlag 2013.

Petzold H. Green Care – Plädoyer für eine ökologisch fundierte Gesundheit. Manifest für »Green Care Empowerment« – Transdisziplinäre Überlegungen zu einer Ökologie der Verbundenheit. Psychol Med 2015; 2: 56–86.

Pottmann-Knapp B. Tiergestützte (Psycho-) Therapie: Wissen für Diagnostik, Behandlung, Therapie, Prävention, Salutogenese, Resilienz, Förderung, Entwicklung, Begleitung. Saarbrücken: VDM Verlag Dr. Müller 2013.

Prothmann A. Tiergestützte Kinderpsychotherapie. Theorie und Praxis der tiergestützten Psychotherapie bei Kindern und Jugendlichen. Frankfurt a. M.: Peter Lang Verlag 2008.

Reddemann L. Imagination als heilsame Kraft. Zur Behandlung von Traumafolgen mit ressourcenorientierten Verfahren. Stuttgart: Klett-Cotta 2007.

Reddemann L. Psychodynamisch Imaginative Traumatherapie: PITT® – Das Manual. Ein resilienzorientierter Ansatz in der Psychotraumatologie. Stuttgart: Klett-Cotta 2014.

Reiche R. Subjekt, Patient, Außenwelt. Psyche 1999; 53: 572–596.

Renn K. Magische Momente der Veränderung. Was Focusing bewirken kann. Eine Einführung. München: Kösel 2016.

Rochat P (ed). Eraly objectification of the self. In: The Self in Infancy: Theory and Research. Amsterdam: Elsevier 1995; 53–71.

Rogers C. Entwicklung der Persönlichkeit: Psychotherapie aus der Sicht eines Therapeuten. Stuttgart: Klett-Cotta 1973.

Rogers C. Therapeut und Klient. Grundlagen der Gesprächspsychotherapie. Frankfurt a. M.: Fischer 1983a.

Rogers C. Die klientenzentrierte Gesprächspsychotherapie. Client-Centered Therapy. Frankfurt a. M.: Fischer 1983b.

Rogers C, Rosenberg R. Die Person als Mittelpunkt der Wirklichkeit. Stuttgart: Klett-Cotta 2005.

Rothacker E. Die Schichten der Persönlichkeit. Bonn: J. Bouvier Verlag 1938.

Rudolf G. Strukturbezogene Psychotherapie: Leitfaden zur psychodynamischen Therapie struktureller Störungen. Stuttgart: Schattauer 2012.

Rugaas T. Calming Signals. Die Beschwichtigungssignale der Hunde. Bernau: animal learn 2001.

Russ H. Wer dem Glück hinterherrennt, läuft daran vorbei – Ein Umdenkbuch. München: Kösel 2009.

Sacks O. Der Mann, der seine Frau mit einem Hut verwechselte. Reinbek: Rowohlt 1990.

Sandler J, Sandler AM. Innere Objektbeziehung: Entstehung und Struktur. Stuttgart: Klett-Cotta 1999.

Sandner D. Die Gruppe und das Unbewusste. Berlin, Heidelberg: Springer 2013.

Sartre JP. Das Sein und das Nichts – Versuch einer phänomenologischen Ontologie. Reinbek: Rowohlt 1987.

Scharff JM. Körperliche Berührung in der psychoanalytischen Situation. Plenarvortrag im Rahmen der 56. Lindauer Psychotherapiewochen 2006 (www.Lptw.de).

Schiepek G. Die Grundlagen der Systemischen Therapie. Göttingen: Vandenhoeck & Ruprecht 1999.

Schlippe A v, Schweitzer J. Lehrbuch der systemischen Therapie und Beratung 1. Das Grundlagenwissen. Göttingen: Vandenhoeck & Ruprecht 2013.

Schlippe A v, Schweitzer J. Lehrbuch der systemischen Therapie und Beratung 2. Das störungsspezifische Wissen. Göttingen: Vandenhoeck & Ruprecht 2014.

Schultz-Venrath U, Döring P. Mentalisieren. Ein zeitgemäßes Konzept für Theorie und Praxis in Einzel- und Gruppentherapie. Vorlesung Lindauer Psychotherapiewochen 26.–30.4.2010; Download: www.lptw.de/archiv-vortrag2010.php (9. Januar 2016).

Schultz-Venrath U. Lehrbuch Mentalisieren. Psychotherapien wirksam gestalten. Stuttgart: Klett-Cotta 2013.

Schulz von Thun F. Miteinander reden, Band 3: Das ›Innere Team‹ und situationsgerechte Kommunikation. Reinbek: Rowohlt 2013.

Segal Z, Williams M, Teasdale J. Die achtsamkeitsbasierte kognitive Therapie der Depression. Ein neuer Ansatz zur Rückfallprävention. Tübingen: dgvt 2008.

Seifert-Karb I. Wenn drei zu zweit allein sind … Triagnostik der frühen Eltern-Kind-Beziehung. In: Dammasch F, Katzenbach D, Ruth J (Hrsg). Triangulierung. Lernen, Denken und Handeln aus psychoanalytischer und pädagogischer Sicht. Frankfurt a. M.: Brandes & Apsel 2008; 111–30.

Sharp C. Mentalisierungsprobleme bei Störungen im Kindesalter. In: Allen JG, Fonagy P (Hrsg). Mentalisierungsgestützte Psychotherapie. Stuttgart: Klett-Cotta 2006; 153–80.

Shiloh S, Sorek G, Terkel J. Reduction of state-anxiety by petting animals in a controlled laboratory experiment. Anxiety Stress Coping 2003; 16: 387–95.

Siegel D. Wie wir werden die wir sind: Neurobiologische Grundlagen subjektiven Erlebens. Die Entwicklung des Menschen in Beziehungen. Paderborn: Junfermann 2006.

Siegel D, Bryson T. Achtsame Kommunikation mit Kindern. Freiburg i. B.: Arbor 2013.

Simon F. Meine Psychose, mein Fahrrad und ich: Zur Selbstorganisation der Verrücktheit. Heidelberg: Carl Auer 2012.

Sohni H. Geschwisterbeziehungen in Familien, Gruppen und in der Familientherapie. Göttingen: Vandenhoeck & Ruprecht 2004.

Staemmler FM. Das dialogische Selbst. Postmodernes Menschenbild und psychotherapeutische Praxis. Stuttgart: Schattauer 2015.

Steinhardt K, Datler W, Gstach J (Hrsg). Die Bedeutung des Vaters in der frühen Kindheit. Gießen: Psychosozial-Verlag 2002.

Stern D. Die Mutterschaftskonstellation. Eine vergleichende Darstellung verschiedener Formen der Mutter-Kind-Psychotherapie. Stuttgart: Klett-Cotta 1998.

Stern D. Der Gegenwartsmoment. Veränderungsprozesse in Psychoanalyse, Psychotherapie und Alltag. Frankfurt a. M.: Brandes & Apsel 2005.

Stern D. Ausdrucksformen der Vitalität. Frankfurt a. M.: Brandes & Apsel 2011.

Stern D, Bruschweiler-Stern N, Lyons-Ruth K, Morgan AC, Nahum JP, Sander LP. Veränderungsprozesse. Ein integratives Paradigma. Frankfurt a. M.: Brandes & Apsel 2012.

Stolorow R, Brandchaft B, Atwood G. Psychoanalytische Behandlung: Ein intersubjektiver Ansatz. Frankfurt a. M.: Fischer 1996.

Streeck U (Hrsg). Erinnern, Agieren und Inszenieren. Enactments und szenische Darstellungen im therapeutischen Prozeß. Göttingen: Vandenhoeck & Ruprecht 2000a.

Streeck U. Szenische Darstellungen, nichtsprachliche Interaktion und Enactments im therapeutischen Prozeß. In: Streeck U (Hrsg). Erinnern, Agieren und Inszenieren. Enactments und szenische Darstellungen im therapeutischen Prozeß. Göttingen: Vandenhoeck & Ruprecht 2000b; 13–55.

Streeck U. Gestik und die therapeutische Beziehung. Über nichtsprachliches Verhalten in der Psychotherapie. Stuttgart: Kohlhammer 2009.

Stumm G, Wiltschko J, Keil W. Grundbegriffe der Personenzentrierten und Focusing-orientierten Psychotherapie und Beratung. Stuttgart: Klett-Cotta 2003.

Suomi S. Trauma und Epigenetik. In: Leuzinger-Bohleber M, Haubl R (Hrsg). Psychoanalyse: interdisziplinär-international-intergenerationell. Göttingen: Vandenhoeck & Ruprecht 2011; 295–315.

Suzuki S. Zen-Geist Anfänger-Geist. Berlin: Theseus in J. Kamphausen Mediengruppe GmbH 2001.

Thompson R. Das Gehirn: Von der Nervenzelle zur Verhaltenssteuerung. Heidelberg, Berlin: Spectrum 2001.

Tronick E. The Neurobehavioral and Social-Emotional Development of Infants and Children. New York: WW Norton & Co. 2007.

Vernooij M, Schneider S. Handbuch der Tiergestützten Intervention: Grundlagen-Konzepte-Praxisfelder. Wiebelsheim: Quelle & Meyer 2013.

Watzlawick P. Anleitung zum Unglücklichsein. München: Piper 1983.

Watzlawick P, Beavin J, Jachson D. Menschliche Kommunikation. Formen Störungen Paradoxien. Bern: Huber 1969.

Weiler M. Wikkegaard – Hunde helfen Kindern. »Tiergestützte« Therapie, Pädagogik & Fördermaßnahmen 2009; 2: 12–5.

Weiler M. Spuren der Jahrtausende – was bedeuten sie heute für den Einsatz von Therapiehunden? »Tiergestützte« Therapie, Pädagogik & Fördermaßnahmen 2010; 3: 18–22.

Wilber K. Wege zum Selbst – Östliche und westliche Ansätze zu persönlichen Wachstum. München: Kösel 1984.

Wilson EO. Biophilia. Cambridge, MA: Harvard University Press 1984.

Winnicott D. Transitional objects and transitional phenomena. Int J Psychoanal 1953; 34: 89–97.

Winnicott D. Übergangsobjekte und Übergangsphänomene. Eine Studie über den ersten, nicht zum Selbst gehörenden Besitz. Psyche 1969; 23.

Winnicott D. Reifungsprozesse und fördernde Umwelt. Studien zur Theorie der emotionalen Entwicklung. Gießen: Psychosozial-Verlag 2002.

Winnicott D. Von der Kinderheilkunde zur Psychoanalyse. Gießen: Psychosozial-Verlag 2008.

Wohlfahrt R, Mutschler B. Die Kunst der Hundeerziehung: Ein Weg zum Wir. 2. Aufl. Freiburg i. B.: Centaurus 2015.

Wohlfahrt R, Mutschler B. Praxis der hundegestützten Therapie: Grundlagen und Anwendungen. München, Basel: Ernst Reinhardt 2016.

Wygotski LS. Denken und Sprechen. *1934*. Frankfurt a. M.: S. Fischer 1972.

Yalom I. Theorie und Praxis der Gruppenpsychotherapie. Ein Lehrbuch. Stuttgart: Klett-Cotta 2003.

Yalom I. Der Panama-Hut oder Was einen guten Therapeuten ausmacht. München: Goldmann 2010a.

Yalom I. Existenzielle Psychotherapie. Edition Humanistische Psychologie EHP 2010b.

Yalom I. Denn alles ist vergänglich: Geschichten aus der Psychotherapie. München: Goldmann 2015.

Young J, Klosko J, Weishaar M. Schematherapie: Ein praxisorientiertes Handbuch. Paderborn: Junfermann 2005.

Zimen E. Der Wolf. Verhalten, Ökologie, Mythos. Stuttgart: Franckh-Kosmos 2003.

Sachverzeichnis

A

Abstimmungsprozesse 38
- Brüche 60
- frühe 30
- gestörte 34
- körperlich-habituelle 30
- lokale Ebene 36–37
- Veränderungsprozesse 29–30
- Wahrnehmung 38–39
- wechselseitige 59

Abstinenz 140
Achtsamkeit 112–115, 135–136
Achtsamkeitsbasierte Kognitive Therapie 113–114
Achtsamkeitsbasierte Stressreduktion 113
Achtsamkeitsübungen 25, 139
ADHS 7, 33
Äquivalenzmodus 130, 134
Affektabstimmung 36
Affektansteckung 130
Affektausdruck, referenzielle Entkopplung/Verankerung 130
Affekte, tierische 75
Affektspiegelung 130
Agieren 57–59, 61
Aktualisierungstendenz des Organismus 117
Akzeptanz- und Commitmenttherapie (ACT) 113
Alarmschrei, Erkennung von Tieren 51
Als-ob-Modus 130, 136, 150
Analytiker, abstinente/neutrale 38
Anders-Sein 74
Angst
- kardiovaskuläre/neuroendokrine Parameter 8
- vor der Schuld 153

Angststörung 33
Anpassung, gegenseitige 21
Aufmerksamkeit, gleichschwebende, des Analytikers 112
Aufmerksamkeitslenkung 44
Authentizität, selektive 138, 148

B

Baby-Ambulanzen, Schreikinder 37
Babybeobachtung, Mikrobotschaften 27–28
Baby-Mutter-Interaktion, Abstimmungsprozesse 36
Babysprache 130
Bedeutung finden und schaffen 110–112
Begegnungen 70, 122–125
- Abstimmung, positive 50
- erste 49–55
- menschliche 70
- Missabstimmung, körperlich agierte 50
- Nichtvorhersagbarkeit 70

Begrüßungsszene 169–170
beobachtende Außenperspektive/Beteiligung 144
Beobachter
- Hund 159–160
- Patient 154–155
- Therapeut 143, 147–148

Berührungen 61–65
- Regressionsgefahr 64
- Sexualisierungsgefahr 64
- System wechselseitiger Bezüge 63

Beziehungen 122–125
- Aufbau 73

Beziehungsmuster 119–122
- dyadische 78
- implizite 16, 34, 41, 59, 75, 99, 119, 123, 125
- internalisierte/verinnerlichte 53, 120

Beziehungsstrukturen in Familien 89–90
Beziehungswissen, implizites 3, 15, 28, 30, 32–35, 51
Bindung
- desorientierte/desorganisierte 129, 134
- frühe 42–43, 99
- sichere 11–12, 30, 43, 106, 129–130, 133
- unsichere 11, 43, 129, 134

Bindungs- und Beziehungserfahrungen/-fähigkeit 3
- Triangulierungsfähigkeit 91

Bindungsforschung 10–12, 128, 130
Bindungshormon s. Oxytocin
Bindungsprozesse, dyadische 78

Bindungssystem, Ur-Szene 64
Bindungstheorie 13, 129
Bindungsverhalten 129
Biophilie 2, 12–13, 73
Borderline-Persönlichkeitsstörung
- Ganzobjekte, stabile 98
- mentalisierender Pausenknopf 100
- Reflexionsfunktion, erniedrigte 133
- traumatische Erfahrungen 99
Borderline-Struktur 120
Borderline-Triade 87–88, 98–100
Boston Process of Change Study Group (BPCSG) 27

C

Calm and Connecting-Reaktion 11
Chef-Energie 50–51
Chunking 32
Container 30, 126, 138

D

Darübersprechen 104
Daseinsanalyse 112
Depression 10, 33, 136
Deuten 134–135
Dialog
- mit dem Hund bzw. Tier 70, 67–76
- mit dem Körper (Focusing) 43–48
Dominanztheorie, Ausbildung des Hundes 171
Dreisamkeit, kooperative Allianz 93
Dritter im Raum 78–79
- Ausschluss 95–97
- Einbeziehung 80
Du 25, 108
dyadisches Erleben 128

E

Ein-Person-Psychoanalyse 60
embodied person 49, 52, 59
Embodiment 40–43
Empathie 10–11, 15, 21, 134–135
Enactment s. szenische Darstellung
Encodierung
- fehlerfreie 30
- Signale, untergründige 33
Energie des Patienten, Auslesen mit dem Hund 37–38, 54
Entwicklungsschritte, innere Ordnung 118
Erfahrungen, individuelle, Dialog mit dem Hund 75
Erleben
- neues 15, 116–119
- unmittelbares 86
Erzählfähigkeit des Patienten 55
Es 14, 73, 108
ESAAT (European Society for Animal Assisted Therapy) 7

F

Familien, Beziehungsstrukturen 89–90
Familientherapie, analytische 4, 78
Fehlabstimmungen, Reparatur 30
felt sense (gefühlter Sinn) 44–48, 106, 118, 154
felt shift (gefühlter Schritt) 45–48, 118
Flucht- oder Kampfreaktion 10–11
Focusing (Dialog mit dem Körper) 43–48, 106
Forschungsergebnisse, Störvariable, unkalkulierbare 9
Fortsetzungsordnung (carrying forward) 117
Fremde-Situations-Test 129
Furcht, kardiovaskuläre Parameter 8

G

Gedächtnis, implizites 71, 129, 132
Gefühle
- differenzierte 37
- unveränderliche 117
Gemeinschaft, sozialer und kooperativer Ausbau 21
Gestik 3
Grenzziehungen 72
Growth and Relaxation-Reaktion 11
Gruppenpsychotherapie 80–81, 149

H

Haltung
- achtsam-akzeptierende 114
- nicht-wissende 137–140
- reflexive 153
- wissende 137–138
Handlungsdisposition 52
Haut-Ich 63
Hirnforschung 13
Hören, räumliches 82–83

Hör-Ich 63
Hund
- s.a. Therapiehund
- olfaktorischer Bereich 51
- als Partnerersatz 109
- soziales Leben, Stimmungsübertragung 34
- Training, gutes 160
Hundeerfahrung des Patienten 26
Hund-Mensch-Begegnung/-Interaktion 1, 4

I

Ich 14, 108
Ich-Du-Dialog 108–109
In-die-Augen-Schauen, Kommunikation, Deutungszusammenhang 23
Inkarnation s. Embodiment
innere Arbeit 103
innere Arbeitsmodelle 30–33, 134
innere Bilder 130
innere Erlebensmuster 3
innere Konflikte 120
innere Repräsentanz(en) 30
- der Mutter 31
innere Welt, Triangulierung 84
innerer Beobachter 154
innerer Dialog 46
innerer Kritiker 74
innerlich Gespürtes 44
Inszenierung 57
- gemeinsame 127
intentionale Haltung/intentionaler Modus 105–109, 131, 136
Interaktionen 122–125
- Erfahrungen 72
- körperlich-handelnde 60
- mit Anderen 69
Interaktionserfahrungen, frühe 41–42
Interaktionsmuster, Szene 58
Interiorisieren 69
Internalisieren 69
Intersubjektivität 125–127
ISAAT (International Society for Animal Assisted Therapy) 7

K

Kinder als Opfer 29
Kinderpsychodrama 56
Kleinkindforschung 128
- Mutter-Kind-Interaktionen 27
Körper-Ich 63
Körperkontakt mit dem Hund 42
körperliche Ebene, Interaktionen 28
körperliches Handeln 59
körperlich-psychisches Muster, erworbenes 35
Körperpsychotherapeuten 63
Körpersignale 41, 55
Körperspannung 3
Kommunikation, intentionale 105–109
kontaktvermeidendes Verhalten 75
Konzentration 112
Konzept, freundlicher Hund 16–18

L

Lausanner Trilogspiel 88–89, 93, 95, 97
Leib-Seele-Problem 41
Lernen im Sozialbezug 50
Logotherapie 112

M

Mensch-Hund-Begegnungen, Wirkungen, positive 9
Mensch-Hund-Beziehung 19–24
- Andersartigkeit 34
- Entwicklung, gemeinsame 19–22
- Kooperation 19–22
- soziale Partnerschaft 21
Mensch-Hund-Geschichte, gemeinsame 21–22
Mensch-Hund-Interaktion 109, 121
Mensch-Hund-Kontakt, Wirkfaktoren, globale 26
Mentalisieren/Mentalisierung 5, 128–166
- der Beziehung/Interaktion
-- Position des Hundes 158–159
-- Position des Patienten 154
-- Position des Therapeuten 146–147
-- triadisches Spiel 165–166
- explizites 132
- Fehler 139
- Fragen des Therapeuten 137
- des Hundes
-- Position des Patienten 151–153
-- Position des Therapeuten 144–146
-- triadisches Spiel 164–165
- implizites 132, 137–138
- in der Psychotherapie 133–136

Mentalisieren/Mentalisierung
- Inhalt 136–137
- des Patienten 154–155
-- Position des Hundes 157
-- Position des Therapeuten 143–144
-- triadisches Spiel 162–163
- des Therapeuten 147–148
-- Position des Hundes 157–158
-- Position des Patienten 150–151
-- triadisches Spiel 163–164
- Triangulierung 139
mentalisierender Pausenknopf 100, 151, 154, 156
Mentalisierungsbasierte Haltung 136–140
Mentalisierungsbasierte Interventionen 136–140
Mentalisierungsbasierte Psychotherapie 133–136
Mentalisierungsfähigkeit 78, 132–133
- Entwicklung 129–131
Mikroebene, Unbewusstes, Austausch 32
Mimik 3
Mindfulness-Based Cognitive Therapy (MBCT) 113
Missverständnisse, Prophylaxe 39, 104
Miteinander-Spielen 61
Mutter
- hinreichend gute (good enough mother) 1, 30
- innere Repräsentanz 31
Mutter-Baby-Begegnung/-Interaktion 105
- Abstimmungsprozesse, gelungene 32
Mutter-Kind-Beziehung 77
Mutter-Kind-Dyade 84–85
- Herauslösung 78
Mutter-Kind-Interaktionen, Videoaufnahmen 27
Mutter-Vater-Dyade 87

N

Naturerleben 13, 25
Nicht-Handeln 102
nichtsprachliches Verhalten s. nonverbales Verhalten
Nichtvorhersagbarkeit einer Begegnung 70
Nicht-Wissens-Haltung 102, 137–140
nonverbale Botschaften 38
nonverbale Interaktion 26
nonverbaler Dialog 67
nonverbales Verhalten 58

O

Objektbeziehungstheorie, psychodynamische 119
ödipaler (triadischer) Prozess 77
Oxytocin 10–11, 133
Oxytocinreaktion 25, 100

P

Passung, mangelnde 57
Patientenposition als Dritter 141, 148–155
Patient-Hund-Beziehung, Interaktionen 26
Patient-Hund-Interaktionen 28, 42
- lokale Ebene 27–33
- soziale, Hinweise 29
Patient-Therapeut-Hund-Triade 77–104
Patient-Therapeut-Interaktionen 42
Paying-with-reality-Theorie 130
Persönlichkeitsanteile, tiefe 15–16
Perspektivenwechsel 3, 33–34
Position als Dritter 141
- Hund 155–160
- Patient 148–153
- Therapeut 142–147
Problemfall 119
Problemtrance 119–120
prozedurale Repräsentationen 31
psychische Krankheit, Entstehung, Schichtenmodell 14
psychischer Raum, Entstehung 78
psychisches Symptom 33
Psychoanalyse
- intersubjektive Wende 38
- Strukturmodell 14
Psychodynamisch Imaginative Traumatherapie (PITT) 113
Psychologie, humanistische 15–16
Psychotherapie
- Sackgassen 116
- Wirkfaktoren 128

R

Reflexion, selbstbeobachtende 86
reflexiver Modus 131, 136, 151
Regulierungsmuster, interaktive, frühe 30
Repräsentanzen, sekundäre 130
Reptiliengehirn 72
- Trotzanfall des Kindes 14
Respekt 112–115

Ressourcen, Aktivierung 63
Rudel 20, 22

S

Sackgassen-Gefühle 118
Säugetiergehirn 72–73
Säugetierthemen 73
Schichtenmodelle 13, 15
Schreikinder, Baby-Ambulanzen 37
Schritt, gefühlter s. felt shift
sehender Experte, Rolle des Beobachters 148
Seh-Ich 63
Selbst
- nach außen präsentiertes 1
- Entwicklung 67
- falsches 134
- präreflexives 69
- reflexives 69, 71, 73
- sozial-angepasstes 1
- verbales 46
Selbstaktualisierungstendenz 15, 46
Selbstanteile, tiefe Schichten 73
Selbstbeobachtung, kritische 112
Selbstobjekt, positives 149
Selbst-Positionen 121
- Identifikation 72
- Interaktionspartner 68
Selbstwirksamkeitsgefühl 30
Setting 167–169
Sich-Einlassen, lokale Ebene 33
Sicherheit, gefühlte 129
Signale
- aggressive/erotische 37
- analoge, Wahrnehmung von Hunden 24
- körperliche 41, 55
- nonverbale 38
- subtile 23
- unkontrollierbare 51
- verkörperte 169
Sinn, gefühlter s. felt sense
Sinngebung der Therapie 112
Sinnlücken 60
social referencing 50
soziale Interaktionen 29
Spiegelung 130
Spiel, gemeinsames 161
Spracherwerb, verbale/digitale Inhalte 41
Spürnase 22–24, 164
Stimmung im Rudel 22, 81, 109, 164
Stimmungsübertragung
- Hunde 22, 34
- im Rudel 20, 22
Stress, kardiovaskuläre/neuroendokrine Parameter 8
Stresssystem 10
Strukturmodell, Psychoanalyse 14
Subjektivierung 110
Symbolisierung 46, 48, 128, 135
Symbolisierungsfähigkeit 78
Szene 56–61
- gemeinsame, triadisches Spiel 161
- Interaktionsmuster 58
szenische Darstellung (Enactment) 56–57
szenisches Verstehen 3, 60

T

Therapeut
- als idealer Vater 138
- Idealisierung 149
- Position als Dritter 141–148
Therapeut-Hund-Dyade 101
therapeutische Bewegung 117
therapeutische Beziehung 38
- Schwierigkeiten 33
therapeutische Dyade 84
therapeutische Grundhaltung 105–127
- Achtsamkeit und Respekt 112–115
- Bedeutung finden und schaffen 110–112
- Kommunikation, intentionale 105–109
therapeutische Triade 93
therapeutischer Raum, Agieren/Inszenieren 57
Therapeut-Patient-Dyade 85
Therapiehund 170
- s.a. Hund
- Begrüßungsszene 169–170
- als Beobachter 159–160
- beruhigende Wirkung 6
- braves Verhalten 2
- freundlicher 6, 11, 16–18
- Integration 4
- Kommunikation 15
- Position als Dritter 78–79, 90–92, 141, 155–160
- Setting 167–169

Therapiehund
- Verhaltensmuster, erworbenes 31
- widerständiges Verhalten 2
tiergestützte Intervention 6–18
- Eisbrecherfunktion 17
- Forschungsergebnisse 8–9
- heilsame Wirkung 13
- wissenschaftliche Konzepte 10–18
Tierkontakt
- Definition 9
- stressreduzierende Experimente 9
Triadifizierung 84, 91
triadische Kompetenz 83–84, 92–94
triadische Szenen 100–104
- in der Praxis 90, 92–100
- Übertragung 162
triadischer Prozess 4, 77
triadisches Erleben 128
triadisches Spiel
- Mentalisieren
-- der Beziehung/Interaktion 165–166
-- des Hundes 164–165
-- des Patienten 162–163
-- des Therapeuten 163–164
- Position 141, 160–166
- Szene, gemeinsame 161
Triangulierung 78, 83–86
- dyadische Verstrickung 93
- frühe 85
- Mentalisieren 139
- Vorgänge in der inneren Welt 84
Triangulierungsfähigkeit 91
Triangulierungskompetenz 84, 94
Triangulierungsstörungen 78, 86–90, 95–100
- Ausschluss/Ignorieren des Dritten 95–97
- familiäre Konstellationen 87
- Symptomträger 88
- Triade gegen außen abgeschlossene 97
- Triade, gegen außen abgeschlossene 98

U

Über-Ich 14, 149
Über-Ich-Vater, Therapeut 149
Übertragung 58, 95
- Borderline-Persönlichkeitsstörung 99–100
- triadische Szene 162
Übertragungsfokussierte Psychotherapie 121
Urheberschaft 131
Ur-Szene, Bindungssystem 64

V

Vater
- gütiger 74
- idealer, Therapeut 138
Vater-Kind-Dyade 87
Veränderungsprozesse 25–39
- Abstimmungsprozesse 29–30
- lokale Ebene 27–33
Verbindungen, Aufbau 73
Verhaltensmuster, erworbenes, Therapiehund 31
Verhaltenssysteme, genetisch kodierte 10
Verhaltenstherapie, dritte Welle 115
Verkörperung/Verleiblichung s. Embodiment
Vermenschlichung des Tieres 108–109
Verstehen, gegenseitiges 22
Vitalität(sformen) 3, 13, 35–39, 42
- Abstimmung 38
- Beziehungswissen, implizites, Verständnis 34
- dynamische 35
- erkennen 37
- innewohnende 35
vorsprachliche Erfahrungen, frühe 71

W

Wechselwirkung der Beteiligten 58
Weisheitsvorurteil, Alphatiere 20
Wesen des Menschen 20
Widerstand 38, 134
Wissen, implizites, prozedurales 59
Wolf, spirituelle Mythen 19
Wolfsrudel 22–23
- Beschwichtigungssignale 23
Wollen
- des Hundes 64–65
- des Therapeuten 61–65

Z

Zusammensein-mit-den-Anderen, Schemata 30